赠
全身穴位
彩色挂图
3张

不孕症

BUYUNZHENG ZHONGYI TEXIAO LIAOFA

中医特效疗法

主编　张　娟　韩　萍　李　琳

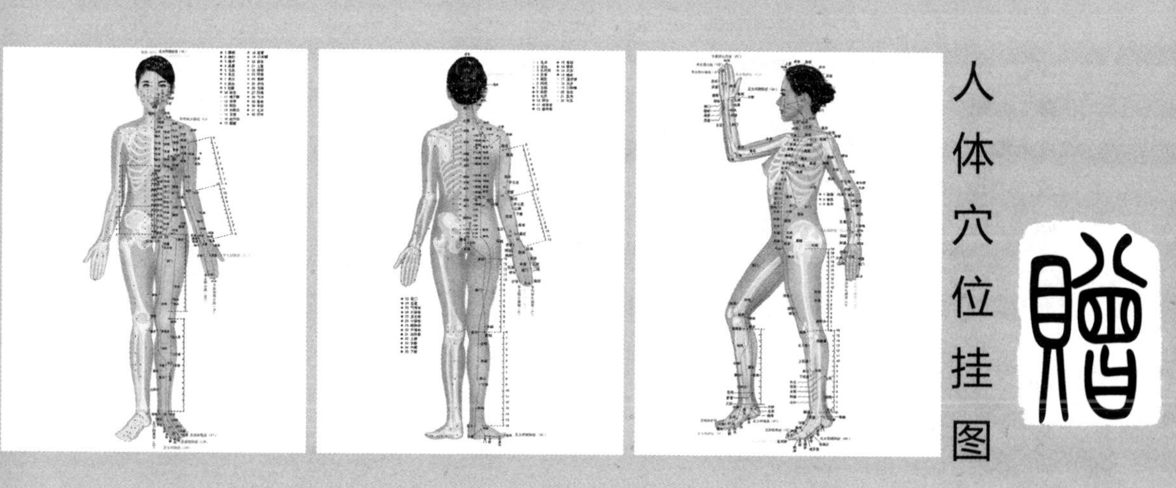

中国科学技术出版社
·北京·

图书在版编目（CIP）数据

不孕症中医特效疗法 / 张娟，韩萍，李琳主编 .— 北京：中国科学技术出版社，2019.1（2024.6 重印）

ISBN 978-7-5046-7684-9

Ⅰ．①不… Ⅱ．①张… ②韩… ③李… Ⅲ．①不孕症—中医治疗法 Ⅳ．① R271.14

中国版本图书馆 CIP 数据核字（2017）第 236982 号

策划编辑　王久红　焦健姿
责任编辑　王久红
装帧设计　长天印艺
责任校对　龚利霞
责任印制　徐　飞

出　　版　中国科学技术出版社
发　　行　中国科学技术出版社有限公司
地　　址　北京市海淀区中关村南大街 16 号
邮　　编　100081
发行电话　010-62173865
传　　真　010-62173081
网　　址　http://www.cspbooks.com.cn

开　　本　710mm × 1000mm　1/16
字　　数　233 千字
印　　张　14
版　　次　2019 年 1 月第 1 版
印　　次　2024 年 6 月第 2 次印刷
印　　刷　河北环京美印刷有限公司
书　　号　ISBN 978-7-5046-7684-9 / R · 2115
定　　价　58.00 元

（凡购买本社图书，如有缺页、倒页、脱页者，本社销售中心负责调换）

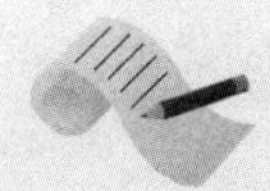

考考你

（答案见书末）

1. 婚后夫妻双方有正常性生活，多长时间没怀孕称为不孕症？

A. 6个月　　B. 12个月

C. 2年　　D. 3年

2. 精液中精子浓度少于多少，才表明男方生育能力极低？

A. 60×10^6/ml　　B. 40×10^6/ml

C. 20×10^6/ml　　D. 15×10^6/ml

3. 女性不孕最常见的病因是什么？

A. 子宫内膜异位症　　B. 无排卵

C. 输卵管因素　　D. 子宫肌瘤

4. 多囊卵巢综合征的主要表现有哪些？

A. 月经稀发或闭经

B. 多毛、痤疮

C. 消瘦

D. 黑棘皮症

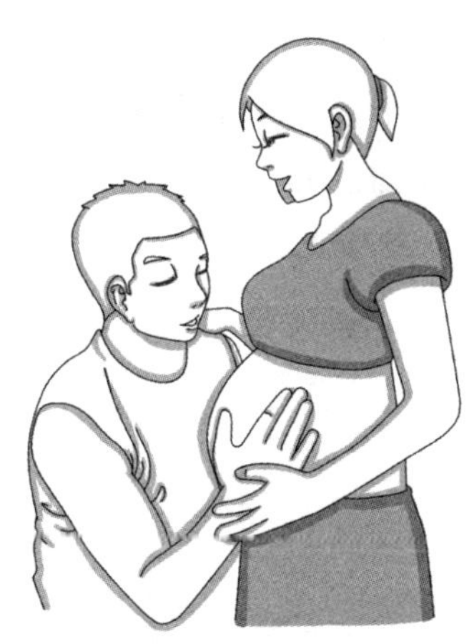

5. 中医认为卵巢早衰的病因主要是什么？

A. 肾虚

B. 脾虚

C. 肝郁

D. 痰湿

6. 子宫内膜异位症的中医诊断是什么？

A. 肾虚证　　B. 血瘀证

C. 血虚证　　D. 气虚证

7. 关于子宫肌瘤与不孕的关系，下面哪些是不正确的？

A. 浆膜下肌瘤不易受孕

B. 黏膜下肌瘤受孕后易发生流产

C. 如果有子宫肌瘤，都要先挖除后再怀孕

D. 怀孕后子宫肌瘤容易发生红色变性

8. 黄体功能不全中医治疗原则主要有哪些？

A. 调整月经周期

B. 热者清之

C. 虚者补之

D. 瘀者散之

9. 检查输卵管是否通畅的最常用的方法是哪种？

A. B超

B. 测量基础体温

C. 子宫输卵管碘油造影

D. 腹腔镜检查

10. 下列哪种药物可促使卵泡破裂？

A. 人绒毛膜促性腺激素

B. 雌二醇

C. 黄体酮

D. 克罗米芬

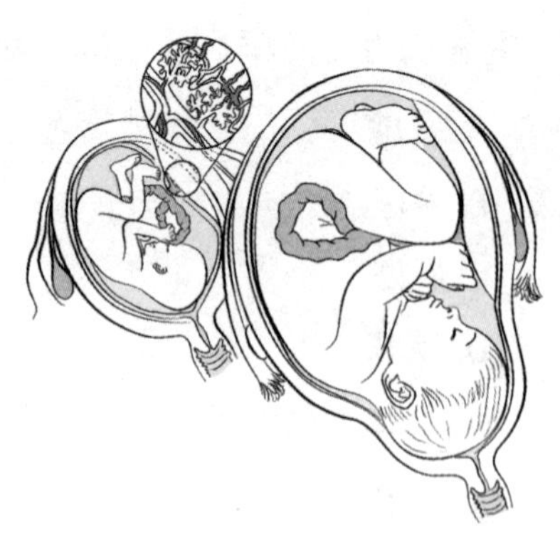

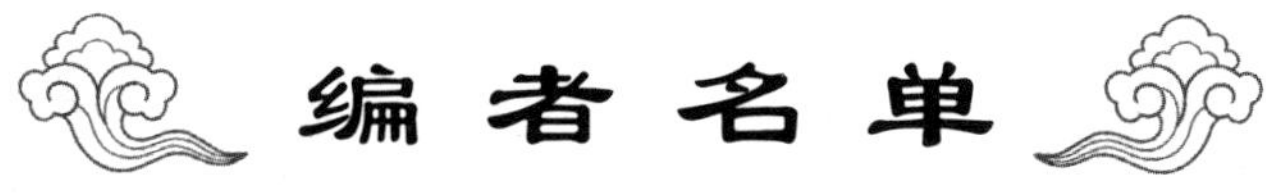

编者名单

主　编　张　娟　韩　萍　李　琳

编　者　张　娟　韩　萍　李　琳　李丽娟

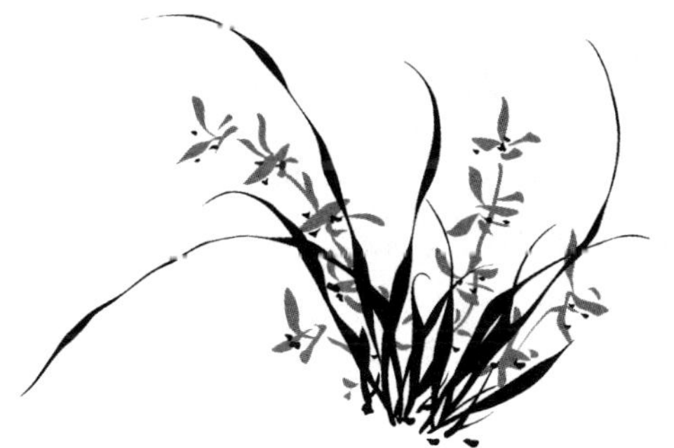

内 容 提 要

随着人们生活节奏的加快和生活方式的改变，不孕症的发病率逐年升高。本书从不孕症的定义、病因、诊断与鉴别诊断等基础知识入手，详细介绍了内分泌失调所致不孕、子宫疾病所致不孕、慢性输卵管炎所致不孕、免疫性不孕等不孕症的中医特色诊疗方法。每种不孕均详细介绍了疾病的病因、表现、诊断与鉴别诊断、治疗原则、中医特效疗法（内治法、外治法、诊疗体会）、西医用药、生活起居（起居、饮食、活动、运动、服药及饮食忌口）。书末附录A总结列出了治疗不孕症中成药自选对照表，附录B归纳了不孕症的保健穴位对照表，方便读者查阅参考。本书力求语言通俗，图文并茂，实用性与可操作性兼顾，适合中医师、患者及其家属阅读参考。

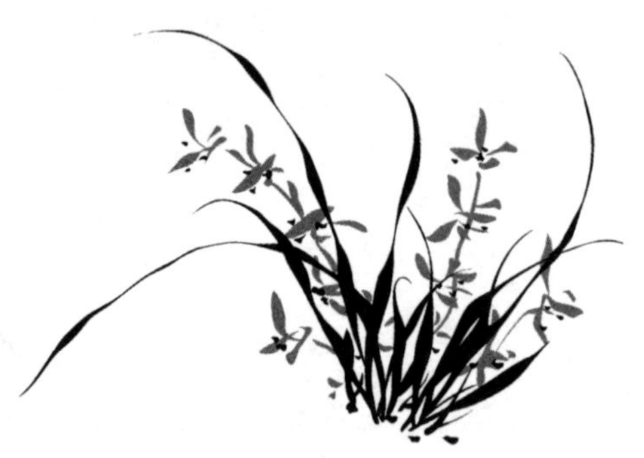

目 录

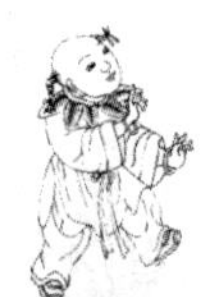

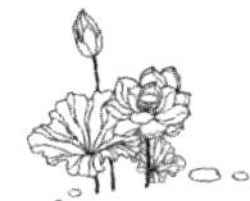

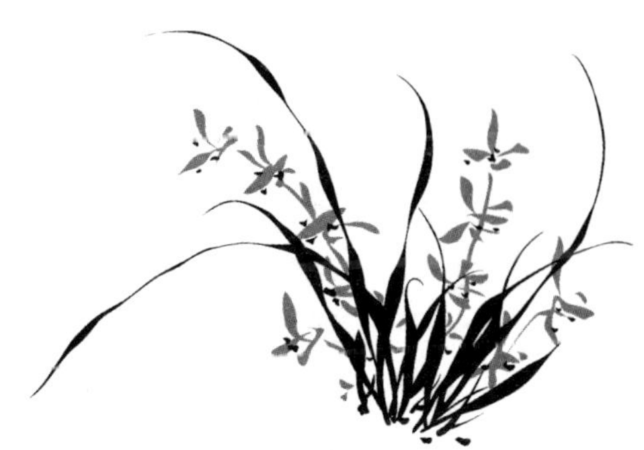

第1章

不孕症基础知识

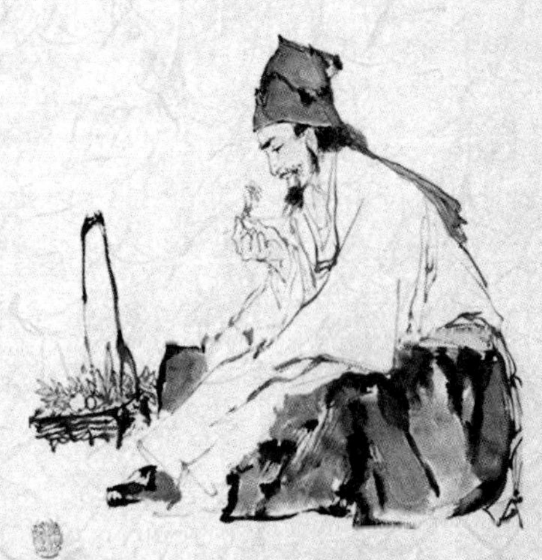

第一节　不孕症的定义

凡一对配偶未避孕、有正常性生活至少12个月而未获得临床妊娠者，女方称为不孕症，男方称为不育症。不孕症分为原发性和继发性两大类，既往从未有过妊娠史，未避孕而从未妊娠者，称为原发性不孕；既往有过妊娠史，而后未避孕连续12个月不孕者，称为继发性不孕。

不孕症是一个严重困扰家庭和社会的实际问题，不孕症发病率因国家、民族和地区不同存在差别。根据相关调查结果显示，近年来我国不孕不育发病率呈逐年上升趋势，已成为日渐受重视及关注的社会问题。不孕症发病率的上升与环境污染、婚育年龄的推迟以及工作压力等因素密切相关。不孕症的研究和诊治，不仅是伦理的要求，而且也是计划生育范畴的重要内容。

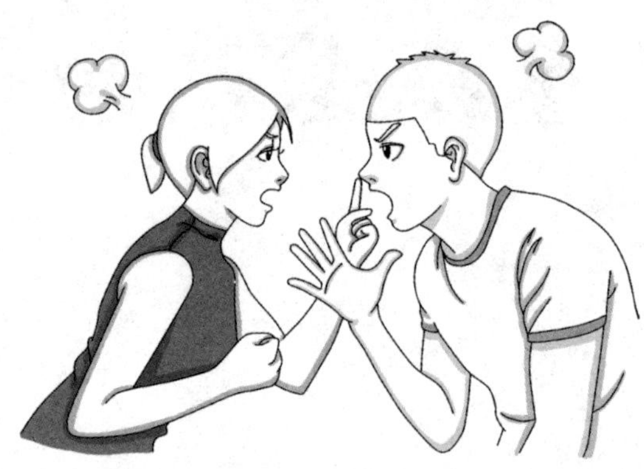

“不孕”一词早在两千多年前的中医经典著作《黄帝内经》中已有论述，《素问·骨空论》曰：“督脉者……此生病……其女子不孕。”《山海经》中称为“无子”，唐代《备急千金要方》称“全不产”，即原发性不孕；亦称“断绪”，即继发性不孕。历代医家对不孕症的论述，散见于“求嗣”“种子”“子嗣”“嗣育”等篇章中。

不孕症按能否治疗分类，可分为绝对性不孕和相对性不孕。绝对性不孕是指经过各种治疗措施仍不能怀孕者，见于夫妇一方或双方先天性或后天性解剖上的缺陷，无法矫治者，如生殖器缺如或畸形等。如明代万全《广嗣纪要》所载的5种不宜：“一曰螺，阴户外纹如螺蛳样，旋入内；二曰纹，阴户小如箸头大，

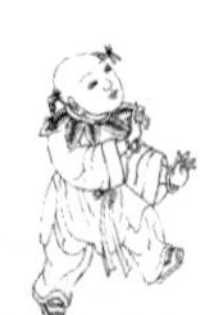

只可通溺，难交合，名曰石女；三曰鼓，花头绷急似无孔；四曰角，花头尖削似角；五曰脉，或经脉未及十四而先来，或十五十六而始至，或不调或全无。此五种无花之器，不能配合太阳，焉能结仙胎也哉。”螺、纹、鼓、角等4种属于生殖器畸形所致的不孕。相对性不孕是指经过治疗可获得妊娠，这类不孕症是本书主要论述的内容。

第二节　不孕症的诊断与鉴别诊断

一、病史

询问夫妇双方的个人史及既往史，注意了解月经和婚育史、性生活情况、避孕情况、同居与否，有无生殖道炎症、腮腺炎、结核等，根据同居或产后、流产后12个月，男方生殖功能正常，未采取避孕措施而未怀孕，即可诊断。

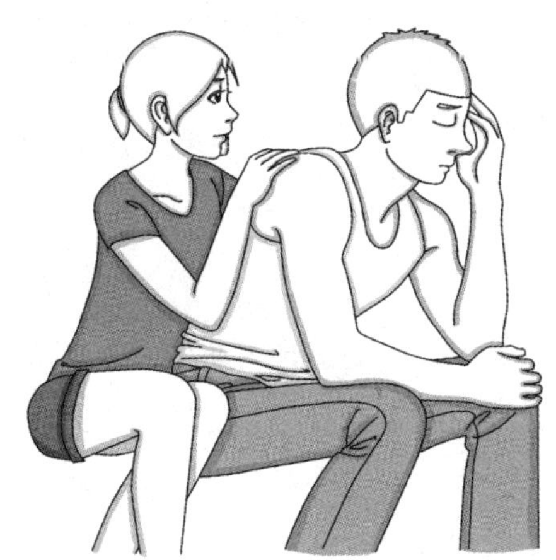

二、临床表现

因引起不孕的原因不同而有不同的临床表现。

1. 排卵障碍者，常伴有月经紊乱、闭经。

2. 生殖器官病变，如输卵管炎引起者，常伴有下腹痛、带下量增多。

3. 子宫内膜异位症引起者，常伴有痛经、经量过多，或经期延长。

4. 宫腔粘连引起者常伴有周期性下腹痛，闭经。

5. 免疫性不孕症患者多无症状。

三、检查

通过男女双方全面检查找出不孕症原因是诊断不孕症的关键。

（一）全身检查

注意身高与体重，生长发育，第二性征发育情况，有无泌乳，甲状腺大小，毛发分布情况，有无雄激素过多体征（多毛、痤疮、黑棘皮征等），注意下丘脑、垂体、肾上腺、甲状腺等内分泌失调所引起的体态变异或皮肤色素异常等。

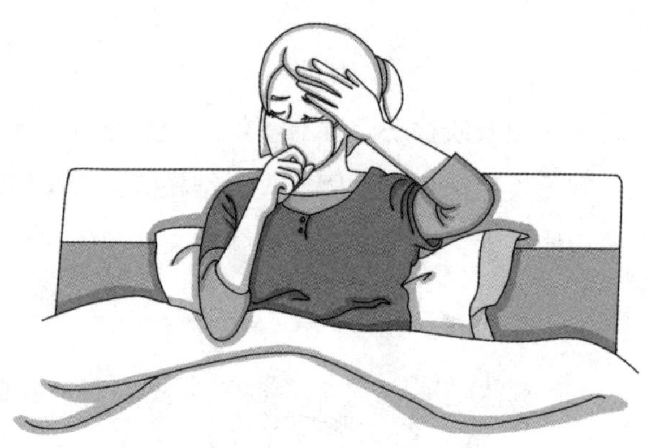

（二）妇科检查

检查内、外生殖器发育情况，外阴有无畸形及炎症；处女膜有无闭锁及阴道是否存在狭小或特敏感情况等；阴道是否通畅，有无隔膜、肿瘤、炎症，黏膜颜色是否正常；有无子宫颈口狭小、炎症、糜烂、息肉、赘生物等。检查子宫发育情况，大小、位置是否异常，有无畸形、增大、变硬、压痛，是否存在可疑肌瘤；有无子宫细小或无子宫或双子宫。子宫直肠陷凹及宫骶韧带处有否触及结节或瘢痕性增厚，子宫颈向前提托时有无疼痛，探测子宫腔深度和弯曲方向，子宫壁是否光滑，子宫颈与子宫体比例，是否存在纵隔或单角子宫畸形。卵巢是否增大，输卵管有无增厚、变硬、扭曲、积水，有无压痛。盆腔内有无囊性或实性肿块，有无压痛等。

（三）辅助检查

1. 男方精液常规检查　是不孕症夫妇首选的检查项目，根据WHO2012年

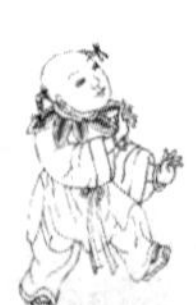

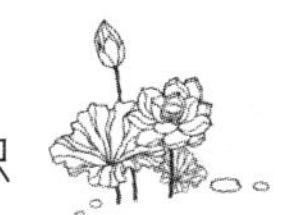

第5版精液检查手册进行，初诊时男方一般要进行2～3次精液检查，以获取基线数据。

精液参考值（WHO第5版）：精液pH≥7.2，精液体积≥1.5ml，精子总数≥39×10^6/一次射精，精子浓度≥15×10^6/毫升，总活力（PR+NR）≥40%，前向运动精子（PR）≥32%，存活率≥58%，正常形态≥4%，过氧化物酶阳性白细胞<1.0×10^6/毫升，免疫珠试验（被包裹的活动精子）<50%，混合凝集试验（MAR试验）<50%，精浆锌≥2.4微摩/次，精浆果糖≥13微摩/次，精浆中性葡萄糖苷酶≥20微摩/次。

2. 内分泌测定　与卵巢功能有关的内分泌：如血清促性腺激素［促卵泡素（FSH）、黄体生成素（LH）］、催乳素（PRL）、雄激素（T）和雌二醇（E_2），卵泡期或排卵期空腹抽血测定，检查卵巢的储备能力应在月经周期的第2～3天采血，血孕酮（P）应在基础体温高温相中段检测。检查甲状腺功能可测血清三碘甲状腺氨酸（T_3）、甲状腺素（T_4）、促甲状腺激素（TSH）等。

3. 输卵管通畅试验　目前常用的检查方法有子宫输卵管X线造影及子宫输卵管超声造影，在自然月经周期、短效避孕药使用周期或无排卵周期，阴道流血干净后3～7天进行。X线造影可观察造影剂注入子宫和输卵管的动态变化，观察宫腔形态、位置，输卵管走行、形态、位置以及盆腔内造影剂弥散情况，可了解输卵管是否通畅，明确输卵管阻塞的部位，子宫有无畸形、黏膜下肌瘤以及子宫内膜或输卵管结核等。超声造影通过向宫腔内注入液体或造影剂，可在超声下观察子宫腔的形态和占位，同时观察输卵管的通畅情况。

4. 排卵障碍的检查

（1）基础体温（BBT）测定：有排卵的晨温曲线呈双相型，即排卵前（卵泡期）呈低温相，体温在36.3～36.5℃；排卵后体温上升0.3～0.5℃，呈高温相，为黄体期。排卵障碍的无排卵女性，其BBT表现为单相体温，无黄体期高温相的出现。

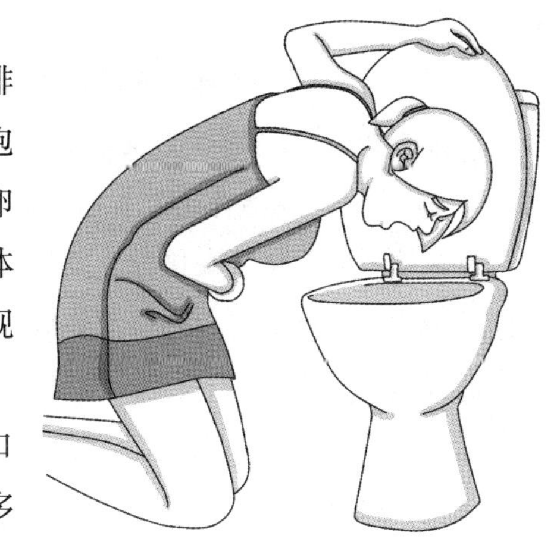

（2）宫颈黏液评分：监测排卵期宫口开张膨大变圆，形似瞳孔，宫颈黏液量多

溢出宫口，稀薄，其拉丝度伸展可达10～15毫米长，黏液涂于玻片干燥后可见粗长羊齿状结晶，这些现象均表明即将排卵。排卵后宫颈黏液变得黏稠，量减少，拉丝长度短，镜检羊齿状结晶消失而代之以椭圆体。如果月经前子宫颈黏液仍清澈透明，镜下仍有羊齿状结晶存在，说明是无排卵型月经周期。

（3）周期性阴道脱落细胞检查：于月经干净后，隔2～3天于阴道侧壁取材做阴道涂片一次，检查脱落细胞形态有无周期性改变，借以判断是否排卵或黄体功能是否健全。

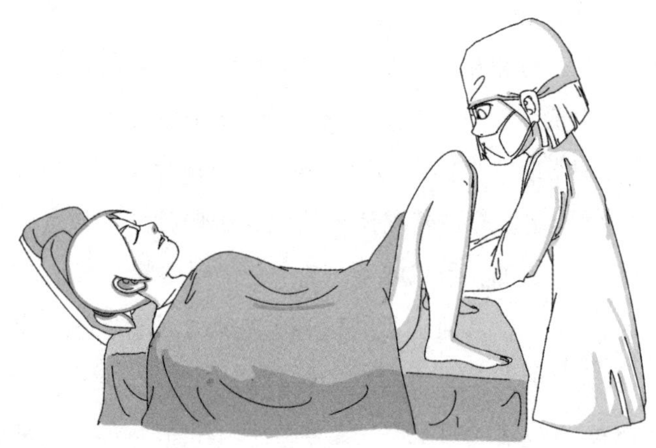

（4）黄体中期孕酮测定：黄体中期血清孕酮测定>16纳摩/升，说明有黄体形成，表明曾有排卵。

（5）LH峰值测定：在血中L.H高峰出现后8～20小时出现尿中含量高峰，一般出现峰值后24～36小时排卵，无排卵妇女常缺乏LH升高，因而尿液检查后没有峰值出现。

（6）超声波监测排卵：①成熟卵泡骤然消失；②成熟卵泡明显缩小，且卵泡内回声减弱，卵泡直径缩小超过5毫米，卵泡内光点多：③子宫直肠窝出现液体积聚。

（7）子宫内膜活体组织检查：根据制片后镜检有无分泌期内膜表现，判断是否有黄体形成，是否有排卵。此检查还可了解子宫内膜发育情况、子宫内膜对卵巢功能的反应及子宫内膜有无肿瘤、炎症等病理改变，特别是结核病变。

5. 黄体功能不全的检查　基础体温呈双相，但是排卵后缓慢上升，或上升的幅度偏低，升高的时间仅维持9～11天。正常黄体期孕酮值为≥48纳摩/升，16～48纳摩/升为黄体功能不全，其中≥32纳摩/升为轻度，<32纳摩/升为重度。子宫内膜

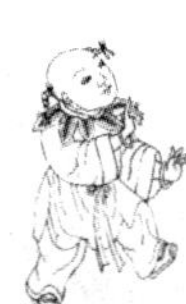

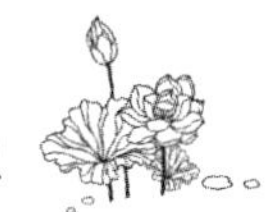

活检表现为子宫内膜分泌现象不足，迟缓2天以上为轻度，迟缓5天以上为重度。

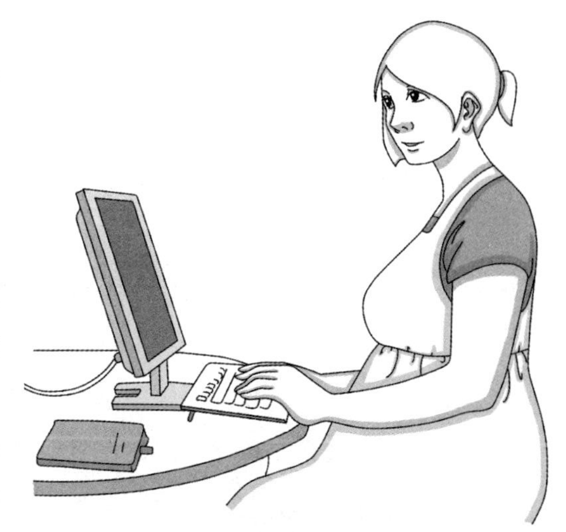

6. 免疫功能障碍的检测

（1）性交后试验：在试验前3日禁止性交，避免阴道用药或冲洗。受试者在性交后2～8小时就诊检查。先取阴道后穹窿液检查有无活动精子，若有精子证明性交成功。再取宫颈黏液，若宫颈黏液拉丝长，放在玻片干燥后形成典型的羊齿状结晶，表明试验时间选择恰当。用聚乙烯细导管吸取宫颈管黏液，涂于玻片上检查。或每高倍视野有20个活动精子为正常。若宫颈管有炎症，黏液黏稠并有白细胞时，不宜做此试验。若精子穿过黏液能力差或精子不活动，应疑有免疫问题。

（2）宫颈黏液、精液相合试验：试验选择预测的排卵期进行。取一滴宫颈黏液和一滴液化的精液放于玻片上，两者相距2～3毫米，轻晃玻片使两滴液体相互接近，在光镜下观察精子的穿透能力，若精子能穿过黏液并继续向前运行，提示精子活动力和宫颈黏液性状均正常，表明宫颈黏液中无抗精子抗体。

（3）混合抗球蛋白反应试验（MAR试验）：混合抗球蛋白反应试验，是WHO所推荐的两种检查不孕症患者是否有抗精子抗体存在的方法之一。可分直接测试法和间接测试法，直接测试法是直接测试附着有抗精子抗体的精子数目。间接测试法是检查血液或精浆中抗精子抗体的含量。此试验是临床上检查抗精子抗体的第一优先选择的方法。

（4）精子膜表面抗体免疫珠法试验（IBT试验）：间接免疫珠法试验是将活动精子与血清、精浆、宫颈黏液预孵育，若血清、精浆、宫颈黏液含有抗精子抗体，抗体可在精子膜表面包被，则可与免疫珠发生特异性结合反应，最后精子活力严重受阻而难以向前运动仅能做原地晃动。

本试验是WHO推荐的免疫性不孕诊断方法，与混合抗球蛋白反应试验比较，增加了洗涤程序消除精浆干扰因素，检测结果更可靠，且可进行精子表面抗体分型。间接免疫珠试验还可检测血清、精浆或宫颈黏液的抗精子抗体，也可以丈夫的精子与妻子宫颈黏液或血清进行配对试验。

（5）其他免疫相关检查：近年来随着生殖免疫学的迅速发展，免疫因素所致不孕越来越受到人们重视，研究发现与不孕不育有关的自身免疫性抗体主要有女性抗精子抗体、抗卵巢抗体、抗透明带抗体、抗绒毛膜促性腺激素抗体、抗子宫内膜抗体、抗心磷脂抗体。这些检查可在月经周期的任一时段通过血液检验得到。

7. B型超声检查　建议使用经阴道超声，检测内容包括子宫大小和形态、肌层回声、子宫内膜厚度和分型；卵巢基础状态检查包括卵巢的体积、双侧卵巢内2～10毫米直径的窦卵泡计数、优势卵泡的直径；卵巢内异常回声的大小及回声特征；是否有输卵管积水征象；是否有异常的盆腔积液征象。

8. 宫腔镜检查　观察子宫腔形态、内膜的色泽和厚度、双侧输卵管开口、是否有宫腔粘连、畸形、息肉、黏膜下肌瘤等病变。联合腹腔镜时可分别在输卵管内口插管，注射亚甲蓝，以判别输卵管的通畅度。

9. 腹腔镜检查　腹腔镜检查是目前诊断和治疗不孕症的一项重要措施，可与腹腔镜手术同时进行，用于盆腔情况的检查诊断，直视下观察子宫附件的大小和形态、输卵管形态，以及有无盆腔粘连，更重要的是在手术过程中可根据所见进行手术治疗。可以同时进行腹腔镜粘连分离术和异位病灶电灼术、子宫肌瘤剔除术等。约有20%患者通过腹腔镜可以发现术前未能诊断的病变。

10. 外周血染色体检测及其他实验室检查　疑有遗传性疾病者，夫妇双方应做外周血染色体检测。疑有子宫内膜结核病者应取内膜做培养或做经血结核菌培养。

四、中医辨证要点

不孕症的辨证主要是审脏腑、冲任、胞宫之病位；辨气血、寒热、盛实之变化；还要辨病理产物之痰湿、瘀血与湿热的不同。具体而言，是以妇科特征为主，根据月经的期、量、色、质和带下的量、色、质、气味等变化辨其属寒热虚实，结合全身症状、舌脉等予以定夺。

1. 若月经初潮推迟，月经后期量少，伴有腰痛膝软者，多属肾虚气弱；伴有畏寒肢冷，量少或多，色淡质稀者，属肾阳虚。

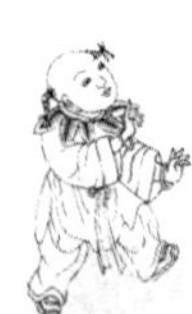

2. 若伴见月经先期量少，色红质稠，偶夹小血块。心烦口干，多属肾阴不足。

3. 若见胸胁乳房胀痛，情志郁郁不乐者，多属肝郁之证。

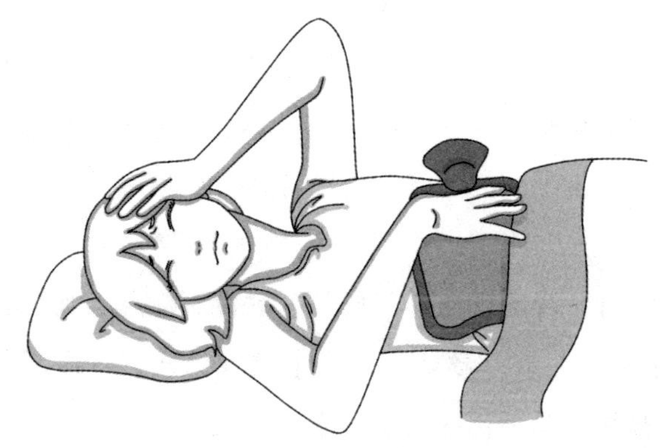

4. 形体肥胖，带下量多，质黏稠，伴胸闷泛恶者，多属痰湿之证。

5. 继发不孕，经期延长，赤白带下，低热起伏，苔黄腻者，多属湿热。

6. 经行腹痛，量少不畅，质稠夹血块，舌质黯，有瘀斑瘀点，多属血瘀。

7. 月经后期，量少色淡，伴头晕、目眩、耳鸣，心悸失眠，为血虚之象。

五、鉴别诊断

不孕症主要与暗产相鉴别。暗产是指孕早期胚胎初结，但很快伴随月经而自然流产者，西医称之为生化妊娠，此时孕妇因尚未有明显的妊娠反应，一般不易觉察而误诊为不孕症。通过基础体温、早孕试验及病理学检查可鉴别。

第三节　不孕症的病因病理

一、中医病因病机

中医学认为“男子以精为主，女子以血为主，阳精溢泻而不竭，阴血时下而不愆，阴阳交畅，精血合凝，胚胎结而生育滋矣”。因此，生殖的根本是以肾气、天癸、男精女血作为物质基础。

《石室秘录·子嗣论》曰：“女子不能生子，有十病。”十病者为：胞宫冷、脾胃寒、带脉急、肝气郁、痰气盛、相火旺、肾水衰、督脉病、膀胱气化不利、气血虚。《圣济总录》亦云：“女子所以无子者，冲任不足，肾气虚寒也。”“胞络者系于肾”“肾者，主蛰，封藏之本，精之处也”“肾主冲任，冲为血海，任主胞胎”，所以，女性不孕原因复杂，而肾虚是不孕症的重要因素。由于脏腑经络之间的生克制化，寒、湿、痰、热、瘀之间的相互影响及其转化，临床上有多种病因，产生不同的证候，这些原因导致肾和冲任的病变，不能摄精受孕而致病。

临床常见的证候有：肾虚、血虚、肝郁、痰湿、湿热、血瘀等。

1. 肾虚　肾为先天之本，藏精气，肾中精气的盛衰，主宰着人体的生长发育及生殖功能的成熟和衰退，肾虚与子宫发育不良亦有着密切联系，可具体分为肾阴虚、肾阳虚。

（1）肾阴虚：房劳多产，失血伤精，精血两亏；或素体性燥多火，嗜食辛辣，暗耗阴血而导致肾阴不足，肾精亏损，精血不足，冲任失滋，子宫干涩，不能摄精成孕。或由肾阴不足，阴虚火旺，血海太热，不能摄精成孕。

（2）肾阳虚：先天禀赋不足，肾气不充，天癸不能按时而至；或至而不盛；或房事不节，久病及肾，或阴损及阳等，导致肾阳虚弱，命门火衰，冲任不足，胞宫失于温煦，宫寒不能摄精成孕。

2. 血虚　血是月经的物质基础。若体质素弱，阴血不足；或脾胃虚损，化源衰少；或久病失血伤津，导致冲任血虚，胞脉失养，因为血虚，就没有摄精成孕的特质基础，而导致不孕。

3. 肝郁　素体肝旺，或抑郁、焦虑、急躁，导致肝气失调，气血不和，冲任不能相资；或脾肾不足，不能助肝用；或营血亏虚，不能养肝体；而导致肝郁气滞而不孕。

4. 痰湿　素体肥胖或喜食膏粱厚味，脾虚不运，肾虚不化，痰湿内生，气机不畅，胞脉闭塞，不能摄精成孕。

5. 湿热　因行经、房事或其他检查以及手术等，湿邪乘虚袭入，蕴而生热，损伤冲任督带可致不孕。或因肝经湿热下注，奇经亏损，亦不能摄精成孕。

6. 血瘀　经行或术后，瘀血留注，或者风寒入侵，与胞脉相搏结以致留

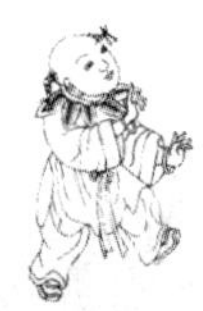

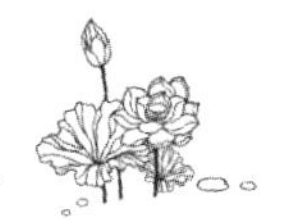

瘀，或肝郁气滞，冲任停瘀，瘀阻于内，两精不能交合以致不孕。

以上六个方面的病因病机，临床上单一出现，亦可多元复合出现，最终导致不孕症。

二、西医病因病理

西医认为受孕是一个复杂而又协调的生理过程，必须具备下列条件：卵巢排出正常的卵子；精液正常并含有正常精子；卵子和精子能够在输卵管内相遇并结合成受精卵，受精卵顺利地被输入子宫腔；子宫内膜已充分准备适合于受精卵着床。这些环节任何一个不正常，便能阻碍受孕。因此，不孕病因可能有女方因素、男方因素或不明原因。

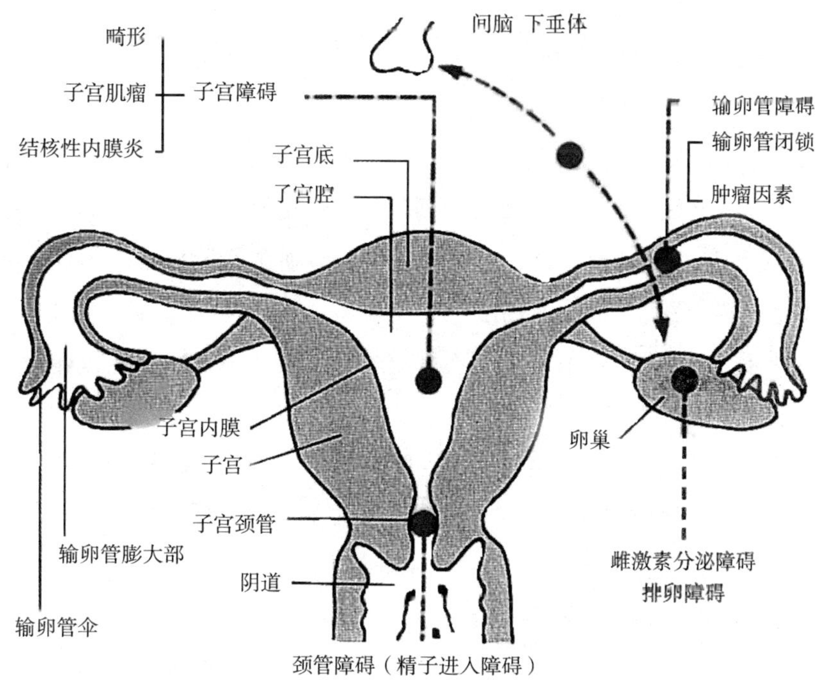

（一）女性不孕因素

1. 盆腔因素　约占不孕症病因的35%。

（1）输卵管因素：输卵管阻塞和通而不畅是主要原因。慢性输卵管炎症引起伞端闭锁或黏膜受损使之完全闭塞而产生不孕；输卵管发育不全、盆腔炎性疾病后遗症、子宫内膜异位症、各种输卵管手术等导致输卵管阻塞。

（2）子宫因素：子宫畸形、子宫黏膜下肌瘤、子宫内膜炎、内膜结核、内膜息肉、宫腔粘连或子宫内膜分泌反应不良等影响受精卵着床。

（3）阴道、宫颈因素：外阴阴道发育不良，阴道损伤导致阴道瘢痕、阴道狭窄，以及宫颈狭窄、宫颈息肉、宫颈肌瘤等影响精子穿透而导致不孕。

2. 排卵功能障碍　占不孕症病因的25%～35%。主要有下列原因：

（1）持续性无排卵。

（2）多囊卵巢综合征。

（3）卵巢早衰和卵巢功能减退。

（4）先天性性腺发育不良。

（5）低促性腺激素性性腺功能不良。

（6）高催乳素血症。

（7）黄素化卵泡未破裂综合征。

（8）肾上腺及甲状腺功能异常。

（二）男性不育因素

约占不孕症病因的30%，主要是生精障碍与输精障碍。

1. 精液异常　性功能正常，先天或后天原因所致精液异常，表现为无精、弱精、少精、精子发育停滞、畸精症等。

2. 性功能异常　外生殖器发育不良或勃起障碍，不射精、逆行射精，使精子不能正常射入阴道内。

3. 免疫因素　在男性生殖道免疫屏障被破坏的条件下，精子、精浆在体内产生抗精子抗体，使射出的精子产生后凝集而不能穿过宫颈黏液。

（三）不明原因不孕

为男女双方均可能同时存在的不孕因素，是一种生育力低下的状态，占不孕症病因的10%～20%，可能的病因包括免疫性因素、潜在的卵母细胞质量异常、受精障碍、隐性输卵管因素、植入失败、遗传缺陷等因素，但应用目前的检测手段无法确诊。

第2章

内分泌失调所致不孕

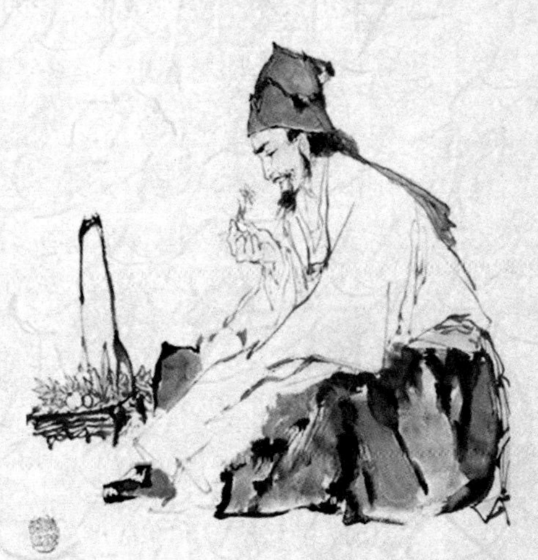

女性生殖功能直接受内分泌系统控制，内分泌失调可影响卵巢激素分泌及排卵，从而造成不孕不育，由内分泌问题与内分泌相关问题引起的不孕，占不孕妇女的30%以上，故内分泌失调性不孕正受到越来越多的重视。本章将列述多囊卵巢综合征、卵巢早衰、高催乳素血症、黄体功能不全、卵泡未破裂黄素化综合征的诊治。

第一节　多囊卵巢综合征

毛某，女，29岁，2007年11月30日初诊。主诉：结婚同居未避孕2年余未孕。患者曾经在某医院诊治，服用达英-35及多个周期克罗米芬促排卵治疗，仍未孕。月经5～6/35～60天、量中、色暗红。2006年6月查性激素：LH 15.17单位/升，FSH 7.10单位/升，T 4.93纳摩/升。诊见：形体肥胖，纳差，疲倦、腰酸，舌暗、苔薄白，脉沉滑。妇科检查：外阴阴毛浓密，阴道通畅，宫颈轻度糜烂。子宫前位、常大、欠活动，轻压痛，双附件未触及明显异常。B超检查示：双侧卵巢可见20个以上大小不等的卵泡，最大直径0.6厘米。

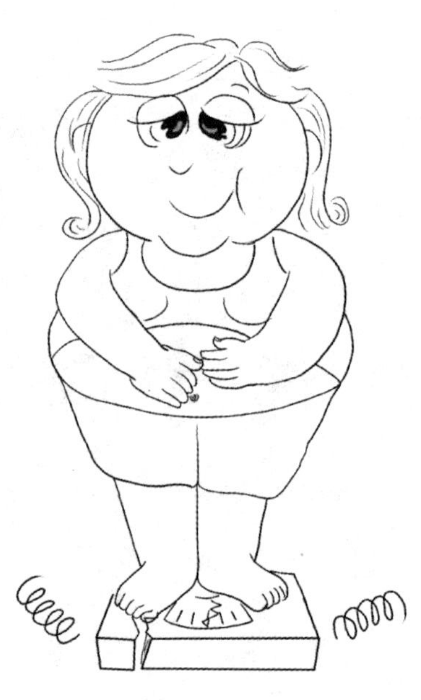

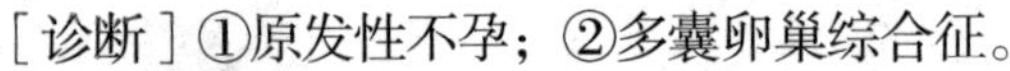

［诊断］①原发性不孕；②多囊卵巢综合征。

［辨证］痰湿内蕴。

［治法］涤痰软坚，活血调经。

［方药］苍附导痰汤加减。

［组成］苍术12克，香附9克，茯苓12克，白术12克，姜半夏9克，厚朴12克，石菖蒲12克，皂角刺12克，仙茅12克，当归9克，川芎9克，炙甘草5克。水煎服，每日1剂。

此方连服21剂后月经来潮，5天干净。

2007年12月25日复诊：腰痛，怕冷，纳眠差，舌暗红、苔薄黄，脉细弱。排卵前（卵泡发育期），予温肾育卵汤以滋阴养血活血、温肾育卵，

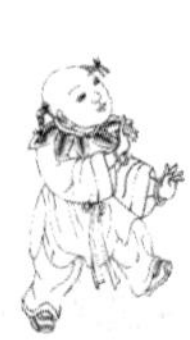

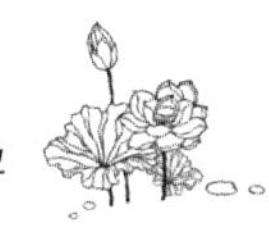

促进卵泡发育。［处方］淫羊藿、巴戟、当归各10克，黄芪、牛膝、鹿角霜、枸杞子、丹参各15克，熟地黄、菟丝子各20克，紫河车、川芎各5克。7剂，每天1剂，水煎服。

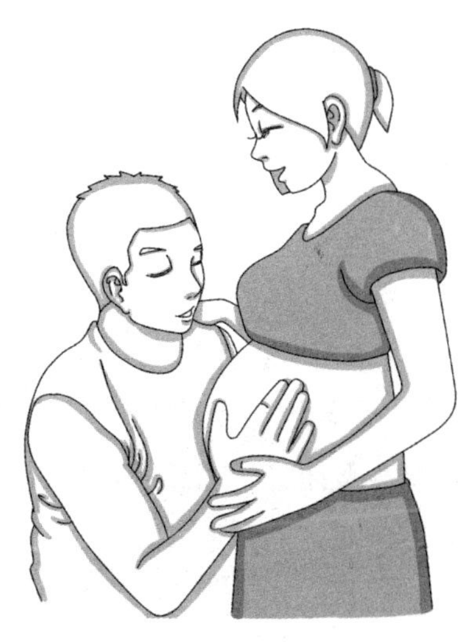

2008年1月18日三诊：腰酸，口干，纳眠差，舌尖红、苔薄白，脉细数。排卵后（黄体期），治以补肾健脾，益气养血，为胎孕做准备。［处方］桑寄生、续断、墨旱莲、菟丝子、太子参各15克，白芍、麦冬各10克，熟地黄20克，砂仁（后下）5克。7剂，每天1剂，水煎服。

按此法治疗4个月经周期。月经周期正常，于2008年4月10日查β-hCG 482.4单位/升，孕酮（P）29纳摩/升。诊断为：早孕。

一、诊断与鉴别诊断

多囊卵巢综合征（polycystic ovarian syndrome，PCOS）是一组发病多因性、临床表现多态性，生殖功能障碍与糖代谢异常并存的复杂的症候群。早在100余年前由Stein与Leventhal首先描述这种患者的卵巢呈现囊性、硬化的变化，多个囊性卵泡被一层包膜覆盖，双侧卵巢均增大，称为S-L综合征亦称PCOS。之后又发现PCOS患者的卵巢并非都符合这种描述，有单侧卵巢增大也有卵巢大小正常。在有排卵的妇女双侧卵巢中也可见到许多囊泡存在，因此仅根据卵巢形态不能确切作出诊断。PCOS是青春期和育龄期妇女最常见的生殖内分泌紊乱性疾病，是女性不孕症的主要原因之一，其发病的高峰年龄段为20—30岁，约占总数的85.3%，占妇科内分泌疾病

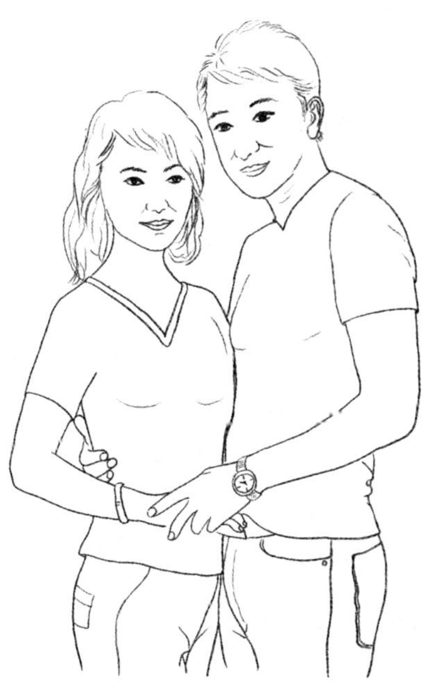

的8%，不孕症之0.6%～4.3%。其典型的临床表现为无排卵月经失调，如月经稀发、闭经，或不排卵月经和功能失调性子宫出血，常伴有多毛、肥胖、不孕、双侧卵巢增大（或单侧卵巢增大）以及一些激素水平的改变。

中医学中无多囊卵巢综合征的病名，根据其临床表现属于闭经、不孕、崩漏、癥瘕等疾病的范畴。

（一）诊断

1. 病史　有下列情况应高度怀疑本病：①育龄妇女原发不孕，有进行性月经稀少及闭经，用孕激素可行经；②长期无排卵型月经，BBT单相；③双合诊扪及一侧或双侧卵巢增大；④伴有肥胖，多毛。

2. 临床表现

（1）月经失调：为最主要的症状。多数患者表现为月经稀发、月经量过少，继而出现继发性闭经；少数可出现月经过多或不规则阴道出血。

（2）不孕：主要由于卵巢持续无排卵及月经失调所致。

（3）多毛症：PCOS的又一主要表现，为雄激素过高而产生痤疮，多毛，油质皮肤。不同患者产生不同表现可能与雄激素的代谢以及靶器官上雄激素受体多少有关。多见于口唇、下颌颊侧、下腹、耻上、股内侧和小腿外侧。其他男性化表现如阴蒂增大、音哑等并不多见，若男性化体征明显，应当注意有无产生雄激素的肿瘤存在。

（4）肥胖：多始于青春期前后，渐进性、无特殊的脂肪分布特征。50%以上患者出现肥胖，体重指数［体重（千克）/身高（米^2）］≥25，常呈腹部肥胖型，腰围/臀围≥0.8。

（5）黑棘皮症：近年来注意到由于雄激素过多而产生的黑棘皮症，其为对称性、棕灰色绒状色素沉着，常见于后颈部、腋部和腹股沟。如果高雄激素症、胰岛素拮抗、黑棘皮症同时出现称为HAIR-AN综合征。

3. 检查

（1）全身检查：常在颈背部、腋下和腹股沟等处皮肤出现灰褐色色素沉着，呈对称性，轻抚软如天鹅绒，又称黑棘皮症。

（2）妇科检查：阴毛较长而浓密，可布及肛周、下腹部及腹中线，子宫体大小正常，双侧或单侧卵巢均匀性增大，较正常卵巢大2～5倍，呈圆形或椭圆

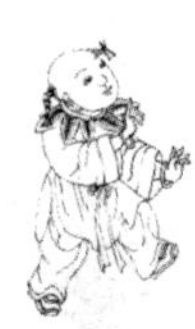

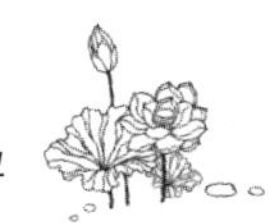

形，质坚韧。也有少数患者卵巢并不增大。

（3）辅助检查

①基础体温测定：表现为单相型基础体温曲线。

②B型超声检查：子宫小于正常；双侧卵巢增大，包膜回声增强，轮廓较光滑，内均可见10个以上直径2～9毫米的无回声区围绕卵巢边缘，呈车轮状排列，称为项链征；卵巢间质回声不均，子宫内膜肥厚；连续监测无优势卵泡发育及排卵。

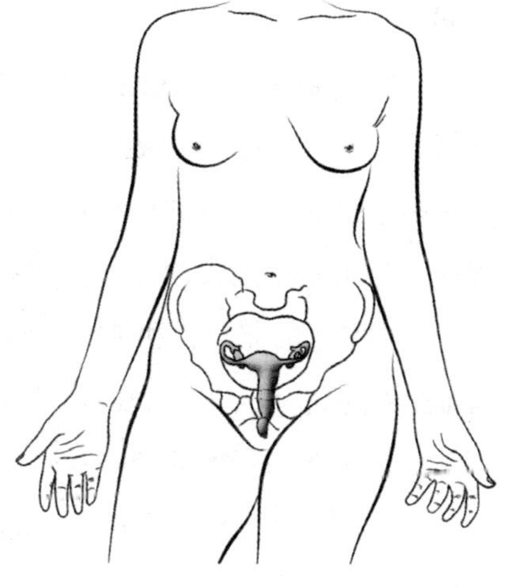

③诊断性刮宫：年龄超过35岁的患者应常规行诊刮，以及早发现子宫内膜不典型增生及子宫内膜癌；刮宫时间一般选择在月经前数日或来月经后的6小时内，PCOS患者的子宫内膜常表现为增生期内膜，无分泌期改变。

④内分泌测定

A. 血清卵泡刺激素（FSH）、黄体生成素（LH）：LH水平升高，常常≥12毫单位/升，无周期性排卵前峰值出现。FSH正常或偏低，LH/FSH比值升高≥2～3，也有患者LH/FSH比值在正常范围。

B. 血清雄激素：血清睾酮（T）、双氢睾酮（DHT）、雄烯二酮（AD）水平升高，性激素结合球蛋白（SHBG）水平下降。部分患者表现为血清总雄激素水平不高但血清游离睾酮升高，脱氢表雄酮（DHEA）或硫酸脱氢表雄酮（DHEAS）正常或轻度升高。

C. 尿17-酮皮质类固醇：正常或轻度升高，正常时提示雄激素来源于卵巢，升高时提示肾上腺功能亢进。

D. 血清雌二醇（E_2）：正常或稍升高，无周期性改变，无排卵前后升高现象，E_1/E_2比值＞1。

E. 血清催乳素（PRL）：20%～35%的患者可轻度升高。

F. 其他：肥胖患者，应测定空腹血糖及口服葡萄糖耐量试验（OGTT），还应测定空腹胰岛素水平及葡萄糖负荷后血清胰岛素水平。

⑤孕激素试验：因患者体内有一定的雌激素水平，给予患者孕激素，停药后出现撤药性出血，孕激素试验为阳性。

⑥腹腔镜检查：可看到卵巢增大，包膜增厚，表面光滑，呈灰白色；包膜下可见多个卵泡，但无排卵征象；腹腔镜下取卵巢组织送病理检查可确诊。在诊断的同时可做腹腔镜治疗。

PCOS的诊断为排除性诊断，根据病史及临床表现，结合必要的辅助检查，排除其他疾病后可对本病做出诊断。目前较多采用的诊断标准是2003年欧洲生殖学会和美国生殖学会提出的鹿特丹标准：①稀发排卵或无排卵；②高雄激素的临床表现和（或）高雄激素血症；③卵巢多囊改变：超声提示一侧或双侧卵巢有≥12个直径2～9毫米的卵泡，和（或）卵巢体积≥10ml；④3项中符合2项并排除其他引起高雄激素的病因，如先天性肾上腺皮质增生、库欣综合征、分泌雄激素的肿瘤。

（二）鉴别诊断

1. 高催乳素血症　闭经、溢乳、不孕、PRL和DHEA-S升高，男性化症候不明显，卵巢正常。

2. 胰岛素拮抗综合征和黑色素棘皮瘤　为一种胰岛素受体缺陷性疾病（A/B型），可出现类似于PCOS症状体征。其显著特征是高胰岛素血症和颈、腋部黑色素棘皮瘤。

3. 卵巢卵泡膜细胞增生症　临床表现及内分泌检查与PCOS相仿但更严重，患者比PCOS更肥胖，男性化更明显。血睾酮高值，血硫酸脱氢表雄酮正常，LH/FSH值可正常。卵巢活组织检查，卵巢皮质有一群卵泡膜细胞增厚，皮质下无类似PCOS的多个小卵泡。

4.肾上腺皮质增生或肿瘤　血清硫酸脱氢表雄酮值超过正常范围上限2倍时，应与肾上腺皮质增生或肿瘤相鉴别。此类患者亦有肥胖、多毛、月经紊乱等表现，超声检查见卵巢呈多囊样改变，同时有肾上腺皮质功能紊乱的临床表现。肾上腺皮质增生患者的血17α-羟孕酮明显增高，促肾上腺皮质激素（ACTH）兴奋试验反应亢进，地塞米松抑制试验抑制率≤0.70。肾上腺皮质肿瘤患者对上述两项试验均无明显反应。

5. 甲状腺疾病　包括甲状腺功能亢进症和甲低，甲状腺功能减退症时T_3、T_4、SHBG增高，雄激素代谢清除率降低，使血浆睾酮升高致男性化和月经失

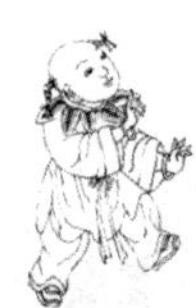

调。甲低时，雄激素向雌激素转化增加致无排卵。

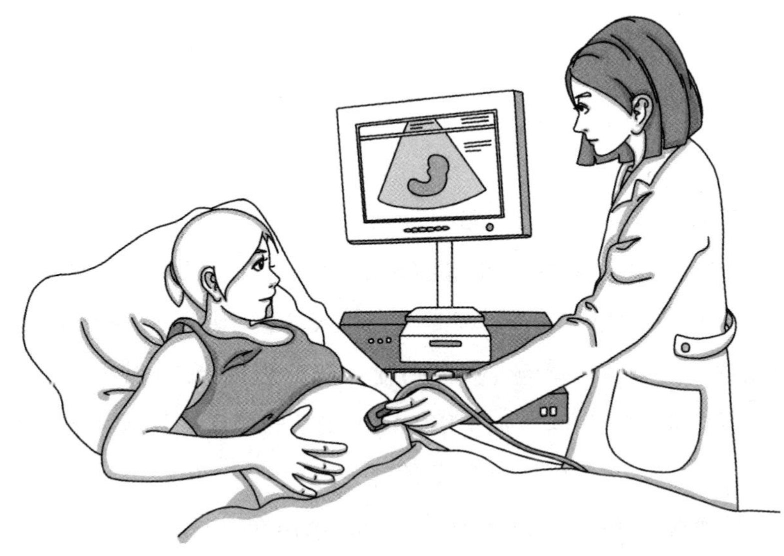

二、中西医认识病因与治疗

（一）中医学病因认识

本病的病因病机主要是肝脾肾虚、痰湿侵袭、阻滞胞宫所致。脾肾阳虚，肾虚不能温化水湿，脾虚不能运化水湿，水湿停留聚而成痰，痰湿阻滞胞宫或寒湿外袭，脾肾之阳被困，气化失司，水湿停留，蕴而成痰，阻滞胞宫所致。肝肾阴虚，阴虚内热，或肝郁化火，煎熬津液，炼而成痰，或肝郁气滞，气滞血瘀，痰瘀互结胞中均可导致该病。

1. 肾气亏虚　禀赋薄弱、先天肾气不盛，冲任失资，天癸不能按时泌至；或早婚房劳，肾气受损，精亏血少，冲任不足，导致闭经、月经不调或崩漏、不孕等。

2. 痰湿阻滞　素体肥胖或恣食膏粱厚味，或饮食失节，搠脾胃，脾虚痰湿内生，气机不畅，经脉受阻，冲任失调而致经水不调，或闭止，或崩漏，不孕；或痰湿脂膜积聚，体肥多毛；或痰湿凝聚而致癥瘕，则卵巢增大，包膜增厚。

3. 肝经湿热　素性忧郁，情志不畅或恚怒伤肝，肝气郁结，疏泄失常，郁久化火，肝经湿热，气血不和，冲任失调，致月经稀发，不孕或面部痤疮，毛发浓密等。

（二）西医学病因认识

多囊卵巢综合征的病因尚未完全明了，其发病可能主要涉及下列机制：

1. 遗传学因素　有人认为PCOS是一种遗传性疾病，可能是常染色体显性遗传方式，或X-连锁（伴性）遗传，或基因突变所致。多数患者具有正常的46XX染色体异常者，表现为X染色体长臂缺失和X染色体数目及结构异常的嵌合体等。

2. 肾上腺功能异常　青春期的内分泌系统有两部分趋于成熟，一是肾上腺功能，二是下丘脑-垂体-卵巢轴（HPO轴）关系的建立，且前者的出现先于后者。若肾上腺功能异常可因青春前期的肾上腺疾病，使网状带分泌过多雄激素，并在性腺外转化为雌酮，反馈性影响下丘脑-垂体-卵巢轴的关系，使LH/FSH比值升高，继发卵巢雄激素生成增多，即肾上腺和卵巢共同分泌较多的雄激素形成高雄激素血症，引起卵巢被膜纤维化增厚，抑制卵泡发育和排卵，以致卵巢囊性增大和持续无排卵。

3. 高雄激素血症　高雄激素血症是由于卵巢和肾上腺同时分泌过多的雄激素所形成，也是引起HPO轴功能失调和卵巢组织病理改变的重要原因。除上述因素外，近年来研究认为卵巢和肾上腺内某些甾体激素合成酶的功能缺陷，或肾上腺DHEA和DHEAS产生率和代谢清除率异常，也是引起卵巢雄激素分泌增多，导致高雄激素血症的原因。

4. 高胰岛素血症　PCOS患者外周组织对胰岛素产生抵抗，从而代偿性增加胰岛素的分泌引起高胰岛素血症，高胰岛素血症促进并增加LH所诱发的卵巢间质雄激素的分泌，胰岛素和类胰岛素生长因子Ⅰ，也促进卵泡膜细胞生成雄激素。高胰岛素血症时，性激素结合蛋白减少使游离状态雄激素升高。

多囊卵巢综合征患者病理改变主要为双侧卵巢均匀性增大，为正常妇女的2～5倍，呈灰白色，包膜增厚、坚韧。切面见卵巢白膜均匀性增厚，较正常厚2～4倍，

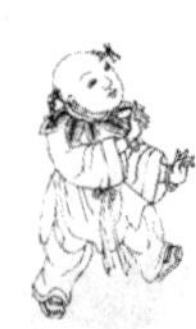

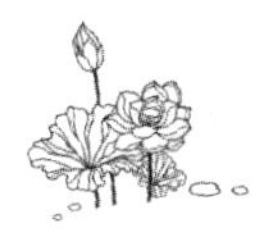

白膜下可见多个大小不等、直径在2~9毫米的囊性卵泡。镜下见白膜增厚、硬化，皮质表层纤维化，细胞少，血管显著存在。白膜下见多个不成熟阶段呈囊性扩张的卵泡及闭锁卵泡，无成熟卵泡生成及排卵迹象。子宫内膜由于患者无排卵，子宫内膜长期受雌激素刺激，呈现不同程度增殖性改变，如单纯型增生、复杂型增生，甚至呈不典型增生。长期持续无排卵增加子宫内膜癌的发生概率。

（三）中西医治疗原则

1. 中医学治疗原则　中医学认为本病内因为肝、脾、肾三脏功能失调，外因湿邪侵袭为主，内外因互为因果作用于机体而致，故临床以虚实夹杂证多见。辨证主要根据临床症状、体征与舌脉；辨治分青春期和育龄期两个阶段：青春期重在调经，以调畅月经为先，恢复周期为根本；育龄期以助孕为主。临床根据患者体胖、多毛、卵巢增大、包膜增厚的症状及体征特点，常配合涤痰软坚、化瘀破癥之品治疗。

2. 西医学治疗原则

（1）调整生活方式：对肥胖型多囊卵巢综合征患者，应控制饮食和增加运动以降低体重和缩小腰围，可增加胰岛素敏感性，降低胰岛素、睾酮水平，从而恢复排卵及生育功能。

（2）药物治疗：主要是调节月经周期、降低血雄激素水平、改善胰岛素抵抗、诱发排卵。

（3）手术治疗：主要有腹腔镜下卵巢打孔术及卵巢楔形切除术，卵巢楔形切除术因术后卵巢周围粘连发生率高，临床已不常用。

三、中医特效疗法

（一）内治法

1. 经典古方

（1）肾气亏虚证

［临床证候］月经初潮晚，月经后期量少，渐至经闭，或多毛，形寒肢冷，嗜睡乏力，腰脊酸楚，乳房发育差，大便溏薄，白带少或带下清稀，舌苔薄白，质淡胖，脉细滑。

［治法］温补肾阳，佐以涤痰调经。

［方药］金匮肾气丸合启宫丸加减。

［组成］熟地黄、山茱萸、生礞石、石菖蒲、当归、川芎、穿山甲、川续断、菟丝子、仙茅、巴戟天、香附。

［加减］兼痰湿者，加玉竹、黄精；兼血滞者，加桃仁、丹参、侧柏叶。

（2）痰瘀阻滞证

［临床证候］月经后期量少，继发闭经，肥胖多毛，嗜睡，身重，目眩，喉中有痰，吐之不尽，胸闷泛恶，纳谷欠佳，舌苔薄白腻，脉弦滑。

［治法］涤痰软坚，活血调经。

［方药］苍附导痰汤加减。

［组成］苍术、香附、茯苓、姜半夏、青礞石、石菖蒲、皂角刺、冰球子、仙茅、当归、川芎。

［加减］双侧卵巢增大、包膜厚者，加大贝母、制天南星；性情抑郁、乳房胀痛者加苏罗子、广郁金、露蜂房、仙灵脾。

（3）肝郁痰热证

［临床证候］月经失调，功能性子宫出血，经前乳房胀痛或痛经，肥胖，多毛，皮肤粗糙，面部痤疮，溢乳或血泌乳素升高，口渴咽干，喜冷饮，苔薄白，脉弦。

［治法］舒肝清热，化痰散结。

［方药］丹栀逍遥散合越鞠丸加减。

［组成］牡丹皮、柴胡、当归、赤药、白芍、茯苓、法半夏、皂角刺、夏枯草、天竺黄、海浮石、苍术、制香附、炒山栀子。

［加减］如伴口干、多饮、便秘，证属肝郁化火，方用龙胆泻肝汤加减；肝肾阴虚症见头痛头晕，耳鸣，腰酸，手足心发热，乳房胀痛，月经失调，治疗滋肝补肾方用知柏地黄丸加减。

2. 名家名方

（1）胥受天诊治经验（南京市秦淮区中医院主任医师，名老中医）

胥氏治疗多囊卵巢综合征经验，分四期：①经后期，以滋补肾阴血而养冲任为主，常用药物为龟甲、阿胶、女贞子、墨旱莲、山茱萸、熟地黄、白芍、何首乌等。②经间期，益肾填精而疏冲，常用药物为鹿角霜、肉苁蓉、紫石英、菟

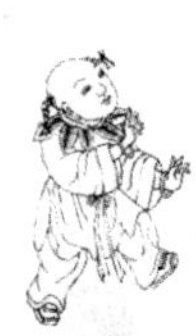

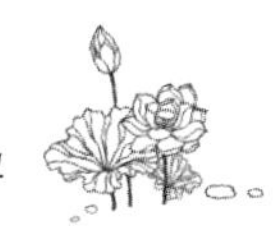

丝子、补骨脂、柴胡、皂角刺、牡丹皮等。③经前期，温补肾阳而调冲任，常用药物为仙茅、淫羊藿、巴戟天、鹿角霜、补骨脂等。④月经期，活血化瘀而调月经，常用药物包括当归、川芎、赤芍、丹参、红花、益母草子等。

（2）朱南孙诊治经验（上海中医药大学附属岳阳中西医结合医院主任医师，教授，江南妇科名家朱小南之长女，朱氏妇科传人）

朱老提出，本症的卵巢内缺乏优势卵泡，是由于肾虚不足，蕴育乏力，因而卵泡发育迟滞；而卵泡排出困难，又与气虚推动不足有关，气虚卵泡难以突破卵巢而被闭锁，所以在治疗中，提出"益肾温煦助卵泡发育，补气通络促卵泡排出"的治疗法则。朱老运用此法于月经第1～10天，常用巴戟肉、菟丝子、山茱萸、肉苁蓉、仙茅、仙灵脾、熟地黄、当归、女贞子等药，温补肾阳与益肾之阴相结合，以求阴阳相济，生化无穷，泉源不竭，肾气化生，冲脉盛，血海盈，经水则能应月而溢泄。于月经的第 10 天 以后，采用益气通络之法以动运静，促动其排卵，助机体来完成卵泡成熟排出这样一个生理过程。常用药为党参、黄芪、黄精、山药、砂仁、石楠叶、白术、莪术、皂角刺等。一般党参、黄芪的用量要大，以补气虚不足而增其动力。

（3）夏桂成诊治经验（江苏省中医院妇科主任医师，教授，享受国务院特殊津贴专家）

夏教授援易入医，应用太极后天八卦理论，坎离与心神关系，创立了心-肾-子宫生殖生理轴学说，心肾交合，水火阴阳的统一，形成太极阴阳鱼图。认为以冲任督带等奇经为主，肾与心、肝、脾（胃）、子宫等经脉在内的纵横联系，正负反馈下形成的月经周期节律、生殖节律。认为补肾调周法是顺应月经周期中七期（行经期、经后初期、经后中期、经后末期、经间排卵期、经前期、经前后半期）的变化，也是治疗多囊卵巢综合征的关键之一。①经后期，滋阴法是主要治法，经后初期养血滋阴，以阴助阴，方选归芍地黄汤；经后中期养血滋阴，佐以助阳，方选滋肾生肝饮；经后末期滋阴助阳，阴阳并重，方选补天种玉丹；治疗在于扶阳济阴，促进阴长阳消。②经间排卵期，补肾助阳，佐调气血，方选补肾促排卵汤。③经前期，补肾助阳，维持阴长，方选毓麟珠；经前后半期补肾助阳，养血理气疏肝，助阳健脾，疏肝理气，方选毓麟珠合越鞠丸。④行经期，补肾助阳，引血下行疏肝调经。经期方选五味调经散合越鞠丸。提出"欲补肾者先宁心，心宁则肾自实”。

（4）张玉芬诊治经验（山西省中医院妇科主任医师，教授）

张教授治疗多囊卵巢综合征强调必须根据卵泡的生理发育的周期性变化而有选择性地加减用药：①月经期，调治原则为活血调经，推动气血运行使胞宫泄而不藏，药用当归、川芎、白芍、生地黄、白术、茯苓、香附、桃仁、红花、甘草等；②卵泡期：为月经周期的第4～13天治宜补肾益天癸，养血调冲任，药用：当归、川芎、生地黄、白芍、女贞子、墨旱莲、山茱萸、山药、枸杞子、白术、茯苓、甘草、香附、菟丝子等；③排卵期：约为月经的第14天，本期宜并补肾阴肾阳，助阴化阳，稍佐活血之品，因势利导，促进排卵。药用：当归、川芎、赤芍、生地黄、牛膝、益母草、王不留行、枸杞子、茺蔚子、女贞子、墨旱莲、仙灵脾、甘草等；④黄体期：为月经周期第16～28天，宜阴阳并补，重在温肾，由于阳气不断高涨，易引起心肝经气火的外扰，故佐以调肝之品，药用当归、川芎、巴戟天、茺蔚子、仙灵脾、补骨脂、川续断、桑寄生、白术、茯苓、柴胡、香附、炒黄芩等。

（5）沈绍功诊治经验（中国中医科学院主任医师，教授，上海大场枸橘篱沈氏女科第19代传人）

沈教授认为，肾主生殖，肾虚则无力摄精成孕，故多囊卵巢综合征以肾虚为本。若肾阴精不足，则精血化生乏源，可导致月经后期、月经稀发、闭经、不孕等；若肾阳不足，命门火衰，上不能温煦脾阳，下不能温养胞宫（胞脉胞络），失去对气血的温煦推动作用则致瘀血；同时，气化不利，津液运行失常，则痰浊化生。终至痰瘀互结，阻滞冲任胞脉，使排卵缺乏原动力，出现月经延期、量少或闭经等。肾虚是多囊卵巢综合

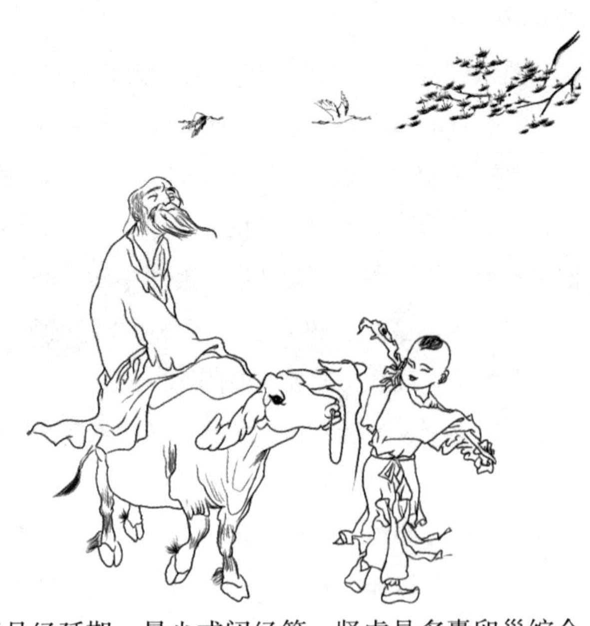

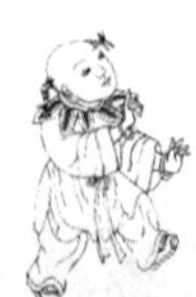

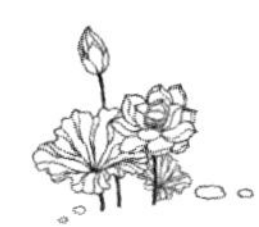

征的根本所在，补肾是基本治则。此外，沈教授认为，情志内伤，气滞血停，是妇女形成瘀血内结证候的主要病因。用药上沈氏调肾法以杞菊地黄丸为主方，以枸杞子、菊花、生地黄、黄精、生杜仲、桑寄生6味药为主药。“阴中求阳”，故温阳药中应酌加女贞子、墨旱莲、山茱萸等滋阴药，“阳中求阴”，故滋阴药中应酌加仙灵脾、蛇床子、补骨脂、肉苁蓉、巴戟天等温阳药；女子以肝为本。沈教授认为妇人病的治疗，调肝须贯彻始终。疏肝常用炒橘核、香附等，柔肝常用当归、白芍等。多囊卵巢综合征痰瘀互结证，以祛痰为主，化瘀为辅，使痰瘀分消。祛痰以温胆汤为主方，化瘀以桂枝汤合逐瘀汤为主方，并非一味活血化瘀，常配以温通和血之药，常用药物为桂枝、赤芍、桃仁、红花、地龙、当归、苏木、生山楂、制大黄等，用药中沈教授常配伍车前草通利小溲，草决明润肠通便，给“给邪以出路”。

3. 秘、验、单偏方

（1）单方验方

①苍附南星饮

［处方］苍术12克，制天南星4克，香附15克，川芎12克。

［用法］诸药加水煎汤，取汁，兑入黄酒适量。上为一日量，分2次温服，7天为1个疗程。

②加味山楂饮

［处方］焦三仙（即焦山楂、焦麦芽、焦神曲）各15克，橘红12克，红糖20克。

［用法］上药加水适量，煎煮30分钟，去渣取汁400毫升，加入红糖，每日1次。

③夏枯草饮

［处方］夏枯草30克，五灵脂15克，蒲黄15克。

［用法］将五灵脂用醋炒，三味加水煎汤，去渣取汁，调入红糖，每日1次。

④补肾丸

［处方］菟丝子150克，茯苓100克，石莲肉60克。

［用法］共研为末，加酒，糊调如梧桐子大。每服30～50丸。具有补肾气的

功效。用于肾虚型。

⑤补血调经汤

［处方］川芎10克，延胡索15克，五灵脂20克，白芍15克，小茴香10克，蒲黄20克，当归20克，丹参20克，香附15克，桂枝10克。

［用法］水煎服。每日1剂。

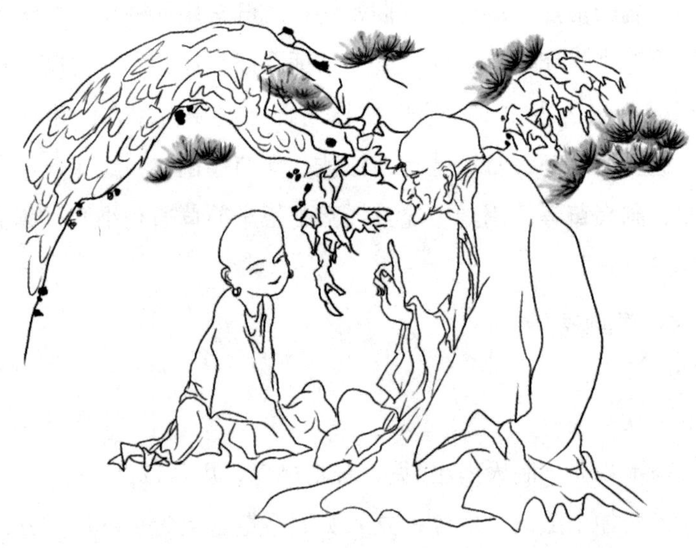

⑥月季花饮

［处方］月季花12克，益母草20克，泽兰12克，牛膝15克，川续断15克，丹参20克。

［用法］水煎服，每日1剂。

（2）内服效验方

①消散囊肿方

［处方］大生地黄15克，赤、白芍各6克，刘寄奴10克，半枝莲20克，红藤20克，败酱草20克，鸡内金9克，全当归10克，黄药子10克，泽泻12克，夏枯草15克，海藻20克，生甘草6克。

［加减］气虚加党参、黄芪、太子参、白术；阴虚内热者加南北沙参、龟甲、制黄精、麦冬、白薇、玉竹、女贞子、墨旱莲；肝火偏亢者加黄芩、川楝子、牡丹皮；腹胀便溏者加煨木香、怀山药、秦皮；夜寐不安者加柏子仁、夜交藤、景天三七、朱远志、龙骨、五味子。

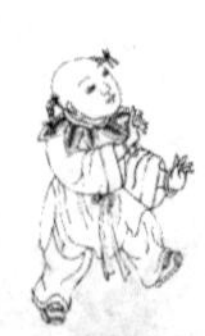

［用法］每天1剂，水煎2次，早、晚分服，经期停药，3个月为1个疗程。

②肾气丸合二陈汤加减

［处方］干地黄15克，山药15克，山茱萸15克，泽泻15克，茯苓15克，牡丹皮15克，肉桂9克，炮附子（先煎）6克，法半夏15克，陈皮6克，甘草6克。

［用法］每天1剂，水煎分2次早、晚分服。

③龙胆泻肝汤加减

［处方］龙胆草15克，山栀子15克，黄芩15克，车前子15克，泽泻15克，生地黄20克，当归9克，柴胡12克，郁金15克，路路通30克，甘草6克。

［用法］每天1剂，水煎分2次早、晚服。

④补肾方

［处方］山茱萸、香附各10克，熟地黄、枸杞子、补骨脂各15克，菟丝子30克，肉桂5克。

［加减］兼痰湿加二七、皂角刺各15克，泽兰、法半夏各10克；兼肝经郁热加柴胡、郁金、栀子各10克，夏枯草15克。

［用法］每天1剂，水煎服，早、晚分服，连续治疗15天。

⑤补肾化痰调经汤

［处方］熟地黄10克，山茱萸10克，菟丝子20克，枸杞子12克，当归10克，川芎10克，赤芍、白芍各12克，香附10克，胆南星10克，陈皮10克，枳壳15克，炙甘草6克。

［加减］精神差、少气无力酌加党参、黄芪；体胖带下量多者加苍白术、瓜蒌、半夏；乳房胀痛、嗳气、急躁易怒加夏枯草、炒柴胡、郁金等;月经量少、行而不畅加桃仁、红花。

［方法］每天1剂，水煎2次，早、晚分服，经行期停药，3个月为1个疗程。

⑥疏肝化瘀方

［处方］三棱10克，莪术10克，当归10克，赤芍15克，丹参 15克，刘寄奴10克，枳壳10克，川楝子10克，王不留行 15克，鳖甲10克，土鳖虫10克，土贝母10克，皂角刺10克，黄芪 15克，太子参 15克，茯苓10克，鸡内金10克。

［加减］肝郁者可加柴胡、川楝子等；气滞甚者可酌加乌药、香附、荔枝核等。

［用法］每天1剂，水煎服，早、晚分服，月经期停服，连续治疗20天。

（3）秘方偏方

①白芥子通经散：白芥子60克，黄酒适量。将白芥子研为细末备用，饭前黄酒温热食用，每次3克，每日2次。

②艾叶鸡蛋生姜煎：艾叶10克，鸡蛋2枚，生姜15克。将上3味置砂锅内共煎煮，煮沸10分钟后，鸡蛋去壳，放入药内继续煮30分钟。食蛋饮汤，每次1剂，每日1次。

③导痰通经散：僵蚕30克，全蝎30克，法半夏12克，鸡内金30克，甘遂15克，乌鸡蛋2枚。前5味共研细末备用，乌鸡蛋打烂，加药粉6克及水，少许食盐拌匀，上笼蒸成膏。每次1个蛋膏，每日2次。

④熟地黄25克，山茱萸15克，当归20克，白芍15克，龟甲25克，紫河车1具。水煎服，每日1剂。

⑤黑木耳50克，核桃肉50克，加红糖适量，每日炖服1剂。

4. 中成药

（1）右归丸或艾附暖宫丸：每次口服6克，每日2次。适用于肾气亏虚型。

（2）二陈丸或启宫丸：每次口服6克，每日3次。适用于痰湿阻滞。

（3）龙胆泻肝丸或丹栀逍遥丸：每次口服6克，每日2次。适用于肝经湿热型。

（二）外治法

1. 推拿按摩

（1）脾肾两虚

［取穴］肾俞、脾俞、关元、中极、命门、足三里、三阴交。

［操作］患者坐位，医者以双手拇指点按肾俞、脾俞，横推命门法；患者卧位，施用运颤法点按关元、中极；施用提拿法点按足三里、三阴交。

（2）肝肾阴虚

［取穴］肾俞、肝俞、太溪、然谷、三阴交。

［操作］患者坐位，医者以双手拇指点按肾俞、肝俞；患者卧位，施用提拿法点按太溪、然谷、三阴交。

（3）肾气亏虚

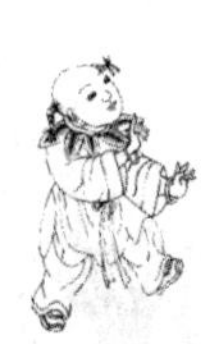

［取穴］关元、气海、血海、三阴交、足三里、膈俞、肝俞、脾俞、肾俞。

［操作］患者仰卧，术者用摩法施于小腹部，同时配合按、揉关元、气海。患者仰卧，术者按揉血海、三阴交、足三里；再施一指禅推法于腰部脊柱两旁的膈俞、肝俞、脾俞、肾俞等穴，或用㨰法在腰脊柱两旁治疗；然后再按、揉上述穴位2～3遍，以病人感觉酸胀为度。

2. 艾灸

（1）方法一

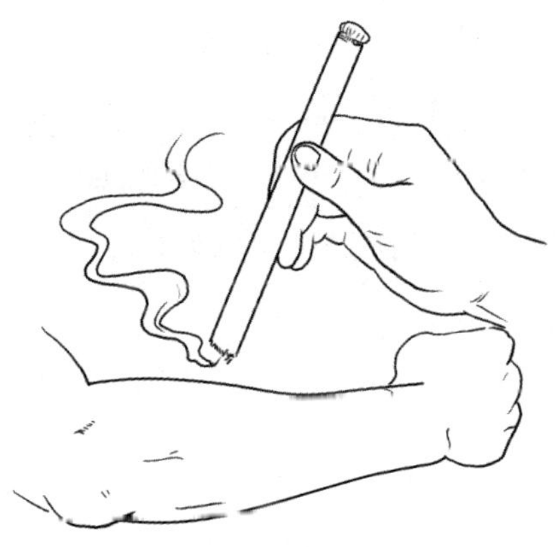

［取穴］关元、中极、肾俞、脾俞、命门、三阴交、血海等穴。

［操作］每次选3～4个穴，取艾条对准穴位用温和灸或温针灸，温度以皮肤微红、患者能忍受为好，治疗10分钟。每日或隔日1次。

（2）方法二

［取穴］三阴交、地机、血海、足三里、关元、中极。

［操作］选准穴位后，将做好的铜钱大小约2毫米厚的姜片置于穴位上，做好大小适宜的艾炷置于其上点燃，每次每穴灸5～7壮。每日1次，10次为1个疗程。

（3）方法三

［取穴］关元、归来、三阴交、肝俞、脾俞。

［操作］①艾卷温和灸：每次选2～4个穴位，每次每穴施灸10～30分钟，每日或隔日1次，5次为1个疗程。②艾炷隔姜灸：每次选用2～4个穴位，每穴每次施灸3～5壮，艾炷大如枣核，每日或隔日灸治1次，5～7次为1个疗程。③艾炷无瘢痕灸：每次选用2～3个穴位，每穴施灸3～5壮，艾炷如黄豆或麦粒大，隔日或3日灸治1次，5次为1个疗程。④艾炷隔胡椒饼灸：每次选用1～3个穴位，每穴施灸5～7壮，艾炷如枣核或黄豆大，每日或隔日灸治1次，3～5次为1个疗程。

3. 贴敷

（1）蜣螂1个（焙干、微炒），威灵仙10克。共研细末，过筛，用酒调成膏状，纱布包裹，敷神阙穴。用胶布固定。局部有烧灼刺痛感时去除。

（2）益母草500克，加水煎3次，过滤后混合，浓缩成糊状。取药膏适量，敷于神阙、肾俞、三阴交穴。覆盖玻璃纸、纱布，外以胶布固定。外加热敷，每次30分钟，每日1～2次。

（3）苍术、芒硝、肉桂各9克，陈皮12克，甘草6克。当归30克，益母草、人参各5克，川牛膝18克，共研成细粉和匀备用。取药粉适量与黄酒调成膏，敷于病人肚脐内，外盖纱布，然后用胶布固定。每2日换药1次，可连续应用至病愈，适用于痰湿阻滞型。

（4）益母草120克，月季花60克。水煎，用毛巾蘸药汁敷于病人肚脐及关元、气海穴上。如凉后再加热，要注意保持一定的温度，每次治疗可持续3～4小时，每日治疗1次、可连续应用。适用于血瘀型。

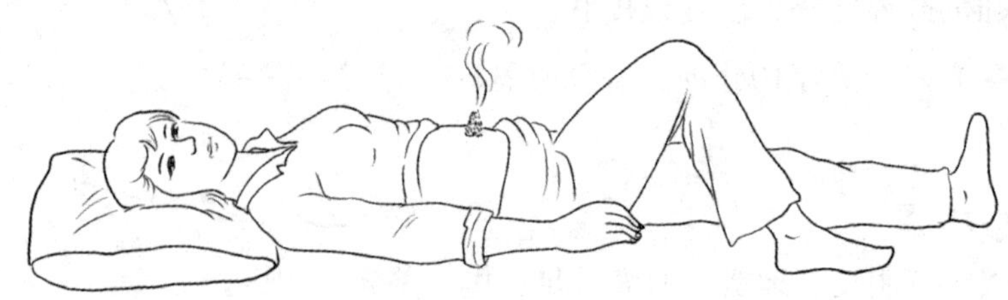

（5）党参、白术、当归、熟地黄、白芍、川芎各20克。共研成细粉和匀备用。取药粉适量与黄酒共调成膏敷于病人肚脐内：外盖纱布，然后用胶布固定。每2日换药1次，可连续使用。适用于气血虚弱型。

（6）山茱萸15克，当归、川牛膝、菟丝子各12克，熟地黄、枸杞子各10克，川芎、白芍、益母草各20克，共研成细粉和匀备用。取药粉适量与黄酒共调成膏，敷于病人肚脐内，外盖纱布，然后用胶布固定。每2日换药1次，可连续使用。适用于肝肾不足型。

4. 拔罐

（1）月经不调

拔罐部位：①背部选肝俞、脾俞、胃俞、三焦俞、肾俞。②腹部选中极、关元、气海、子宫穴（为经外奇穴，位于耻骨联合上缘旁开9厘米，再向上3厘米处）。③下肢部选血海、三阴交、照海。

（2）闭经

拔罐部位：①背部选肝俞、脾俞、命门、腰阳关、肾俞、八髎。②腹部选上

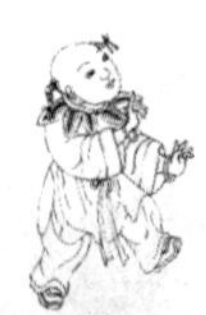

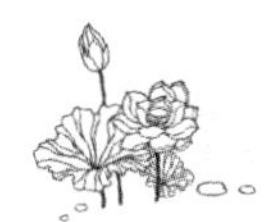

脘、中脘、下脘、关元、归来。③下肢部选血海、三阴交。

5. 刮痧

（1）刮痧部位：①腰背部选脾俞、肾俞、胞肓、次髎。②腹部选关元、子宫。③下肢部选地机、三阴交。

（2）刮痧部位：①背部选肝俞、脾俞、肾俞、腰阳关、次髎。②腹部选中脘、气海、关元、大赫。③上肢部选外关、合谷。④下肢部选血海、阴陵泉、足三里、地机、三阴交。

6. 针刺

（1）肾阳不足

［取穴］关元、神阙、大赫、肾俞、二阴交、次髎、太溪。

［操作］毫针刺，用补法。神阙穴用隔盐灸。

（2）肝肾阴虚

［取穴］肝俞、肾俞、气海、血海、三阴交、然谷、太溪。

［操作］毫针刺，用补法。

（3）痰湿阻滞

［取穴］中极、气海、三阴交、丰隆、阴陵泉、脾俞、三焦俞。

［操作］毫针刺，平补平泻法。

（4）诱发排卵

［取穴］关元、子宫。

［操作］于月经周期第14日基础体温未上升者，开始针刺诱发排卵。每天1次，共4日。患者排空膀胱后在双合诊或肛腹双合诊（未婚者）指引下进行，关元穴应深刺直达子宫体，子宫穴应刺到增大的卵巢部位，最好能进入增大滤泡中，使之减压促进排卵，留针15分钟，进针应缓慢，防止感染及刺破膀胱、肠管，在针刺达子宫、卵巢时，术者内诊手指稍摆动时有牵拉感，患者自觉会阴部坠胀。

7. 皮肤针叩刺

（1）［取穴］腰$_{11}$～骶$_{5}$夹脊穴及膀胱经第一侧线，脐下任脉及脾经循行线，膝至踝的脾经循行线。中等刺激，隔日1次。

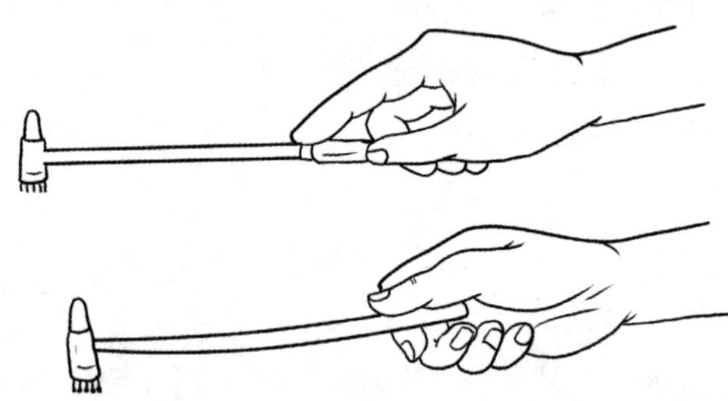

（2）［取穴］第5胸椎到第12胸椎两侧，腰、骶部、下腹部、中脘、期门、带脉区。扪查脊椎两侧阳性反应物及压痛点，用梅花针重点叩打腰、骶部、带脉区、中脘及阳性反应物部位，行中、强度刺激。10～12次为1个疗程。

诊疗体会

多囊卵巢综合征引起不孕的原因主要是排卵障碍，患者双侧卵巢内有大量小卵泡，但是不能周期性产生成熟卵泡，卵泡发育停滞，无优势卵泡出现和持续性不排卵。因此，多囊卵巢综合征的治疗重在促进卵泡的生长发育。笔者在临床治疗中以补肾为主要大法，根据月经周期采用序贯用药。一般卵泡期滋补肾阴，促进卵泡发育，多用女贞子、墨旱莲、熟地黄、龟甲等；排卵期温煦肾阳促使卵泡排出，多用菟丝子、巴戟天、肉苁蓉、鹿角霜、当归等，同时加针刺关元、子宫或加用西药hCG促排卵，往往效果显著；黄体期则补肾健脾以利于胚胎着床，多用山药、仙灵脾、补骨脂、桑寄生、白术等。而且由于患者多伴有体胖、多毛，在治疗中常需加用涤痰软坚之品，如苍术、香附、姜半夏、石菖蒲、皂角刺等，往往效果显著。

四、西药治疗

1. 调整月经周期

（1）口服避孕药：常用口服短效避孕药，周期性服用，共3～6个月。

（2）孕激素后半期疗法：于月经后半期口服醋酸甲羟孕酮6～10毫克，每日1次，连续10～12天。

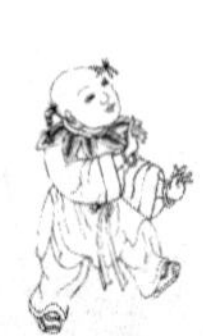

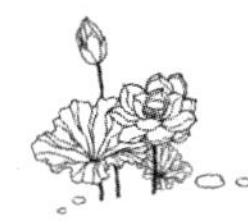

2. 抗雄激素

（1）醋酸环丙孕酮（达英-35）：于月经第5日起，每日1片，连服21日，停药7日后重复用药，共3～6个月。

（2）螺内酯片（安体舒通）：每次20毫克，每日3次，疗程6～9个月。出现月经不规则者可与内服避孕药联合应用。

（3）糖皮质类固醇：地塞米松0.25毫克，每日1次，连用15日，疗程3个月。

（4）促性腺激素释放激素激动药（GnRH-α）：曲普瑞林3.75毫克，月经周期第2日肌内注射，每28日1次，共6个月。

3. 纠正肥胖，减少胰岛素抵抗现象　二甲双胍，每次500毫克，每日1～3次；或格华止850毫克，每日1次；疗程3～6个月。

4. 诱发排卵

（1）枸橼酸氯米芬（CC）：在子宫出血第3～5日起每日50毫克，共5日。

（2）来曲唑（LE）：在子宫出血第3～5日起每日2.5毫克，共5日。

（3）促性腺激素（Gn）：有人绝经期促性腺激素（HMG），基因重组FSH，尿FSH，一般 75U肌内注射，在月经周期或撤退性出血第2～3日起，每日或隔日1次，连续监测至优势卵泡直径18～20毫米，再给予绒毛膜促性腺激素（hCG）5000～10 000单位，肌内注射，48～72小时后B超监测有无排卵。

由于多囊卵巢综合征患者诱发排卵时较易并发卵巢过度刺激综合征，因此该方案必须在有卵泡监测条件的单位才能使用，同时加强预防措施。绒毛膜促性腺激素不作为PCOS患者促排卵的首选方案，且在多个卵泡达到成熟期或卵巢直径>6厘米时，不应加用。

五、生活起居

（一）起居

1. 适寒温，血得热则宣流，得寒则凝滞，故患者宜避酷暑高温、涉水冒雨，注意防寒保暖。

2. 适劳逸，调情志不宜过劳，劳则伤气。保持心情舒畅，避免忧思郁怒损伤肝脾。

3. 注意经期卫生，保持外阴清洁，经期严禁房事，忌过劳。

4. 注意节欲，房事不可过度，以免耗伤肾气。

5. 发现月经不调及身体多毛要及时到医院诊断，以免病情加重。

（二）饮食

节饮食，注意饮食定时定量，不宜暴饮暴食或过食膏粱厚味，尤其形体丰盛之痰湿患者饮食宜清淡，并要忌过食生冷寒凉、辛辣香燥之品，以免损伤脾胃而致生化不足，不能滋养先天之肾或聚湿生痰。适宜食品为大豆和黑豆，其营养价值高，含丰富的优质蛋白和微量元素，可预防骨质疏松，以及促进胆固醇排泄的作用；更为重要的是，大豆和黑豆含有天然雌激素，可提高体内雌激素水平，对多囊卵巢综合征有一定的治疗作用。

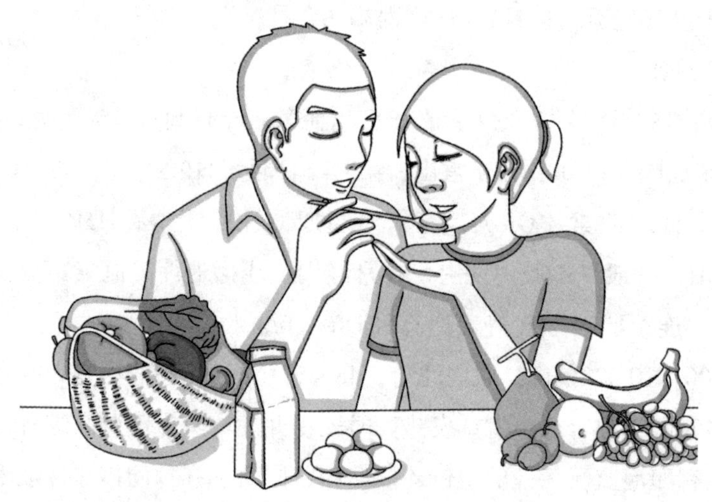

1. 猪腰核桃　猪腰1对，杜仲30克，核桃肉30克。猪腰去白筋，与杜仲、核桃肉共入砂锅，加水500毫升煮熟，去杜仲，食猪腰、核桃，喝汤。每日1次。具有温肾填精的功效。用于肾阳不足型。

2. 白鸽鳖甲汤　白鸽1只，鳖甲50克。将白鸽去毛及内脏，鳖甲打碎放入白鸽腹内，加水1000毫升煮烂，加调料后食肉饮汤，每日1次。具有滋补肝肾的功效。用于肝肾阴虚型。

3. 莱菔粥　莱菔子15克，大米50克，白糖少许。将大米加水600毫升煮粥，待粥将好时放入莱菔子、白糖，搅匀即成，每日1次。具有化痰行滞的功效。用于痰湿阻滞型。

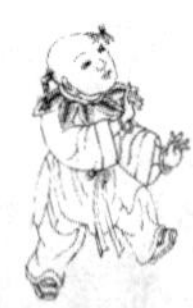

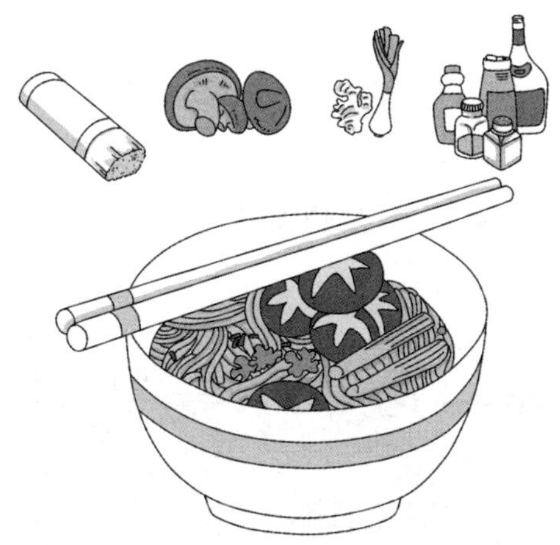

4. 薏米陈皮粥　炒薏苡仁30克，陈皮6克，大米适量。共煮粥服食。具有祛湿化痰、理气调经的功效。用于痰湿阻滞型。

5. 人参胡桃煎　人参3克，胡桃肉3枚。煎汤服之。具有补益脾肾的功效。用于脾肾两虚型。

（三）活动、运动

肥胖是本病的重要体征之一。肥胖是由于雄激素过多和未结合睾酮比例增加引起，亦与雌激素的长期刺激有关。因此肥胖者应加强锻炼和限制高糖、高脂饮食可以减轻体重，由于脂肪堆积过度会加剧高胰岛素和高雄激素的程度而导致无排卵。有资料报道体重下降10千克，可减少胰岛素水平40%，减少睾酮水平3.5%，并有可能恢复排卵。科学减肥应该是运动加上限制高糖、高脂食物的摄入，是渐进性，而不是快速的三日减肥、七日减肥。科学减肥可以祛除疾病，有利健康，快速减肥可引发疾病，危害健康。

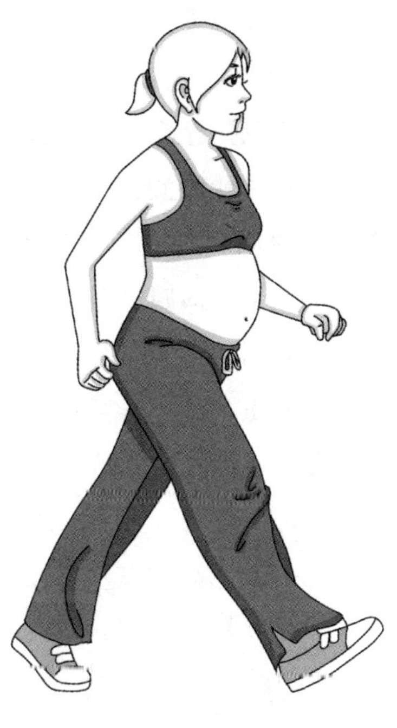

气功导引功法：强壮功。坐式或站式，全身放松，两手微屈，置于小腹前，掌心相对，两眼睑自然下垂，似闭非闭，用逆腹式呼吸或自然呼吸，深呼气3口，叩齿36下，搅津三咽，送入丹田。而后鼻吸鼻呼，呼吸要匀、细、深、长，由浅入深，吸气时小腹往里回缩，微微提肛，呼气时腹部往外凸，缓缓松肛，意守下丹田，但要做到精神放松，似守非守。练30分钟左右。每天2～4次。

（四）服药及饮食忌口

避免浓茶、咖啡、荔枝、烧烤炸物等燥热食品。

第二节　卵巢早衰

殷某，女，36岁，已婚，2010年1月10日初诊。主诉：未避孕未孕2年，月经量少8月，停经5个月。患者平素月经规则，3～5/28～30天，量中，无痛经。自2008年始未避孕未孕至今，曾行子宫输卵管造影双侧输卵管通畅，子宫未见明显异常。2009年6月始出现月经周期逐渐延长、经期缩短至1～2天，经量少，色黯质薄。末次月经2009年8月29日来潮后至今未行，伴时有烘热汗出，手脚心热，腰膝酸软，头晕耳鸣，纳可眠欠佳，二便调。既往孕3产1人流2。诊见：面色萎黄，舌质淡暗，舌苔白，脉细弱。妇科检查：外阴阴道未见异常，宫颈光滑，子宫前位，较正常稍小，活动度好，无压痛，双侧附件区未触及明显异常。性激素检查：E_2 18.35皮克/毫升，FSH 56单位/升，LH 19单位/升，P 1.45 纳摩/升，T 0.42 纳摩/升，PRL 5.77微克/升。B超：子宫前位，大小48毫米×36毫米×25毫米，子宫内膜厚3毫米，双侧卵巢实质性回声。

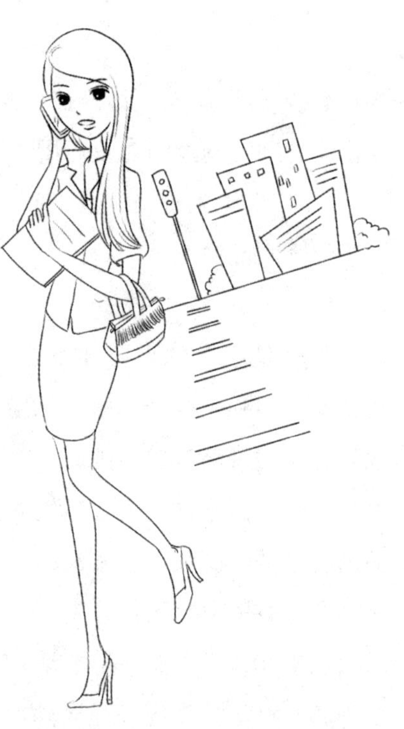

［诊断］①继发性不孕；②卵巢早衰。

［辨证］肾阴阳两虚证。

［治法］滋肾益阴、温肾助阳。

［方药］补肾安坤汤加减。

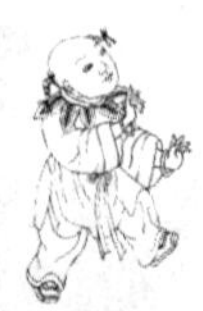

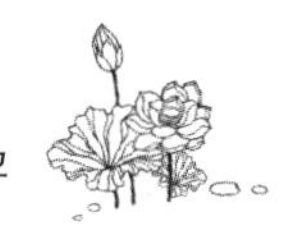

［组成］淫羊藿12克，仙茅9克，巴戟天12克，当归12克，盐知母30克，炒黄柏30克，炒香附12克，枳壳12克，女贞子12克，炒续断12克，熟地黄12克。7剂，水煎服，每日1剂，分早、晚2次服。

2012年1月18日复诊：患者自觉烘热汗出较前明显减轻，仍偶有手脚心发热，纳可眠欠佳，二便调。嘱患者按上方继服18剂。

2012年2月8日三诊：患者自觉烘热汗出、手脚心发热消失，腰膝酸软、头晕耳鸣好转，睡眠较前改善，方中加炒杜仲15克，服12剂。

2012年2月25日四诊：患者无明显不适，月经2012年2月10日来潮，2日净，量少，色鲜红，有少量血块，上方继服18剂。

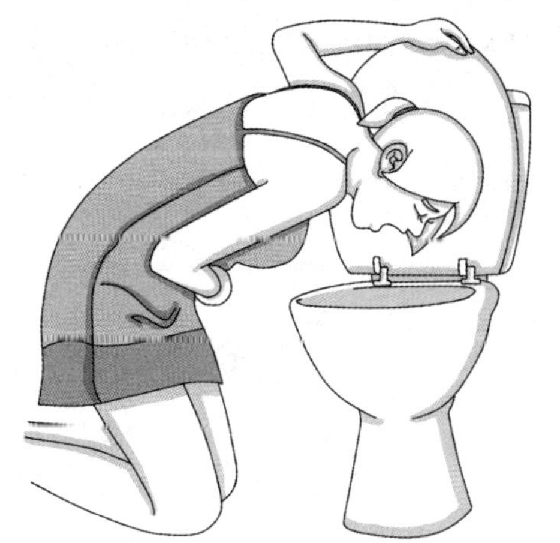

2012年3月15日五诊：患者无明显不适，月经2012年3月5日来潮，7日净，量可，色红，有少量血块，上方继服12剂。

2012年4月5日六诊：月经30天未来潮，尿hCG（+），提示早孕。中药改为补肾安胎饮。

一、诊断与鉴别诊断

（一）概述

卵巢早衰指女性40岁之前月经停闭，伴见围绝经期症状群，具有高促性腺激素和低雌激素特征的一种妇科疑难病，又称早期绝经。1967年，Moraes Ruehsen和Jones将40岁前自然绝经称卵巢早衰。因血促性腺激素水平升高而雌激素水平低下，卵巢内无卵泡发育，临床表现为闭经、不孕、绝经期证候群（潮热、出汗、情绪改变、感觉异常、失眠、记忆力减退、阴道干涩、性交困难等）、第二性征及生殖器官萎缩，并可伴有自身免疫性疾病如桥本甲状腺炎、重症肌无力等为特征的一种疾病。

近年来本病发病率有逐年上升之趋势。其发生率占妇女总人数的1% ~3%。通过长期临床观察，随着现代化进程的加速，生活节奏的加快，人们压力增加，卵巢早衰患者日渐增多，且发病年龄逐渐年轻化，为广大妇产科界关注的热点之一。

中医没有卵巢早衰这一病名，根据其特点及临床表现，将本病主要归属于“月经过少”“月经后期”“年未老经水断”“闭经”“不孕”“脏躁”“失眠”等范畴。

（二）诊断

1. 病史　卵巢手术史、肿瘤的放化疗史是引起卵巢衰竭的医源性因素。病毒感染史也是引起卵巢衰竭的少见的原因之一，特别是流行性腮腺炎和艾滋病病史。由于卵巢早衰与自身免疫的相关性，所以需询问家族或本人有无自身免疫性疾病史，如慢性原发性肾上腺皮质功能低下症（Addison病）、甲状腺疾病、糖尿病、红斑狼疮、类风湿关节炎、白癜风和克罗恩病等。

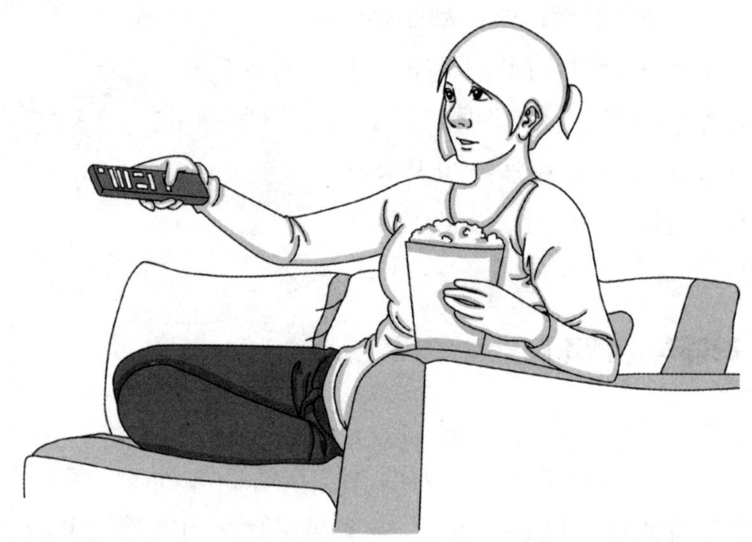

2. 临床表现

（1）闭经：分为原发闭经和继发闭经。原发性闭经约占15%，每伴性腺未发育或发育不全，性幼稚。继发闭经约占85%，即40岁以前过早绝经。患者月经初潮年龄常有异，可发生月经失调，继而闭经；或开始月经规则，后出现月经失调和不孕；也有曾妊娠分娩者突发闭经。有20%～70%的患者出现面部潮红、烘热汗出、烦躁心悸、阴道干涩或性器官和乳房萎缩等更年期综合征的表现。

（2）不孕：部分患者因不孕就诊而发现卵巢早衰。不孕是卵巢早衰患者就诊和苦恼的主要原因。

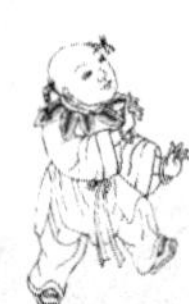

（3）低雌激素症状：原发闭经者低雌激素症状，如潮热或性交困难等少见，约占22.2%，如果有也大多与既往用过雌激素替代治疗有关，继发闭经者低雌激素症状常见，约85.6%。这与低雌激素症状是由雌激素撤退引起的理论相一致。这些低雌激素症状还包括萎缩性阴道炎和尿频、尿痛等萎缩性尿道炎。

（4）伴发的自身免疫性疾病的表现：如Addison病、甲状腺疾病、糖尿病、红斑狼疮、类风湿关节炎、白癜风和克罗恩病等。另外还有肾上腺功能不全的隐匿症状，如近期体重的减轻、食欲减退、不明确的腹部疼痛、衰弱、皮肤色素沉着加重和嗜盐。

（5）卵巢功能间断的自然恢复：1982年Rebar等报道26例以单次FSH＞40单位/升诊断卵巢早衰的患者，其中9例有卵泡功能，5例有排卵，1例妊娠。从而强调以单次FSH＞40单位/升作为卵泡衰竭的证据是错误的。随后的多个研究证实染色体正常的卵巢早衰患者仍有间断的卵巢功能恢复，包括有2次或2次以上的FSH升高者。阴道B超可发现30%～40%的患者有卵泡结构，以血清E_2＞50皮克/毫升为标准则50%患者有卵泡功能，以血清P＞3纳克/毫升为标准则20%患者有排卵。所以，卵巢早衰并不等于卵巢功能的完全丧失，短暂的或间断的卵巢功能的恢复是可能的。卵巢早衰患者在确诊后仍有5%～10%的机会怀孕。

3. 检查

（1）全身检查：特纳综合征患者有身矮、躯体畸形及性幼稚的三大典型表现。其他与卵巢早衰伴发的少见的综合征或自身免疫性疾病有各自的特征性的体检结果，在此不详述。特发性卵巢早衰的体征不多。第二性征发育不全在原发闭经者多见，约占88.9%；在继发闭经者少见，约占8.2%。

（2）妇科检查：外阴萎缩、阴道萎缩、黏膜苍白、变薄、点状充血出血等萎缩性阴道炎和偏小的子宫，但多数卵巢早衰患者能间断地产生足够的雌激素来维持正常的阴道黏膜。

（3）辅助检查

①内分泌学检查

A. 人血促卵泡激素（FSH）＞40单位/升，黄体生成素（LH）略有升高，雌激素（E_2）水平低下或在正常低限，泌乳素（PRL）正常。

B. LHRH兴奋试验：呈高反应。

②血染色体测定：25岁以下或性征发育不全者，应行染色体核型检查以确定遗传学病因；35岁以后的继发闭经核型异常较少见。染色体核型可为46, XX，45, XO，46, XO/46, XX或47, XXX等。

③抗体测定：合并自身免疫性疾病者，可测到抗卵巢抗体或其他抗内分泌腺抗体。

④B超检查：B超尤其是阴道B超检查，可以了解卵巢、子宫的发育情况，探测卵泡发育的有无及大小，有助于本病的诊断。

⑤卵巢组织学检查：腹腔镜卵巢活检，根据患者病理组织学可区分为二类。

A.无卵泡型（POF）：卵巢呈萎缩状、条索状或小卵巢（卵巢小于正常的50%），皮层无卵泡或只有闭锁卵泡，间质可见到如同绝经者的纤维变化。

B.有卵泡型卵巢不敏感综合征（ROS）：卵巢形态尚饱满，见有多数始基卵泡及少数初级卵泡，但未见次级以上卵泡。做活检时须注意，有的卵泡深埋卵泡间质部，故仍有主张以剖腹取卵巢深部组织为宜。临床上由于腹腔镜和B超技术的发展，除有必要确定自身免疫性卵巢炎的组织学证据，一般不提倡卵巢活检，因腹腔镜卵巢形态学的直视检查结合B超检查已能代替进腹卵巢活检诊断卵巢不敏感综合征。

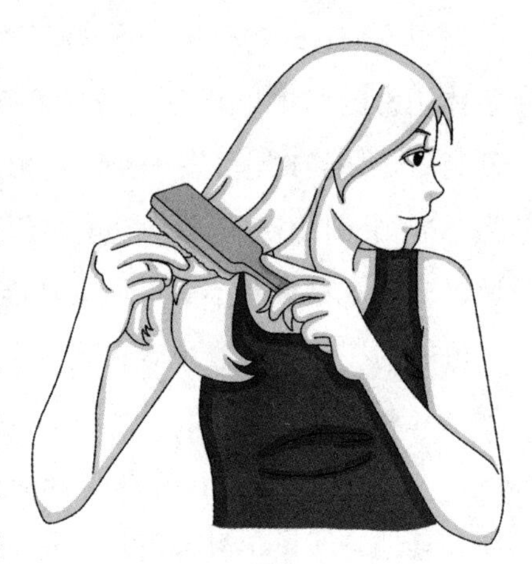

（三）鉴别诊断

1. 多囊卵巢综合征　可有闭经、不孕、肥胖及雄激素增多的表现。但血LH升高为主，B超示卵巢呈多囊性增大。

2. 高催乳素血症　可有闭经、溢乳及不孕等表现，但血PRL高，血FSH、LH低有利于鉴别。

二、病因病理与治疗原则

（一）病因病理

1. 中医病因病机　中医认为月经的产生必须在肾气盛、天癸至、任通冲盛

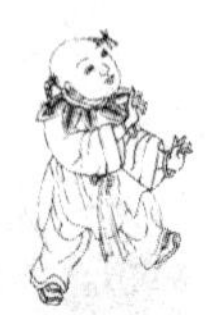

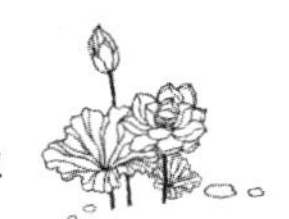

后至，七七则任脉虚、太冲脉衰少、天癸竭而绝经。卵巢早衰的临床特点就是未至绝经年龄而过早绝经，与文献描述中的“七七”变化颇为相似。肾虚是卵巢早衰的主要病机，肾虚是以肾阴虚为主，兼肾阳气不足。

（1）阴虚火旺兼血虚：肾阴不足，精亏血少，天癸不足，冲任血虚，胞宫失于濡养，经水渐断。

（2）肾虚肝郁：肝肾同源，肝藏血，主升发、疏泄，性喜条达而恶抑郁，具有排泄月经功能，对月经有重要调节作用。情志郁结，气血暗耗，冲任失调，亦可促进本病的发生。

（3）肾阳虚：肾阳不足，不能温化肾精以生天癸，冲任气血不通，胞宫失于温养，月水难至。

（4）阴阳俱虚：肾为天癸之源，冲任之本，肾精不足，天癸难充，冲任失畅，胞宫失养，月经的化源亏乏，无血而下故成本病。

2. 西医病因病理　病因较为复杂且尚无定论。常见的原因有以下几种：

（1）特发性：无明确诱因过早绝经，染色体核型46, XX，通常测不到自身免疫抗体。卵巢呈多皱褶的萎缩状，组织学见皮质、白体、无卵泡或偶见卵泡。此为临床卵巢早衰最常见类型。

（2）细胞遗传改变

①卵巢内先天卵泡数目不足：虽然卵泡的消耗速度正常，但由于卵泡基数不足，也能导致早期耗竭。

②卵泡加速闭锁：由于下丘脑-垂体功能异常而垂体过度活动，致使促性腺激素分泌异常，使卵泡消耗速度加速。如每个周期成熟卵泡过多，导致大量卵泡闭锁，则绝经期提早。

③染色体异常：其核型可为45, XO，或47, XXX，或嵌合型45, XO/46, XX, 45, XO/46, Xi（Xq），45, XO/46, Xr（X），45, XO/47, XXX等。

（3）自身免疫：卵巢早衰常和多种自身免疫性疾病同时存在，如自身免疫性甲状腺炎、Addison病、红斑狼疮、特发性血小板减少性紫癜、重症肌无力、类风湿关节炎、抗胰岛素性糖尿病、恶性贫血等。患者血内可存在抗卵巢抗体、多器官特异性体液抗体。卵巢内可见淋巴细胞、浆细胞浸润，卵细胞减少或消失。部分病例有家族性趋向。故认为其发生与自身免疫有关，可能在部分病例中是一个致病因素。

（4）卵巢的破坏因素

①感染：儿童期或青春期流行性腮腺炎性卵巢炎、双侧性输卵管卵巢脓肿，易引起卵巢组织破坏而导致卵巢早衰，其他盆腔感染如严重的结核性、淋菌性或化脓性盆腔炎有时也可引起该病。

②放疗及化疗：放射治疗或化疗药物特别是烷化剂，对卵母细胞有损害作用，卵母细胞受损吸收以后，卵泡结构消失，纤维化导致卵巢早衰。

③卵巢手术：卵巢双侧手术切除引起卵巢功能急性丧失，一侧或部分卵巢切除可能使剩余卵巢组织的功能寿命缩短。

④其他原因：环境污染如大量使用杀虫剂，吸烟或吸毒等亦可导致本病的发生。

（二）治疗原则

1. 中医学治疗原则　中医学认为本病内因为肾阴或者肾阳不足，导致天癸难至，冲任气血衰弱，胞宫失于濡养，致经水枯闭，只有肾气充盛，肾之阴阳平衡，天癸才能泌至，冲任二脉才能通盛，经血才能注入胞宫形成月经，胞宫才能受孕育胎。辨证主要根据临床症状、体征与舌脉；辨治分阴虚、阳虚、阴阳俱虚、肾虚肝郁等，以补肾调冲任为根本，佐以滋阴养血、补脾益气之品治疗。

2. 西医学治疗原则

（1）药物治疗：以雌激素疗法为基础治疗法，如雌、孕激素序贯法、后半周期疗法等，主要适用于卵巢早衰及卵巢不敏感综合征的闭经患者。此外，促性腺激素治疗、免疫抑制药治疗、黄体生成素释放激素脉冲疗法，促性腺激素释放激素类似物脱敏+控制性卵巢高刺激疗法，克罗米芬或与戊酸雌二醇，口服避孕药治疗等报道，并要注意结合病因治疗。

（2）供卵的助孕技术：近年来开展供卵的辅助生育技术，如体外授精和胚胎移植，为解决高促性腺激素性闭经的生育问题开辟了新的途径。患者用雌孕激素使子宫内膜呈分泌期改变，时间须与供卵者同步。供卵者行排卵治疗，适时取出成熟卵子，分别在体外将患者丈夫精子与供卵者卵子授精，然后将孕卵适时移植到患者子宫腔内，适当补充雌孕激素至妊娠20周左右停止。

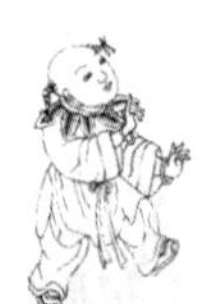

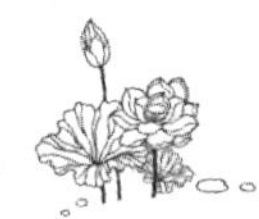

三、中医特效疗法

（一）内治法

1. 经典古方

（1）阴虚火旺兼血虚

［临床证候］忽然停经，烘热汗出，潮热面红，五心烦热，头晕耳鸣，腰膝酸软，或足后跟痛，尿赤便干，阴部干涩。舌红或有裂纹，苔少，脉细数或带弦。

［治法］滋肾阴，养精血、调冲任。

［方药］二仙汤合知柏地黄汤、四物汤加减。

［组成］知母、黄柏、生地黄、熟地黄、仙灵脾 、仙茅、巴戟天、女贞子、山茱萸、炙龟甲、肉苁蓉、菟丝子、炒当归、白芍、虎杖根、怀牛膝。

［加减］阴虚肝旺者去肉苁蓉，加牡丹皮、栀子、大麻、夏枯草、白蒺藜、石决明、生牡蛎；心肾不交者，加天冬、酸枣仁、五味子、柏子仁、夜交藤或天王补心丸等以滋养心肾；气阴两虚者去知母、黄柏，加太子参、白术、茯苓、炙甘草、制黄精、鹿角胶；肾虚肝郁者去知母、黄柏、生地黄，加柴胡、制香附、八月札、玫瑰花、月季花。

（2）肾虚肝郁

［临床证候］经水早断，腰膝酸软，头晕耳鸣，闷闷不乐，胸闷叹息，多愁易怒，失眠多梦，胁腹胀痛，性功能减退，或子宫、卵巢偏小，带下甚少。舌黯红，苔薄白或薄黄，脉细弦或沉弦。

［治法］滋肾养血，疏肝调冲。

［方药］益肾解郁汤加味。

［组成］熟地黄、怀山药、柴胡、当归、白芍、鹿角片、仙灵脾、菟丝子、川续断、制香附、八月札、玫瑰花、枸杞子、制首乌、茺蔚子。

［加减］若胸胁乳房胀痛明显，加郁金、橘叶；性欲冷淡者，加蛇床子、阳起石；寐劣心烦者，加炒枣仁、柏子仁、丹参。

（3）肾阳虚

［临床证候］肢冷，头晕耳鸣，腰脊冷痛，性欲淡漠，尿频或夜尿，或五更

泄泻，或面浮肢肿，白带无或极少，面色晦暗，舌质淡红，苔薄白，脉沉细或沉迟而弱，尺脉尤甚。

［治法］温肾助阳，调养冲任。

［方药］右归益冲汤。

［组成］炙黄芪、党参、仙灵脾、菟丝子、覆盆子、炒山药、仙茅、巴戟天、炒当归、枸杞子、山茱萸、鹿角片、砂仁、拌熟地黄、淡附片、蛇床子、茺蔚子、紫河车、紫石英。

［加减］五更泄泻者去当归，加四神丸；浮肿者加车前子、泽泻；合并脾阳虚而纳少腹胀、四肢倦怠者加炒白术、干姜、茯苓、炙甘草。

（4）阴阳俱虚

［临床证候］此型为肾阳虚、肾阴虚症错杂并见，时而畏寒肢冷、浮肿便溏，时而烘热汗出、头晕耳鸣，舌淡或红，苔薄，脉细弱或细弦。

［治法］滋肾温肾，调养冲任。

［方药］二仙益冲汤。

［组成］仙茅、仙灵脾、巴戟天、当归、菟丝子、枸杞子、制首乌、女贞子、墨旱莲、龟甲胶、鹿角胶、黄柏、知母、茺蔚子。

［加减］根据阴阳的偏盛偏衰，随证加减化裁。但不宜选用大辛大热的桂附，以免伤阴耗液，因此类患者临证以阴阳两虚且阴虚火旺者居多。

2. *名家名方*

（1）柴松岩诊治经验（北京中医医院妇科主任医师、教授，名老中医）

柴教授认为卵巢早衰的病机关键在于肾阴不足，血海空虚。治疗应着重以养阴为主，因此她在治疗此类疾病时，绝不因经闭不行而妄用活血破血之品，最常用的滋阴养血药物有熟地黄、当归、女贞子、墨旱莲、首乌、白芍、阿胶珠、枸杞子、石斛等。此类药物多归属肝肾二经，肝肾同源，互补互助。同时常配伍一些滋阴润肺之品，如沙参、百合、天冬等，以金生水，补肺启肾。并依《医贯·阴阳论》阴阳又各互为其根，阳根于阴，阴根于阳，无阳则阴无以生，无阴则阳无以化之说。多配伍一二味药性微温或平和的补益脾肾阳气的菟丝子、川续断、山药、杜仲、寄生等，以阳中求阴。但补而不敢过于辛温，以免更灼阴液而致水枯。另外，根据患者的不同病因和主要症状，常佐以活血、理气、清热等药

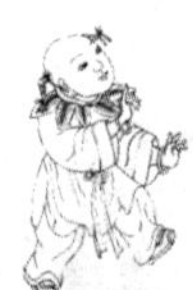

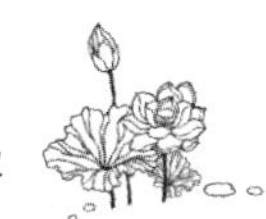

物。对有血瘀征象者，常加用川芎、桃仁、益母草、茜草、泽兰、苏木、月季花、丹参等活血化瘀之品。既可促进血液运行，又可去除滋阴养血药物的滋腻之性。但少用三棱、莪术、水蛭等破血之物。对于心烦易怒、失眠、情志异常、精神紧张者，佐以玫瑰花、合欢皮、绿萼梅、柴胡、首乌藤、广木香等疏肝解郁之品。正如《傅青主女科》所云“治法必须散心肝脾之郁，而大补其肾水，仍大补其心肝脾之气，则精溢而经水自通矣”。对于有病毒感染史或经化疗等药物治疗后或因服用减肥药物等造成卵巢早衰者，柴师认为均属毒热之外邪致病，用药时审病求因，加用清热解毒的金银花、莲子心、荷叶、地骨皮、蒲公英、生甘草等。既可以祛毒热之邪，又可抑上炎的心肝之火。使得阴阳调和，脏腑平衡，对于很多患者因肠燥津枯所致的大便干结，仅用全瓜蒌、郁李仁、肉苁蓉、当归等润肠以通便。而不用荡涤峻下之品，以防加重阴液的流失。

（2）韩百灵诊治经验（已故黑龙江中医学院妇产科主任、教授，名老中医）

韩氏认为中医治病必求于本，关键在于明辨病位与病性，寻其共性，临症中韩老十分注重脏腑与八纲辨证，重视调畅气血的重要性，特别强调肝、脾、肾与妇科疾病之间的关系。卵巢早衰以肾虚为本病的基本病机，肾为天癸之源，先天之本，治病必求于本，本病的治疗关键在于补肾益气，培元正本；补肾填精，益养冲任。肾气旺盛，肾精充足，冲任充养，血海满溢，则经血依月而至。肝体阴而用阳，肝血不足则血海乏源，血枯则经闭，故疏肝需佐以养血柔肝，可选用当归、地黄、女贞子等，使肝气得疏，肝体得养，血海蓄溢有常，如此则肾气足，精血旺，血海充盈，月经与时下。气是人体生命活动的原动力，血是维持人体生命活动的物质基础，两者相互滋生，相互依存，共同维持人体生理功能活动。在治疗上韩老注重养血益气。其目的是使血海充盈，月经如期而至，同时加入养血活血之品，使补而不滞。临床用药或补肾填精，或健脾养血补气，或疏肝理气行血等诸多方法以调气和血，使经水调则月事通。治疗上以延灵丹加减（黄芪、党参、菟丝子、地黄、枸杞子、山芋、山药、牡蛎、丹参、香附），水冲服，每日1剂，早、晚2次分服，连续服用3个月为1个疗程。

（3）李丽芸诊治经验（广州省中医院妇科主任医师、教授）

根据治病求本的原则，李教授主张补肾填精，濡养冲任，养血活血是治疗卵巢早衰的基本大法，兼用健脾和胃、疏肝解郁、活血化痰之法。李教授根据本病的病因病机，将卵巢早衰的中医辨证治疗归纳为五型。

①肾精匮乏型：临床症见闭经，头晕耳鸣，腰酸腿软，性欲淡漠，小便频数，舌淡苔白，脉沉细。治以补肾填精，养血调经。基本处方用熟地黄、菟丝子各20克，黄芪、枸杞子、鹿角霜、怀牛膝、丹参各15克，淫羊藿、巴戟天、当归各10克，紫河车、川芎各5克。

②肝肾阴虚型：临床症见闭经，五心烦热，两颧潮红，烘热汗出，烦躁易怒，心烦少寐，阴部干涩、灼痛，白带量少，舌红、苔少，脉细数。治以滋养肝肾、调补冲任。基本处方用墨旱莲、女贞子、枸杞子各15克，山茱萸、当归、白芍各10克，熟地黄20克，砂仁（后下）5克。

③脾肾阳虚型：临床症见闭经，头晕耳鸣，腰痛如折，畏寒肢冷，小便清长，夜尿多，大便溏薄，面色晦暗，或目眶黧黑，舌淡、苔白润，脉沉弱。治以温肾壮阳、补血调经。基本处方用淫羊藿、仙茅、当归、白芍各10克，熟地黄、菟丝子各20克，鸡血藤30克，鹿角霜、枸杞子各15克。

④肝气郁结型：临床症见经闭，胸胁胀痛，烦躁易怒，腰酸，尿频，性欲淡然，舌红、苔黄，脉弦数。治以行气疏肝解郁。基本处方用当归、香附、延胡索各10克，白芍、茯苓、郁金各15克，木香（后下）、炙甘草各5克。

⑤脾虚夹痰型，临床症见经闭，带下量多，形体肥胖，胸脘满闷，面浮肢肿，神疲肢倦，头晕目眩，舌淡胖、苔白腻，脉滑。治以健脾和胃、活血豁痰。基本处方用茯苓、布渣叶、郁金、丹参、薏苡仁各15克，白术、厚朴、苍术、天南星各10克，青皮5克。

（4）尤昭玲诊治经验（湖南中医药大学附属第一医院中医妇科主任医师、教授，享受国务院特殊津贴专家）

尤昭玲在治疗卵巢早衰时重在益肾填精，养血活血，同时兼用理气疏肝、健脾宁心之药，以此自拟卵巢早衰方。药物组成：熟地黄、黄精、牛膝、红花、石斛、香附、橘叶、莲子、山药、百合、月季花、菟丝子、桑椹子、枸杞子、覆盆子、仙灵脾、巴戟天、益母草、甘草。若见腰痛如折、畏寒肢冷者，加仙茅、补骨脂等以温肾壮阳调冲；见性欲减退、白带量少、外阴干涩者，加紫河车、鹿角霜、山茱萸等，补肾益精，补血养肝；见气短乏力、头晕眼花者，加党参、黄

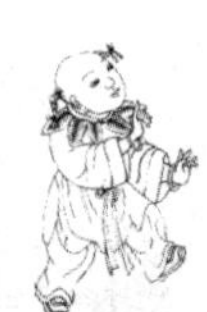

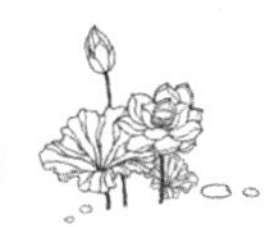

芪、白术等益气养血；见胁痛、乳胀、心烦易怒、少腹胀痛拒按者，加柴胡、赤芍、川芎、枳壳、红花、郁金等，以疏肝理气，活血止痛；见潮热、盗汗且较重者，加沙参、浮小麦、牡蛎以敛阴止汗；见心悸、失眠、多梦者，加柏子仁、珍珠母、夜交藤等以交通心肾，宁心安神。在以上主方和随症加减治疗的同时，尤老师还强调应注重调节出有规律的月经周期，顺应阴阳气血的变化规律、经后期（卵泡期）血海空虚，可加太子参、当归、白芍、女贞子等药以滋阴补肾，益气养血，促卵泡发育成熟；经间期（ 排卵期），重阴转阳，加用丹参 、泽兰、仙茅、肉苁蓉等，以双补肾阴肾阳，活血通络，以促卵泡排出；经前期（黄体期）血海充盈，加用西党参、肉苁蓉、补骨脂、鸡血藤等药，以温补肾阳，调经固冲，促进黄体发育；月经期血室正开，当用当归、川芎、红花、牛膝、赤芍、丹参、鸡血藤等药，引血归经，活血调气，使月经应期来潮。

3. 秘、验、单、偏方

（1）单方验方

①沉香3克，薏仁3克，细辛3克，制川乌3克，甘草3克。月经干净当日服1剂，每日服1次，连服3个月。

②决明子、紫地榆各10克。水煎，每日分3次服。

③鹿衔草60克，菟丝子、白蒺藜、槟榔各15克，细辛6克，辛夷、高良姜、香附、当归各10克。

（2）内服效验方

①归芍地黄汤

［处方］熟地黄、益母草各20克，怀山药、泽泻、当归、白芍药、炙龟甲、鸡血藤各15克，茯苓、山茱萸、泽兰、制香附各12克，牡丹皮10克，柴胡9克。

［方法］每日1剂，水煎400毫升，分早、晚2次温服。30天为1个疗程。治疗3个疗程。

②柴芍二仙汤

［处方］柴胡、仙茅、炙甘草各10克，白芍、淫羊藿各30克，川牛膝15克，炒麦芽60克。

［方法］每天1剂，加清水400毫升，浸泡30分钟，先用武火煮开后，用文火煎取药液150毫升，复煎取药液150毫升。将2次药液混匀，分早、晚2次温服。1

个月为1个疗程，共治3个疗程。

③自拟调神汤

［处方］生黄芪30克，当归、丹参、仙灵脾、菟丝子各20克，熟地黄、补骨脂、仙茅、赤芍、川芎、女贞子、枸杞子各15克，墨旱莲、香附、紫河车各10克，甘草6克。

［方法］冷水浸泡10分钟，武火煎沸后改用文火煎40分钟，每日1剂，早、中、晚温服，10天为1个疗程，连用4个疗程。

④益肾解郁汤

［处方］柴胡6克，菟丝子、山药、川续断各15克，熟地黄、鹿角片、八月札、仙灵脾各12克，制香附、当归、炒白芍、茯苓各9克，玫瑰花3克。

［方法］水煎服，每日1剂。

⑤益肾导痰汤

［处方］党参、巴戟天、海藻、鹿角片各12克，苍白术、制香附各9克，石菖蒲4.5克，黄芪、胆南星、生山楂、益母草、菟丝子、仙灵脾、山药各15克。

［方法］水煎服，每日1剂。

（3）秘方、偏方

①益母草100克，红糖50克。水煎服，每日1剂。

②棉花根30克，茺蔚子15克，黑豆15克，香附10克，仙鹤草15克，鸡血藤25克，甘草5克。水煎服，每日1剂。

③黄花菜根40克，当归40克。加猪瘦肉100克同煎，喝汤吃肉，每日1剂。

④熟地黄15克，杜仲15克，菟丝子20克，当归25克，山药30克，茯苓15克，巴戟天15克，川花椒15克，鹿角霜20克。每日1剂，水煎服。

⑤柏子仁25克，牛膝25克，泽兰15克，杜仲15克，卷柏15克，川续断25克，生地黄15克。水煎服，每日1剂。

⑥人参5克，当归20克，牛膝25克，川芎15克，肉桂10克。水煎服，每日1剂。

⑦红花20克，石榴皮30克。水煎服，每日服1剂，月经来潮后隔24天，再服2剂。

⑧猪骨髓100克，桂圆100克，大枣100枚，三七粉10克，山药粉60克。先将桂圆和大枣煮烂，入猪骨髓10分钟后，再入三七粉和山药粉，搅匀后冷却备用。每次1匙，饭前服，每日服2次。

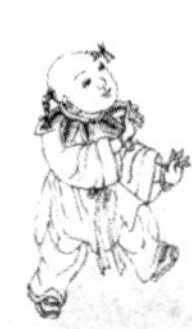

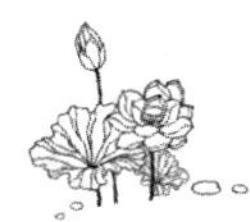

4. 中成药

（1）左归丸：每次9克口服，每日2～3次，宜饭前服用。用于肾阴亏损型患者。或加用知柏地黄丸、益母草膏同服。

（2）右归丸：每次9克口服，每日2～3次，淡盐水送服。用于肾阳不足型患者。或加用八珍益母丸同服。

（3）更年安片：每次6片，每日3次。适用于肝肾阴虚型早发绝经出现更年期综合征患者，主要用于改善症状。

（4）更年康片：每次3片，每日2～3次，温开水送服。适用于肾阳衰弱型早发经断妇女出现更年期综合征患者。

（二）外治法

1. 推拿按摩

（1）方法一

［取穴］肾俞、三阴交。虚闭加关元、足三里；实闭加中极、地机、血海；腰腹痛加肾俞或少腹部拔火罐。

［操作］手法以按、揉、点、疏、抖为主，让患者先取俯卧位，医者用两拇指按揉膈俞、肝俞、脾俞、肾俞及八髎穴3～4分钟，再让患者仰卧，点按气海、关元穴，常规揉腹数遍后再将腹部肌肉抖动数次，最后按足三里、地机、三阴交穴，每次按摩时间7～8分钟。治疗7次为1个疗程，每日1次。

（2）方法二

［取穴］三阴交、血海、膈俞。

［操作］先用指按法施治于双侧三阴交5分钟，再用指按法分别施治于双侧血海、膈俞穴，每穴3分钟。血虚者加按双侧足三里穴5分钟，拇指揉按双侧脾俞、胃俞穴各3分钟；肾虚者加推督脉5分钟，按肾俞、命门、气海穴各5分钟；血寒者加揉关元、命门、八髎穴，以热为度；气滞者加推按双侧行间、太冲、期门穴各3分钟；痰阻者加揉按双侧足三里、丰隆、阴陵泉各3分钟。

（3）方法三

［取穴］全足按摩，重点加强头部、垂体、肾上腺、甲状腺、甲状旁腺、腹腔神经丛、生殖腺及子宫反射区。

［操作］每次30分钟，每日1次，月经净后5天开始按摩，至下次月经来潮后

量较多时停止。

（4）方法四

［取穴］中脘、气海、关元、阴陵泉、三阴交、足三里、太阳、攒竹、百会等。

［操作］患者仰卧位，用一指禅推法推中脘、气海、关元，然后掌摩腹部。按揉阴陵泉、三阴交、足三里。患者俯卧位，用拇指按揉厥阴俞、肝俞、脾俞、肾俞、命门，然后用小鱼际蘸取少许冬青油膏直擦背部督脉及膀胱经第一侧线，横擦肾俞、命门，以透热为度。最后，患者取坐位，用一指禅推前额部，拇指按揉太阳、攒竹、迎香、百会。五指拿头顶约5次，拿风池、肩井各约10次。

2. 艾灸

（1）五灵脂、白芷各250克，川花椒、熟附子各100克，食盐50克，冰片10克。除冰片另研外，余药共研细末，密贮备用；用时取面粉适量，水调成条状，圈于脐周，先放少许冰片于脐中，再入余药，以填满为度，上隔生姜薄片1块，以大艾炷灸之，每日1次。

（2）五灵脂、白芷、青盐各6克，麝香0.3克，共研细末。用荞麦粉加温水调和搓成条圈于脐上，以药入其中，用艾灸之，脐内微温即止。

（3）［取穴］关元、气海、脾俞、肾俞、三阴交、足三里。常规方法，每穴施灸5～7分钟，每日1次，10次为1个疗程。

3. 贴敷

（1）药末贴脐

处方一：乌药、白芷、木通、当归、赤芍、大黄、川续断、椿根皮、川牛膝、杜仲、附子、锁阳、红花、巴戟天、艾叶、香附、肉桂、益母草、金樱子、血竭、乳香、没药、儿茶、植物油、黄丹。上药各等份共熬成膏药贴敷脐部，每日1次，10～15次为1个疗程。

处方二：蜣螂1个（焙干，微炒），威灵仙10克。烘干，研为细末，过筛，用酒调成膏，纱布包裹，敷神阙穴。胶布固定。局部感觉灼烧，有刺痛感时除去（威灵仙对皮肤有刺激性）。

处方三：人参20克，麦冬20克，五味子20克，黄芪40克，当归20克，熟地黄30克，鹿茸15克，菟丝子40克，丹参30克，香附20克。上药共研细末，瓶装密封

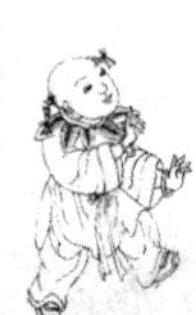

备用。临用时取药末10克，加适量水调和成团，涂于神阙穴，纱布覆盖，胶布固定，3天换药1次，10次为1个疗程。

（2）热敷法

处方一：益母草、当归、红花、赤芍、路路通各30克，五灵脂、青皮、穿山甲各15克。上药共研细末，布包扎紧蒸热熨小腹上。每日1次，每次热熨30分钟，7次为1个疗程。

处方二：宝珍膏加丁桂散。用酒调成膏，纱布包裹，外敷腹部，用热水袋热熨。

4. 拔罐

拔罐部位：①头颈部：太阳、印堂、风池、风府、大椎。②腹部：气海、关元。③下肢部：三阴交、太冲。④背部：天宗、肝俞、脾俞、胃俞、三焦俞、肾俞。

5. 刮痧

（1）依次刮百会、天柱、肩井、厥阴俞、上髎、胞肓、太溪、膻中、关元各穴。

（2）依次刮背部肝俞、脾俞、肾俞、腰阳关、次髎；腹部中脘、气海、关元、大赫；上肢部外关、合谷；下肢部血海、阴陵泉、足三里、地机、三阴交。

6. 针刺

（1）毫针法

处方一：肾俞、心俞、关元、三阴交、太溪、太冲。取背俞穴、任脉、足少阴经穴为主。针刺行补法或平补平泻法，不宜灸。本方适用于阴虚火旺证。

处方二：关元、肾俞、命门、脾俞、章门、足三里。取背俞穴、任脉、足阳明经穴为主。针刺行补法，并用灸法。本方适用于脾肾阳虚证。

处方三：肾俞、命门、太溪、三阴交、心俞、关元。取背俞穴、足少阴、任、督经穴为主。针刺行补法，不宜灸。本方适用阴阳俱虚证。

（2）耳针耳穴

处方一：内分泌、卵巢、皮质下、肝、肾、神门。针刺每次选3～4穴，毫针刺，用中等刺激，隔日1次，留针20分钟。或在耳穴埋豆，每周2～3次。

处方二：卵巢、子宫、内分泌、肝、肾。针刺穴位常规消毒。用毫针中等刺激，留针15～20分钟，隔日1次，亦可耳穴埋丸、埋针。

（3）电针法

处方一：归来、三阴交、中极、地机、天枢、血海。每次选用1～2组，或各对穴交替使用，选用疏密波，通电20～30分钟，每日或隔日1次。

处方二：归来、三阴交；中极、地机；曲骨、血海。选其中任何一对穴位，或各对穴交替使用，通以脉冲电流，以病人耐受为度，每次通电15～20分钟。每日或隔日1次。

7. 火针法

（1）［取穴］关元、气海、肝俞、肾俞、脾俞、关元俞。用中号火针在酒精灯上烧至红中透白然后连刺，每次选1～2个穴位，每隔2日点刺1次。

（2）［取穴］八髎、关元、子宫穴。中等火针速刺，每次选1～2穴，每隔3日点刺1次。

（三）诊疗体会

女子二七天癸至，任脉通、太冲脉盛，月经来潮，七七则任脉虚、太冲脉衰少、天癸竭而绝经。女性由于各种原因未到绝经年龄而提前绝经，则为卵巢早衰，究其病机主要是为肾虚所致。因此笔者在治疗中主要以补肾为大法，又女子以阴为主，以血为用，用药时要注意滋补肾阴，补肾填精，以濡养为关键，不宜使用大辛大热之桂枝、附子及活血破血之三棱、莪术、红花，以免伤精耗液，攻伐伤气。同时，肾为天癸之源、先天之本，脾为后天之本；肾虚先天之本不足，可加用健脾益气之品如白术、山药、黄芪、茯苓以培土固元，以后天滋养先天。如此调治，则肾精充足，冲任充养，血海满溢，经血依月而至，胞宫得以受孕育胎。另外，对采用辅助生殖技术助孕的患者，治疗中重在补肾养血，以利于胚胎着床。

四、西药治疗

1. 雌激素疗法　为基础治疗法，适用于卵巢早衰及卵巢敏感综合征的闭经患者。

雌、孕激素序贯法：采用较大剂量雌激素以维持子宫发育及在短时间内使FSH抑制到正常水平，并定期停药以期排卵的恢复。

（1）闭经者先肌内注射复方黄体酮（每支含苯甲酸雌二醇2毫克及黄体酮20毫克），每天1支，共4～5天，以诱使月经来潮。

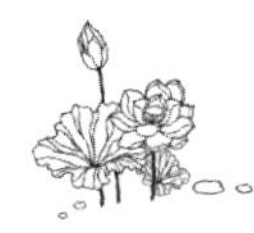

（2）撤药性出血或行经的第5天起，口服戊酸雌二醇2～4毫克/日，连续21天，周期的后10天加服安宫黄体酮8～10毫克/日，共10天。连续进行3个月，半年或1年后间歇停药一次。

2. 促性腺激素治疗　使用大量促性腺激素治疗，以达诱使少数残余卵泡发育、排卵、妊娠的目的，但临床效果则不明确。先用雌、孕激素序贯法治疗，再采用HMG / hCG刺激卵泡发育、诱发排卵，已有妊娠成功的案例。

3. 免疫抑制药　合并自身免疫性疾病者，宜加用免疫抑制药（糖皮质激素）治疗。

4. 其他　亦有采用黄体生成素释放激素脉冲疗法，GnRH-α脱敏+控制性卵巢高刺激疗法，克罗米芬或与戊酸雌二醇、hCG联合疗法，口服避孕药治疗等报道，并要注意结合病因治疗。

五、生活起居

1. 起居

（1）要在思想上提高对该病的认识，减轻焦虑和抑郁，以积极的态度树立战胜疾病的信心，如能合理治疗调动一切积极因素还是很有治愈希望的。

（2）定期进行体格检查、妇科检查、防癌检查；防止感染、药物及其他理化因素对卵巢的破坏损伤；进行盆腔手术时，应尽量保留或不损伤无病变的卵巢和组织。

（3）维持适度的和谐的性生活，有利于心理与生理健康，以防早衰。发现月经不调及身体多毛要及时到医院诊断，以免病情加重。

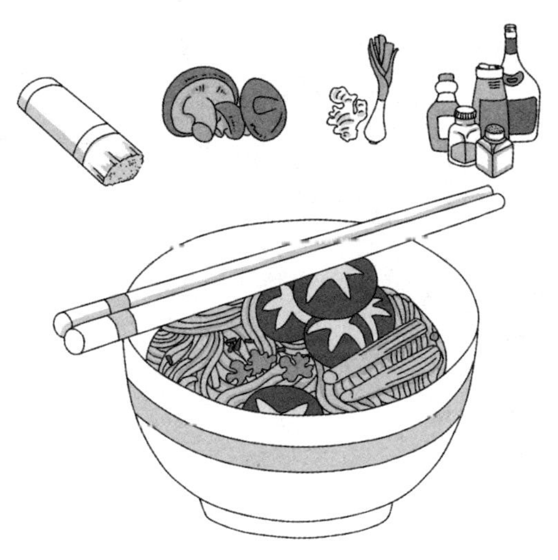

（4）注意劳逸结合，生活规律、睡眠充足、避免过度疲劳和紧张。

2. 饮食

（1）饮食有节，慎生冷及辛辣

刺激食品，加强营养，增强体质和抵抗力，防止早衰。

（2）心血亏虚，肝肾不足可食清淡滋阴类补养品，如龙眼肉、花粉、葡萄、桑椹、大枣、小麦、黑芝麻等。

（3）肾阳虚以温补肾阳为主，多食羊肉、核桃、山药、黑米、黑豆、枸杞及动物肾脏，以形补形。

常用食疗方：

（1）当归羊肉汤：菟丝子、枸杞子、肉苁蓉各20克，当归15克，黑枣10枚，羊肉250克。羊肉洗净，斩块；将全部用料洗净，放入锅内，加清水适量，文火煮2～3小时，加食盐调味，饮汤吃肉，1天之内服完。

（2）参芪阿胶乌鸡汤：党参、黄芪各30克，阿胶15克，陈皮6克，生姜10克，乌鸡肉150克。将乌鸡肉洗净，斩块；生姜切片；其余用料洗净；将用料（阿胶除外）放入炖盅，加清水适量，隔水炖2～2.5小时后，加入阿胶，再炖10～15分钟，加食盐调味，饮汤吃肉，1天之内服完。

（3）姜艾鸡蛋汤：老生姜20克，艾叶、当归、白术、淮山药各15克，肉桂5克，鸡蛋2枚，红糖适量。将老姜用浸过水的草纸包裹5层，用手将水挤干，放热炭灰内煨10分钟，洗净，切片；将艾叶、鸡蛋洗净，与生姜一起放入锅内，加清水适量，文火煮至蛋熟后，去壳取蛋，再放入药汁中煮10分钟，取汁，加入红糖溶化，饮汁吃蛋。

3. *活动、运动*　加强体质锻炼，起居要有规律，生活平静安逸，多做一些户外活动及适当参加体育锻炼，如散步、打太极拳等，增强体质。

4. 服药及饮食忌口

（1）药物宜饭前温服，每日3次。

（2）服药期间忌浓茶、油腻、生冷之品。

（3）滋补类药物煎煮时间宜稍长一些，40～50分钟为宜，火不要太急以文火为佳，以便将其有效成分煎出。

第三节 高催乳素血症

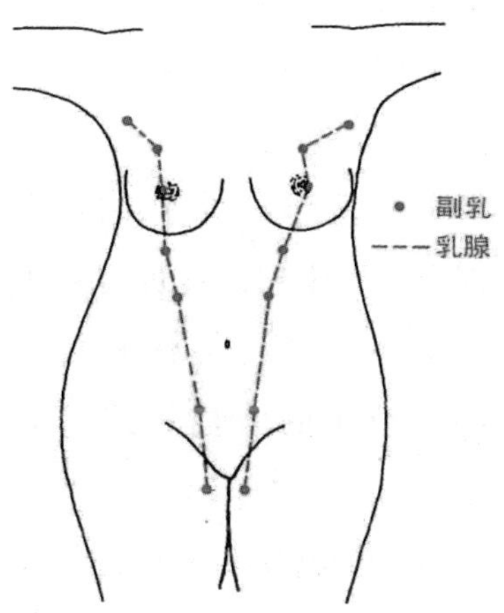

薛某，女，28岁，已婚，2011年4月18日初诊。主诉：婚后未避孕未孕2年。14岁月经初潮，既往月经规律，6/32天，经量中等，色红，经前乳房胀痛明显，心烦易怒。近1年月经稀发，2～3个月一行，末次月经：2011年4月1日，周期62天，现为月经第18天。平素白带量可，色黄。纳眠可，二便调。诊见：面部痤疮明显，双乳房挤压有溢乳，舌红苔薄黄，脉弦数。2011年4月3日女性激素检查示：血催乳素（PRL）63纳克/毫升，余正常。头部磁共振未见异常。

［诊断］①原发性不孕；②高催乳素血症。

［辨证］肝郁化火。

［治则］疏肝清热，抑乳调经。

［方药］丹栀逍遥散加减。

［组成］柴胡9克，白芍12克，当归9克，茯苓12克，青皮12克，橘叶15克，麦芽60克，牡丹皮9克，栀子9克，夏枯草15克，山茱萸9克，香附12克，生甘草6克。水煎服，每日1剂。

此方连服7剂，面部痤疮减少，舌红苔薄白，脉弦。上方去栀子，加桃仁12克，红花12克。继服7剂，患者用药后月经按时来潮，经前乳胀减轻，嘱月经干净后继服初诊方，如此每月连服15剂，连用3个月经周期。7月10日查血PRL 21纳克/毫升，患者月经可按月来潮。9月20日因停经40天检查，尿hCG（+），诊断早孕。

一、诊断与鉴别诊断

（一）概述

高催乳素血症是一种下丘脑–垂体–性腺轴功能失调的疾病，由血清催乳素（PRL）水平增高（大于25微克/升）引起的。多发生在女性。临床上主要表现为月经不调，溢乳，并常常伴有不孕、闭经、生殖器逐渐萎缩等症状，称为闭经溢乳综合征。

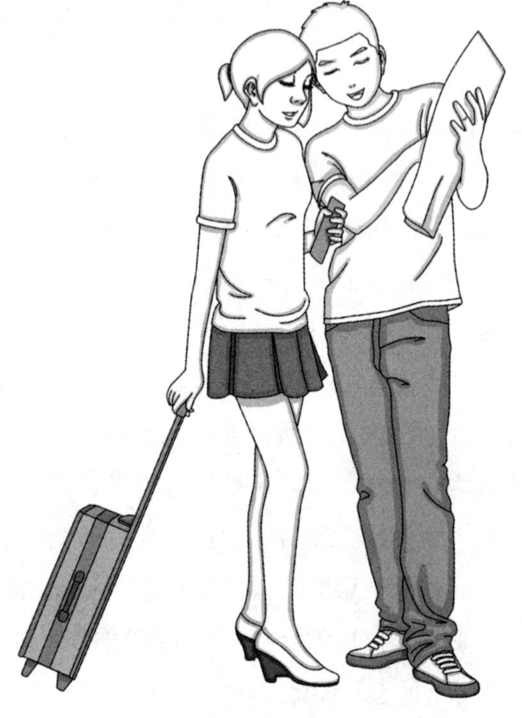

溢乳可以由多种原因引起，部分是病理性的，如垂体肿瘤、甲状腺功能减退、异位分溢等，另一部分则为可逆的功能失调。但是血中催乳素含量高的人不一定都有溢乳现象，是否溢乳还与催乳素的分子大小有关。一般认为小分子的催乳素具有溢乳功能。

中医学记载中无此病名，但从临床症状分析，这一类疾病属于中医学“月经过少”“闭经”“乳泣”“不孕”等范畴。

（二）诊断

1. *病史*　应详细询问患者以往月经情况、婚否、孕产史以及哺乳史。对已闭经、月经稀发、月经量减少及不孕的患者应提示性询问有无溢乳现象。并应询问既往有无原发性甲状腺功能减退、手术创伤等病史。另外，还需详细了解是否服用避孕药、利血平、灭吐灵、氯丙嗪、吩噻嗪等类药物。对于原因不明的闭经、溢乳应归为特发性，需定期随访，以便尽早寻及病因，及时治疗。

2. 临床表现

（1）月经失调或闭经：依卵巢功能受阻程度不同，可表现为黄体功能不足，无排卵性月经，月经周期延长，经量减少或闭经。一般为继发性闭经，部分发生于产后和流产后，用黄体酮后有撤退性出血。

（2）不孕：常为病人就诊时的唯一主诉。

（3）溢乳：由于溢乳量少，多数是经医生仔细检查时发现。少数病人有自发性溢乳。时限可长达数月至数年。溢乳可与月经失调同时出现，也可迟于月经改变。

（4）低雌激素症状：部分患者由于雌激素水平低落，可出现一系列类似于

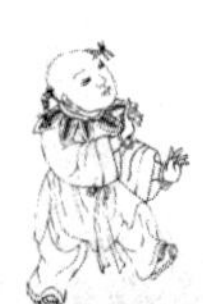

更年期综合征的症状，如头胸部阵发性潮热，性情急躁，性欲减退，阴部干涩，性交困难等。

（5）原发性疾病的表现：垂体肿瘤患者可出现头痛、恶心、视力障碍。甲状腺功能减退或肾功能不全则出现相应疾病的症状。

3. 检查

（1）全身检查：乳房检查极为重要，对于月经失调、闭经及不孕的患者尤需仔细检查。检查者需用手挤压双侧乳房，了解溢乳情况，发现单侧乳房溢乳时需查找其他原因。

（2）妇科检查：阴道黏膜可有萎缩变薄，子宫也可萎缩变小。阴道涂片，雌激素水平常呈低落状态。

（3）辅助检查

①血清性激素水平测定：采血时间上午8:00—10:00，测定血中PRL水平是本症的一种过筛性检查方法。对早期发现微腺瘤及提示药物引起的闭经，有重要意义。血清催乳素水平正常值<25纳克/毫升，本症患者显示催乳素水平>25纳克/毫升。若催乳素水平>100纳克/毫升时提示有垂体肿瘤的可能。血清促卵泡生长激素、促黄体生成激素和雌二醇水平值低下。

②卵巢功能检查：基础体温多呈单相型或黄体功能不足。阴道细胞涂片多数患者显示雌激素水平低落状态。

③影像学检查：在高催乳素血症中由垂体肿瘤所导致者占半数以上，为此头颅蝶鞍MRI摄片是必要的。对蝶鞍平片检查结果无异常改变，血催乳素值小于100纳克/毫升者，可视为单纯高催乳素血症，每隔6个月或1年应重复检查血催乳素值及查蝶鞍平片；对蝶鞍平片有异常改变和（或）血催乳素值大于100纳克/毫升以上的病人，应进一步做多相断层摄像及海绵间窦造影检查，以便早期作出诊断，分辨肿瘤大小。

④视野检查：了解有无因视交叉或视束受压、破坏所造成的视野缺损，疑有垂体肿瘤的患者应常规进行此项检查。

（三）鉴别诊断

1. 一过性高催乳素血症　多见于月经失调，排卵功能障碍或黄体功能不足患者，血清催乳素水平增高，可达50纳克/毫升左右，但再次复查时即正常，无溢乳现象。

2. 高促性腺激素性闭经　闭经、不孕、雌二醇值低下，促性腺激素水平提高，催乳素水平正常或偏低，患者无溢乳。

3. 多囊卵巢综合征　有闭经、月经稀发、不孕病史，血清催乳素水平高于正常值，很少高于30纳克/毫升，血睾酮值增高，LH/FSH比值＞2.5，患者可能有多毛、肥胖等体征。

二、病因病理与治疗原则

（一）病因病理

1. 中医病因病机　中医学认为乳汁的分泌与脾肝肾三脏关系密切，因为乳房属阳明胃经，乳汁与经血均依赖于脾胃的运化功能生成，乳血同源；而肝藏血主疏泄，乳汁的分泌与月经血的化生还有赖于肝气的疏泄功能来调节，又乳头属肝经；肾藏精化血为月经之根本。肝脾肾功能失常，便会导致异常溢乳与月经失调。因此本病的病因病机主要为肝气郁结、肝肾阴虚和脾虚痰阻三个方面。

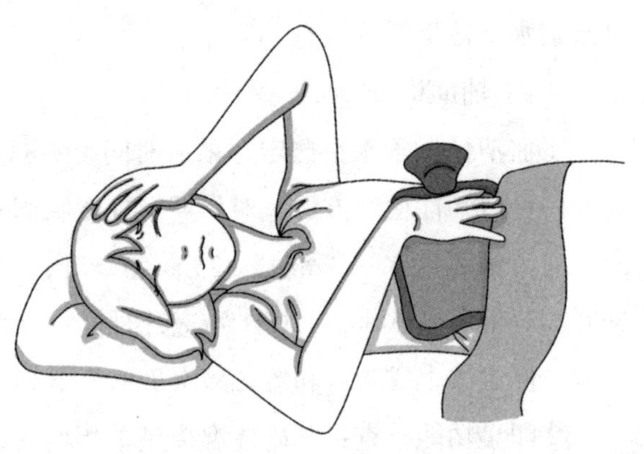

（1）肝气郁结：七情内伤，致肝失疏泄，气血紊乱，血不能按时下注血海而为月经，随冲脉上逆溢乳。

（2）肝肾阴虚：先天禀赋不足，或后天房劳多产，久病失养，以致肝肾精血不足，冲任不充，血海不能按时满盈，精血不足，肝失所养，疏泄失常，气血逆乱，随冲脉之气上逆而致溢乳。

（3）脾虚痰阻：素体脾胃虚弱，或饮食不节，或劳倦思虑过极，损伤脾胃，气血生化不足，或脾虚生痰湿，阻滞冲任气血，血海不充，致月经后期，停闭。胃气不固，摄纳无权，乳汁自溢。

2. 西医病因病理　催乳素是垂体前叶分泌的多肽激素，下丘脑通过多巴胺–催乳素抑制因子对催乳素起分泌调节作用。由多种因素导致的高催乳素血症对机

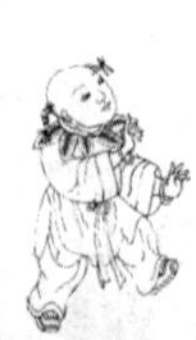

体的主要影响是使性腺功能低下和溢乳。其主要病因有如下。

（1）垂体肿瘤：主要为催乳素瘤，占高催乳素血症20%～60%。下丘脑及垂体的其他肿瘤或空泡蝶鞍则破坏了多巴胺神经元或其他运输队通路，致使多巴胺的产生及运输受阻，垂体催乳素细胞从而失去控制。

（2）药物性因素：灭吐灵、吩噻嗪类药物可阻断多巴胺的生物学效应。口服避孕药、雌激素刺激催乳素细胞增生、肥大，使催乳素分泌增多。

（3）原发性甲状腺功能减退：甲状腺功能减退使甲状腺激素释放激素分泌增多，刺激催乳素细胞分泌增加。

（4）慢性肾衰竭：在慢性肾衰竭的患者中，有20%～30%显示高催乳素血症，主要由于肾功能慢性衰竭降低了催乳素廓清率，使血中催乳素积聚。

（5）胸廓创伤或不断刺激乳头反射性地引起催乳素增加。

（6）特发性高催乳素血症：血清催乳素增高，但未发现垂体或中枢神经系统疾病。部分患者数年后发现垂体微腺瘤。

（二）治疗原则

1. 中医学治疗原则　中医学认为本病与肝脾肾三脏有关，又因患者多为中青年妇女，多因郁怒，情志不遂，肝郁气结而致病，中医辨证属肝气郁结、肝肾阴虚或脾虚痰阻，以疏肝理气为主要原则，兼用清热、滋阴之品。

2. 西医学治疗原则　主要针对病因治疗。由药物所致的闭经、溢乳在停药6个月内症状可消失；甲状腺功能减退、肾功能不全或颅内病变导致者，则应采取相应内外科手段，积极治疗原发病。特发性高催乳素血症应采取药物治疗，治疗目的为降低催乳素水平，恢复正常的排卵功能，解决不孕问题；已有子女者主要是建立正常月经，维持女性正常心理，改进性生活质量，防止骨质疏松。垂体催乳素瘤可采取溴隐亭治疗、手术治疗或放射治疗，其目的在于缩小瘤体，减少催乳素的分泌，解除症状，保留垂体功能以及防止复发。当垂体肿瘤产生明显压迫及神经系统症状或药物治疗无效时，应考虑手术切除肿瘤。放射治疗用于不能坚持或耐受药物治疗者，以及不愿手术和不能耐受手术者。放射治疗显效慢，可能引起垂体功能低下、视神经损伤、诱发肿瘤等并发症，不主张单纯放疗。

三、治疗方法

（一）内治法

1. 经典古方

（1）肝气郁结型

［临床证候］月经错后、量少，或月经停闭，乳汁自出或挤压而出，婚后不孕，精神抑郁或烦躁易怒，胸胁乳房胀痛，或伴痛经，舌淡红、苔薄白，脉弦。

［治法］疏肝解郁，理气调经。

［方药］逍遥散加减。

［组成］醋柴胡、白芍、白术、当归、茯苓、香附、川牛膝、炒麦芽、炙甘草。

［加减］乳胀明显加橘络、瓜蒌皮，头胀头痛加菊花、苦丁茶。

（2）肝肾阴虚型

［临床证候］月经初潮迟至，月经后期，量少、色淡质稀，渐而闭经，婚久不孕，或溢乳，头晕耳鸣，腰膝酸软，舌质淡，苔少，脉沉细。

［治法］补益肝肾，调补冲任。

［方药］归肾丸。

［组成］熟地黄、山药、枸杞子、菟丝子、制首乌、茯苓、当归、杜仲、川牛膝、炒麦芽。

［加减］月经量少欲绝加红花、丹参、鸡血藤，性欲淡漠加紫河车、紫石英。

（3）脾虚痰阻型

［临床证候］月经后期，量少、色淡质稀，甚则闭经，乳汁自溢或不孕，带下量多、色白质黏，形体肥胖，胸闷呕恶，面色萎黄，苔白腻，脉滑。

［治法］健脾固胃，燥湿化痰。

［方药］六君子汤加味。

［组成］党参、茯苓、白术、半夏、陈皮、炙甘草、苍术、香附、炒麦芽。

［加减］胸闷烦躁加炒柴胡、青皮、钩藤，乳汁溢出较多加煅牡蛎、炒芡实、诃子肉。

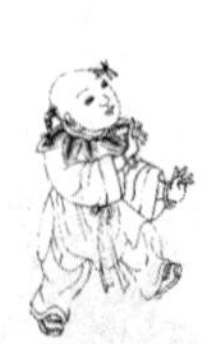

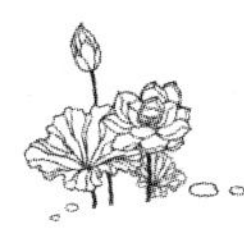

2. 名家名方

（1）柴松岩诊治经验（北京中医医院妇科主任医师、教授，名老中医）

柴教授认为毒邪侵袭，郁积体内，郁而化热，是本病发生的主要病机。毒之所存，可源于三个方面：①毒源于药物之毒性、偏性。②毒源于病证，如患者既往因罹患风湿、肝炎、恶性肿瘤等恶症，病患之毒未解而成毒。③毒源于病因，包括外袭之毒和内生之毒。外袭之毒或由六淫之邪转化，或由外邪内侵，久而不除，蕴积而成。内生之毒又主要源于机体之代谢废物和摄入超量生理物质，致代谢障碍。

柴松岩认为，高催乳素血症患病之毒可广泛源于上述诸因素，尤以内生之毒为要。内生之毒存于体内，可严重干扰脏腑气血阴阳的正常运行，致脏腑功能紊乱，既可加重原有之病情，又能产生新的病证。

［治则］以清解毒热，调理气机为主。

［药物选择］以走上、走两胁为宜。常用野菊花、金银花、莲子心、夏枯草、生甘草清上焦毒热，桔梗、杏仁、郁金、川贝母、浙贝母、丝瓜络调理气机，川黄柏、泽泻泻相火。柴松岩经验，治疗此证不可急于用入肾经之品而宜用温动之品，如杜仲、川续断、菟丝子。敛阴药，滋阴之品如熟地黄、山茱萸、枸杞子、五味子等不宜用。乳房、大肠皆属阳明胃经，乳房有病，可治在阳明。故清热解毒同时，常用槐花、白头翁，走阳明胃经，清阳明热毒。高催乳素血症病位在上，其病在足厥阴肝经，兼及督脉。治疗时常以葛根、桔梗、川芎引经，载药上行，既有行气化散血滞之功，更促使全方药力随经气循行而通达病所。

（2）林寒梅诊治经验（广西中医药大学第一附属医院妇科主任医师、教授）

林教授认为高催乳素血症的发生的根本原因是脾肾不足。肾为先天之本，元气之根，主藏精气，精能化血，血能生精，精血相互滋生，肾精又能化气，肾气的盛衰主宰着天癸的至与竭，脾胃为后天之本，气血生化之源，只有脾气健旺，才可使气血生化有源，运行有度，故脾肾不足是本病发生的根本原因。肝气郁结，郁而不疏为高催乳素血症之标。情志不畅，影响肝的调节能力，导致气机失调，肝疏泄失职，精血不能下注胞宫形成月经，反而随冲逆之气上行变为非时之乳（溢乳）。林教授在治疗本病时，补肾健脾药常贯穿于始终，经验方如下：炒麦芽、山楂、神曲、枸杞子、淫羊藿、菟丝子、山茱萸、柴胡、党参、白术、茯苓、白芍、丹参。

（3）刘宇新诊治经验（辽宁中医药大学附属医院妇科主任医师、教授）

刘教授认为本病与肝郁尤为密切。肝郁是本病发病的核心病机，治疗本病始终围绕疏肝解郁，具体又可以分为肝郁气滞型、肝郁火炽型、肝肾阴亏型和肝郁脾虚型。①肝郁气滞型：治疗拟疏肝解郁，理气通经。药物以逍遥散加味：柴胡、白芍、当归、白术、茯苓、郁金、香附、炒麦芽、牛膝等。全方疏肝解郁，理气调经使肝郁得疏，气血重归血海，则经乳正常。②肝郁火炽型：治疗拟清肝泻火，引血归经。药物以丹栀逍遥散加味：牡丹皮、栀子、龙胆草、柴胡、白芍、生地黄、郁金、黄芩、炒麦芽、牛膝等。全方使肝热得解，肝气得疏，气血重归血海，则经乳正常。③肝肾阴亏型：治疗拟滋肾柔肝，理血调经。药物以二至丸和杞菊地黄丸加味：枸杞子、菊花、生地黄、白芍、山茱萸、栀子、女贞子、墨旱莲、牛膝、炒麦芽和柴胡等。全方使肝肾之阴得补，肝气得疏，气血重归血海，则经乳正常。④肝郁脾虚型：治疗拟抑肝扶脾，理血归经。药用：柴胡、香附、山药、白术、茯苓、白芍、白扁豆、麦芽、砂仁、黄芪。全方是肝气得疏，脾气得健，气血重归血海，则经乳正常。

（4）吴新华诊治经验（山东中医药大学附属医院妇科主任医师、教授）

吴教授认为本病因情志所伤，肝疏泄失常，或肝郁化火，郁气上逆，血海蓄溢失度，则气血逆乱，上则凝血为乳，迫血外溢;下则冲任失于条达，胞宫、胞脉瘀阻则月经逆乱或闭经。中医辨证属肝气郁结、肝经郁热或肾虚肝旺，故以疏肝理气为治疗原则，兼用滋肾阴，清肝热之品，方剂多用柴胡舒肝散、丹栀逍遥散、六味地黄丸加减。吴教授多用如下基本方：柴胡9克，白芍12克，当归9克，茯苓12克，青皮12克，焦白术12克，麦芽60克，牡丹皮9克，香附12克，山茱萸9克，生甘草6克。

3. 秘、验、单、偏方

（1）单方验方

①延胡索20克，当归20克，川芎20克，乳香15克，没药15克，蒲黄15克，肉桂10克，水煎服，每日3次。

②当归、麦冬、党参各15克，白芍、川芎、姜半夏、牡丹皮、阿胶各12克，

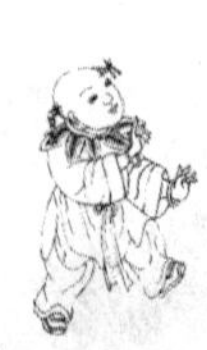

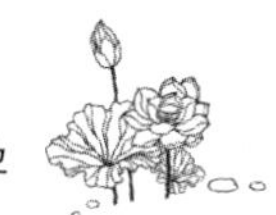

桂枝、吴茱萸各10克，炙甘草6克，生姜、红糖为引。水煎服，每日1剂。

③桃仁10克，丹参10克，泽兰20克，牛膝20克，乌药10克，水煎服。每日2次分服。

④香附6克，乌药10克，当归3克，木香15克，水煎服，每日1剂，分3服。

⑤茯苓、牛膝各30克，苍术、白术、滑石各20克，泽泻、瞿麦、萹蓄、车前子各15克。每日1剂，水煎服。

⑥首乌20克，炒麦芽100克，煎服，每日1剂。

⑦炒麦芽160克，白芍、茯苓、莲须各30克，山楂60克，石菖蒲10克，水煎服，每日1剂。

（2）内服效验方

①抑乳方

［处方］炒麦芽90克，白芍30克，茯苓30克，莲须30克，当归12克，柴胡12克，石菖蒲10克。

［加减］脾胃虚弱者加黄芪30克，党参20克；肝郁化热者加牡丹皮、山栀子各20克；肾虚失藏者加菟丝子30克，女贞子、墨旱莲各15克。

［用法］每日1剂，水煎，分3次温服。月经期第5天开始服，经期停服。1个月为1个疗程，连服3个疗程。

②通经止乳汤

［处方］生地黄18克，石菖蒲15克，远志12克，菟丝子12克，牛膝9克，当归9克，紫石英30克，生麦芽30克，丹参18克。适用于闭经、溢乳伴腰膝酸软，乳房胀痛，性欲淡漠者。

［用法］每日1剂，水煎，分3次温服。月经期第2天开始服，经期停服。1个月为1个疗程，连服3个疗程。

③温通下元汤

［处方］鹿角胶、淫羊藿、枸杞子、巴戟天、熟地黄、焦白术、皂刺、川贝、川芎、牛膝、桃仁、炒麦芽。

［加减］五心烦热者加知母、生地黄；服药期间有经前期预兆者，加红花、益母草。

［用法］每天1剂，水煎2次，早、晚分服，经行期停药，30剂为1个疗程。

④归肾逍遥通经汤

［处方］熟地黄25克，山药、山茱萸、茯苓、菟丝子、枸杞子、杜仲、白芍各12克，当归10克，柴胡8克，白术15克，炙甘草6克。脾肾阳虚者见形寒食少体弱，加人参、仙灵脾、紫河车；偏肝肾阴血虚者，形瘦、唇红、五心烦热，加制首乌、川芎、鸡血藤、女贞子；肝郁化火，心烦、面赤、胸胁胀痛，去杜仲加牡丹皮、焦栀子、黄芩、郁金；兼有气滞血瘀，胸胁、腰腹胀痛加路路通、川牛膝、益母草；兼痰湿阻滞，形体肥胖、舌体肥大，加陈皮、半夏、苍术、香附。

［用法］每日1剂，早、晚空腹服，10剂为1个疗程，于经前10天服用，连用3个疗程。

⑤柏子仁丸

［处方］柏子仁、泽兰、白芍、生地黄20克，当归、牛膝、续断、黄柏各15克，甘草10克。经前乳房胀痛属肝郁气滞者加延胡索、川楝子，以行气导滞；血虚者加川芎10克，鸡血藤、丹参各15克；脾虚食少者加砂仁、陈皮，以行气健脾；脾虚水肿者加苍术、茯苓皮、赤小豆各15克；腰脊酸软，头晕耳鸣加菟丝子、巴戟天、杜仲，以补肾强腰；经色紫黑，有块加刘寄奴、净苏木，以破血化瘀。

［用法］每日1剂，水煎，分2次温服。月经期第2天开始服至经前1天停止。27天为1个疗程，连服3个疗程。

（3）秘方、偏方

①山楂内金散：生山楂60克，炒麦芽100克，生鸡内金30克，刘寄奴15克。生山楂去核干燥研粉，生鸡内金干燥研粉，二药混合。刘寄奴煎汤，加红糖适量，每次送服药粉15克，每日3次，适用于气滞血瘀型闭经溢乳。

②老枇杷叶鲜品11～17张或干品60克。将枇杷叶去毛洗净切碎，加水700毫升，用文火煎，熬至350～400毫升。每日1剂，分3服。服至停乳。

③豌豆30克，粉条10根（每根约尺长）。清水500毫升左右，每日1剂，分3服。服至停乳。

④大佛酒：大砂仁30克，大佛手30克，大山楂30克，黄酒或米酒500毫升。将砂仁、佛手、山楂洗净置酒瓶中浸泡3～6天，视酒量大小，每次饮15～30毫升，早、晚各1次。不善酒者，可以好醋代之。适用于肝郁型闭经溢乳。

⑤大血藤20克，钩藤20克，韭菜12克，枇杷壳6克，水煎服，每日3次。

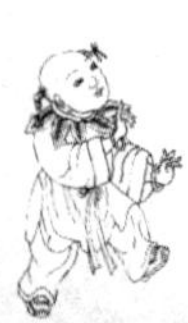

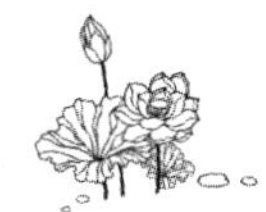

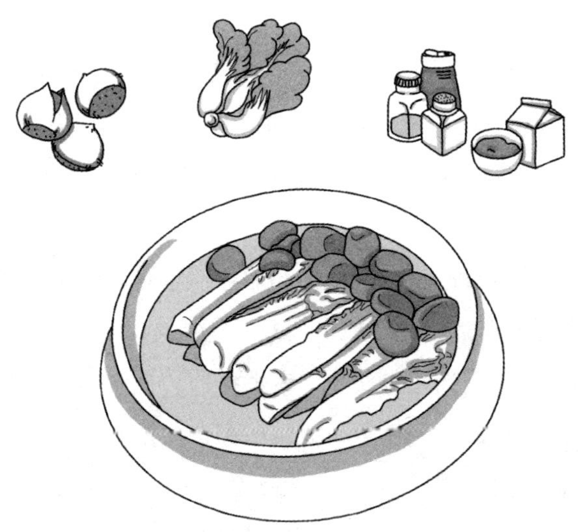

⑥单味生麦芽30～60克泡茶，3个月为1个疗程。

⑦益母草25克，当归10克，酒适量，两味加水、酒各半煎服。

4. 中成药

（1）逍遥丸或加味逍遥丸：每次6克，每日3次。或月月舒冲剂。每次1袋，每日2次。适用于肝气郁结型。

（2）左归丸：每次9克，每日3次。适用于肝肾阴虚型。

（3）补中益气丸或香砂六君子丸或苍附导痰丸：每次6克，每日3次。适用于脾虚痰阻型。

5. 西药治疗

（1）特发性高催乳素血症的治疗

①溴隐亭：片剂应从小剂量开始，1.25毫克晚餐中服，若无不良反应每3～5日增量一倍直至总量达5～7.5毫克，分2～3次，于餐中服用。治疗中根据催乳素水平调整用量，如已达到正常水平，可改为维持量1.25毫克/日。有恶心、呕吐、头痛、眩晕、便秘及体位性低血压等不良反应，但一般能耐受。对特别不能耐受者，亦可用溴隐亭2.5毫克置入阴道深处，每日1次，持续时间长，对胃肠道无刺激。长效溴隐亭针：50～100毫克1支，每月1次臀部深肌内注射，注射后24小时、1周及4周测催乳素水平。开始剂量为50毫克，催乳素不下降或下降但仍高出正常水平者改为100毫克，月经恢复，基础体温双相或受孕后，根据催乳素水平

和MRI检查垂体瘤变化延长用药间距或减少剂量。

②左旋多巴：在体内代谢成多巴胺；直接作用于垂体，抑制催乳素分泌；缓解症状，用法为0.5毫克，一日3次，连用6个月，多数患者用药1个月后恢复月经，血中催乳素水平下降，两个月后泌乳停止。有恶心、呕吐等不良反应，餐中服用可减轻症状。

③促排卵药物：特发性高催乳素血症与服用避孕药后的闭经溢乳患者，可先试用克罗米芬或人绝经期促性腺激素（HMG）或人绒毛膜促性腺激素（hCG）治疗，以提高促性腺激素水平，增强卵巢功能，诱发排卵。在应用溴隐亭治疗中，若存在排卵障碍或黄体功能不足而影响受孕时，也可配合促排卵药物治疗。a. 克罗米芬用法：在人工诱发或自然月经周期第5天开始服用，每日50毫克，连用5天。如疗效不显，下一周期可增大剂量至每天服100毫克，共5天。b. HMG/hCG用法：HMG含FSH和LH各75单位/支，一日肌内注射一支，直至阴道脱落细胞检查或宫颈黏液结晶检查到有足够雌激素影响，或测血中雌激素值达正1100皮摩/升时停药，此时卵泡已成熟，如每日肌内注射hCG 2000单位，连续2～3天，可促进排卵。

④维生素B_6：该药可能在脱羧及转氨基过程中起辅助作用，增加下丘脑中多巴向多巴胺的转化率，抑制垂体催乳素细胞的分泌。每日量200～600毫克，长期服用有一定疗效。

（2）垂体催乳素瘤的治疗

①垂体微腺瘤的治疗：溴隐亭治疗用法用量同上，少数病例用量可达10～20毫克/日。约80%瘤体迅速缩小，头痛缓解，视野恢复，催乳素水平下降，大部分患者恢复排卵性月经并受孕。

②垂体大肿瘤的治疗：目前多数学者提倡，不管垂体瘤体积多大，均宜先采用溴隐亭治疗，经治疗不仅可抑制血中催乳素值，而且可使肿瘤萎缩，神经症状消失，待此时再施行手术或放射治疗可改善效果。而且经手术或放疗后的患者，如果复发，仍可采用溴隐亭治疗，可获得满意疗效。

（二）外治法

1. 推拿按摩

（1）方法一

［取穴］关元、中极、三阴交。

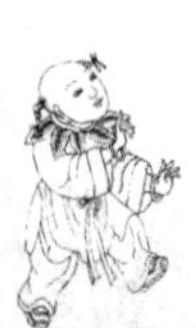

［操作］先用按法施治于中极、关元穴，每穴5分钟，再用拇指按揉法施治于双侧三阴交穴，每穴5分钟。血寒者，加揉气海、命门穴，以热为度；肾虚者，加按肾俞、腰阳关穴各5分钟；血虚者，加揉双侧足三里穴10分钟，推双侧脾俞、胃俞穴各5分钟；血瘀者，加揉按双侧血海、膈俞穴各5分钟；气滞者，加推肝经；痰阻者，加按双侧足三里、丰隆穴各5分钟。

（2）方法二

［取穴］关元、气海、血海、三阴交、足三里、肝俞、脾俞、肾俞。

［操作］患者取仰卧位，医者坐于一侧，先施摩法于小腹部约10分钟，以逆时针方向操作，手法宜持久缓慢深沉，然后按揉关元、气海穴，各约1分钟。按揉血海、三阴交、足三里各约1分钟。患者再俯卧，施四指推法于腰部两侧，约5分钟，再点按肝俞、脾俞、肾俞穴，每穴约30秒。

2. 艾灸

（1）［取穴］三阴交、足三里、关元、气海、肾俞、脾俞。取艾条对准穴位采用温和灸，温度以皮肤微红、患者能忍受为好，治疗10分钟。每日1次，10次为1个疗程。

（2）［取穴］关元、血海、三阴交、子宫、中极。穴位常规消毒后，将蚕豆大小的艾炷置于穴位上点燃，当患者感到局部微有灼痛时，更换一炷再灸，每穴灸5～10壮。或用艾条灸，每穴灸10～15分钟。每日1次，10次为1个疗程。

（3）［取穴］三阴交、地机、血海、足三里、关元、中极。选准穴位后，将做好的铜钱大小约2毫米厚的姜片置于穴位上，做好大小适宜的艾炷置于其上点燃，每次每穴灸5～7壮。每日1次，10次为1个疗程。

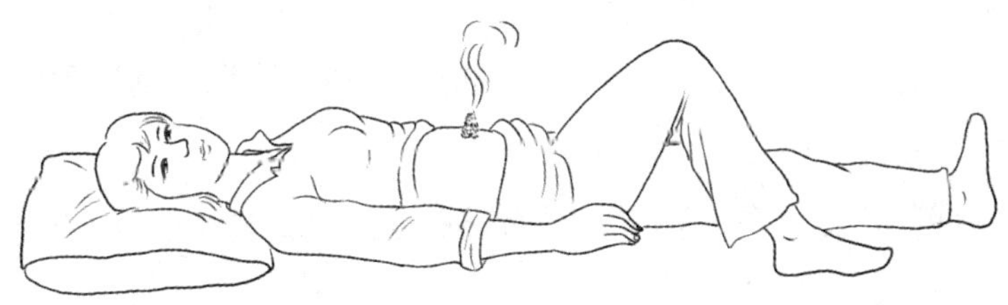

（4）［取穴］血海、气海、足三里。嘱患者先仰卧，灸血海、气海、足三里。艾炷以黄豆子大小为宜，以穴位局部皮肤潮红为度，每穴可灸5～10壮。

（5）［取穴］蠡沟、行间、气穴、三阴交。用点着的艾条，对以上穴位行雀啄灸法，适用于肢体之穴，每穴10分钟左右即可。

3. 贴敷

（1）乌药、白芷、木通、当归、赤芍、大黄、川断、椿根皮、川牛膝、杜仲、附子、锁阳、红花、巴戟天、艾叶、香附、肉桂、益母草、金樱子、血竭、乳香、没药、儿茶、植物油、黄丹。上药各等份共熬成膏药贴敷脐部，每日1次，10～15次为1个疗程。

（2）益母草、当归、红花、赤芍、路路通各30克，五灵脂、青皮、穿山甲各15克。上药共研细末，布包扎紧蒸热熨小腹上。每日1次，每次热熨30分钟，7次为1个疗程。

（3）虎杖、石菖蒲、王不留行各60克，当归、穿山甲、肉苁蓉各30克，半夏、细辛、附子各15克，乳香、没药、琥珀各30克，肉桂15克。取前9味药煎3次熬液成浓缩状，再把乳香、没药、琥珀、肉桂加入拌匀，烘干研末．贮瓶备用。用时取药末5克加白酒、蜂蜜各适量，冰片少许，风油精3滴，调成膏状敷于脐部，纱布覆盖，胶布固定。每天用热水袋热熨脐部1～2小时，2天换药1次。于经净第3天开始用药，6天1个疗程。

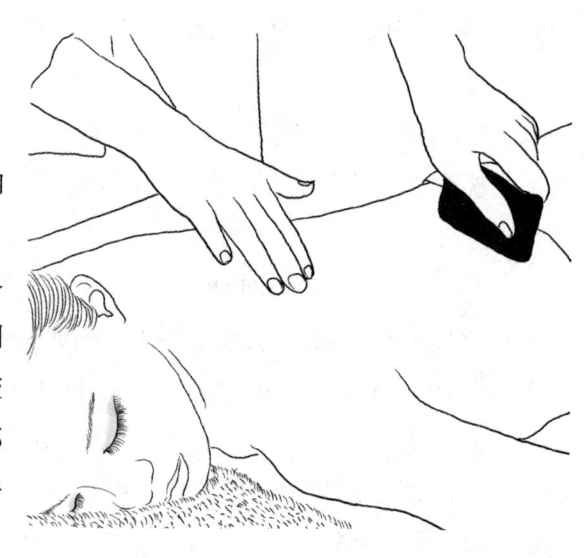

4. 刮痧

（1）刮痧部位：刮拭额旁3带和额项带后1/3段。先以厉刮法刮拭双侧额旁3带，再以同样手法刮拭额顶带后1/3段。

（2）刮痧部位：肝俞、脾俞、次髎；点揉气海、关元；刮三阴交；点揉隐白、大敦。

5. 针刺

（1）毫针法

方法一：取百会、气海、天枢、足三里、大赫、血海、膻中等穴。取30号

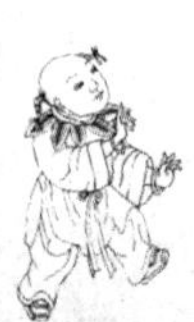

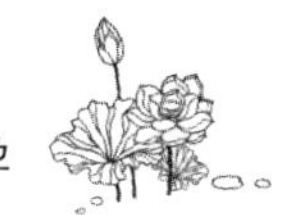

1.5寸毫针，隔日针刺一次，采用捻转补泻法，手法为平补平泻，每次留针20分钟。

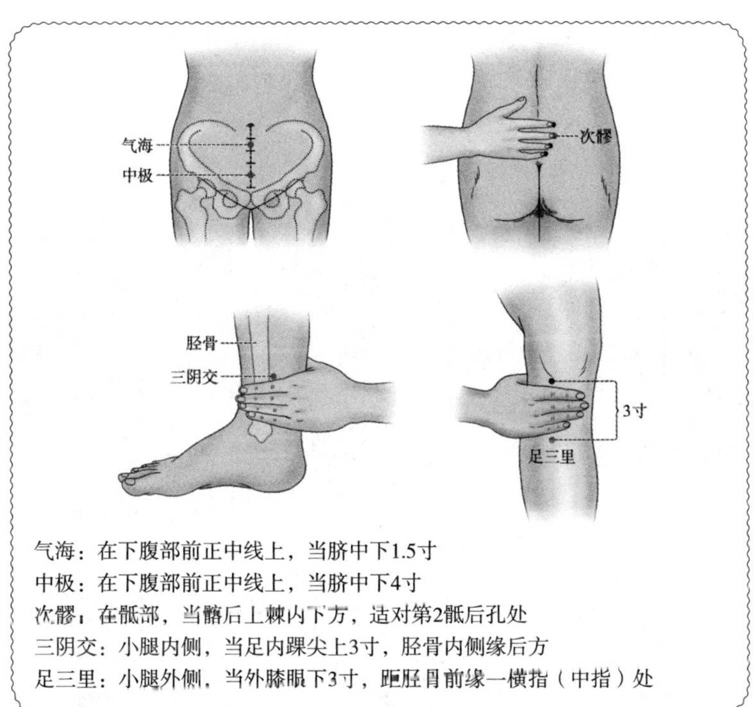

气海：在下腹部前正中线上，当脐中下1.5寸
中极：在下腹部前正中线上，当脐中下4寸
次髎：在骶部，当髂后上棘内下方，适对第2骶后孔处
三阴交：小腿内侧，当足内踝尖上3寸，胫骨内侧缘后方
足三里：小腿外侧，当外膝眼下3寸，距胫骨前缘一横指（中指）处

方法二：取肾俞、关元、气海、三阴交。针用补法，并用灸法。

方法三：气海、中极、膈俞、归来。头晕眼花，加肝俞、脾俞；腰酸乏力，加命门、太溪。穴位常规消毒后，用毫针刺。进针得气后，施提插捻转补泻法。

方法四：膈俞、脾俞、气海、足三里、三阴交。气海直刺或稍向下斜刺，进针1～5寸，施提插补法，使脐上下有酸重感为佳；膈俞、脾俞均呈45°角斜向督脉进针，针深约1寸，施捻转补法；足三里直刺，进针1～1.5寸，三阴交沿胫骨后缘直刺，进针0.8～1寸，均施捻转补法。

方法五：气穴、蠡沟、行间、三阴交。穴位常规消毒。毫针刺，用泻法，得气后留针20～30分钟，每日1次，施术时间宜从经前5～7日开始，连续治疗7～10日。适用于气郁型。

方法六：气海、中极、命门、肾俞、三阴交。穴位常规消毒。毫针刺，用补法，得气后留针20～30分钟，针后可加灸，每日1次，施术时间宜从经前5～7日开始，连续治疗7～10日。适用于肾虚型。

方法七：气海、三阴交、归来、血海。穴位常规消毒。针刺气海、归来，应先排空小便，针尖略斜向会阴部，直刺1～1.5寸，使针感放散至小腹和会阴部，或大腿内侧。刺四肢穴位时针尖略偏于上，针感可向上传导，有了针感后均留针，有间歇捻转，使针感持续，针刺手法采用弱刺法。一般多在月经前3～5天开始针刺，连刺3～5天，下次月经来潮前再针。

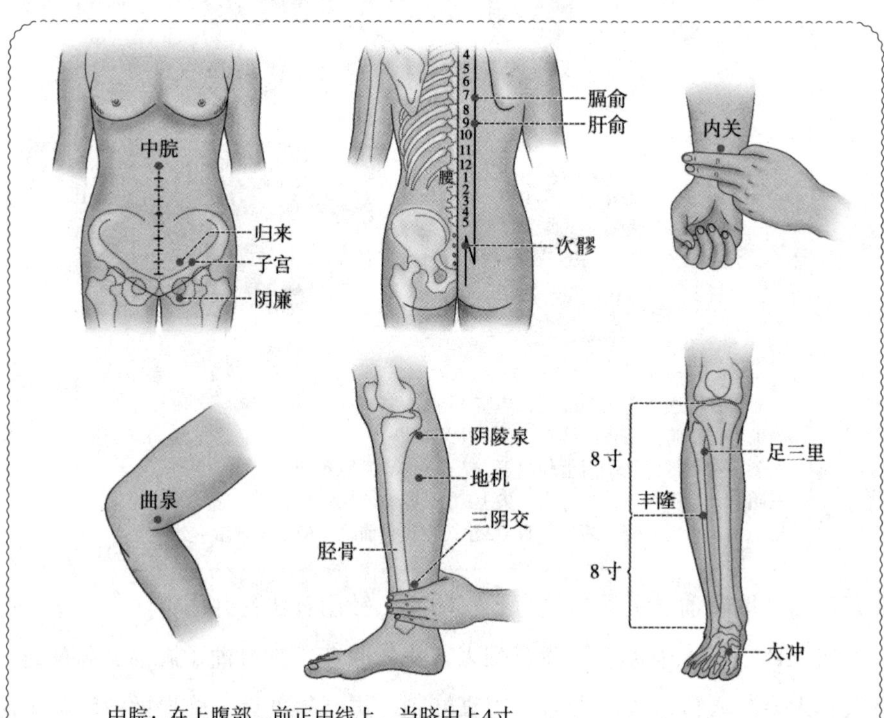

中脘：在上腹部，前正中线上，当脐中上4寸
归来：在下腹部，当脐中下4寸，距前正中线2寸
子宫：在下腹部，当脐中下4寸，距前正中线3寸
阴廉：在大腿内侧根部，归来穴直下3寸，耻骨结节的下方
膈俞：在背部，当第7胸椎棘突下，旁开1.5寸
肝俞：在背部，当第9胸椎棘突下，旁开1.5寸
次髎：在骶部，当髂后上棘内下方，适对第2骶后孔处
内关：在前臂掌侧，腕横纹上2寸，掌长肌腱与桡侧腕屈肌腱之间
曲泉：屈膝，当膝关节内侧面横纹内侧端，股骨内侧髁的后缘
阴陵泉：在小腿内侧，当胫骨内侧髁后下方凹陷处
地机：在小腿内侧，内踝尖与阴陵泉的连线上，阴陵泉下3寸
三阴交：在小腿内侧，当足内踝尖上3寸，胫骨内侧缘后方
足三里：在小腿外侧，当外膝眼下3寸，距胫骨前缘一横指（中指）处
丰隆：在小腿前外侧，当外踝尖上8寸，距胫骨前缘二横指
太冲：在足背侧，当第1、2跖骨结合部之前凹陷处

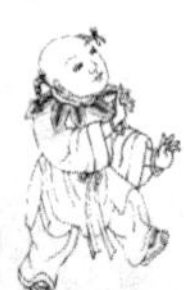

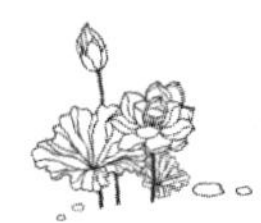

（2）耳针耳穴

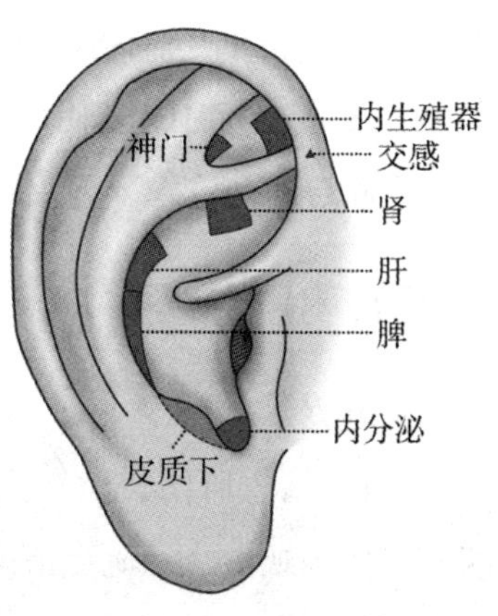

△被遮盖的以点表示的穴位
----- 内侧面穴区线

方法一：卵巢、肾、屏间、子宫、肝、脑、盆腔、脾。穴位常规消毒。每次选2～4穴，毫针刺，施捻转手法，中度刺激，留针15～30分钟，每日1次。适用于各型月经后期。

方法二：取耳穴内分泌、子宫、肾、肝、脾、血液点、卵巢。用王不留行子压迫，胶布固定。1周更换2次，2周为1个疗程。月经来潮即停止治疗。

方法三：主穴为肝、神门、脾、子宫、卵巢、内分泌。随症取穴，伴肾虚腰膝酸软者加肾，腰痛者加腹，头晕失眠者加神经衰弱点、额及枕。选准耳穴，75%酒精常规消毒耳穴皮肤，然后用0.5厘米×0.5厘米胶布将王不留行子固定于耳穴上，每天按压6次，每次2～3分钟，双耳交替贴压，隔日1次，15次为1个疗程。

（3）头针法

［取穴］双侧生殖区。局部常规消毒。适用28号1.5寸毫针，快速刺入头皮下，捻转持续2分钟，留针10分钟后，再起针。出针后必须用消毒干棉球按压针孔片刻，以防出血，隔日1次，10次为1个疗程。

（4）温针法

［取穴］三阴交、足三里、血海。穴位常规消毒。三穴用毫针随迎随补法加艾条寸许置于针柄，点着自燃，气海穴以2.5寸毫针行呼吸补法后再用前温针灸法。

（三）诊疗体会

高催乳素血症是由于下丘脑–垂体–卵巢轴功能失调所致，患者主要表现为闭经、不孕及溢乳。中医学认为乳房属阳明胃经，而且冲脉隶于阳明，因此乳汁与经血均依赖于脾胃的运化功能生成，乳血同源；同时，女子以肝为用，肝藏血主疏泄，乳汁的分泌与月经血的化生还有赖于肝气的疏泄调节。故笔者在临床治疗本病时重在疏肝理气，健脾调经，常用逍遥散合六君子汤加减。另外，由于垂体肿瘤可引起高催乳素血症，因此对于高催乳素血症患者应行垂体MRI检查，由于无放射线损伤，可多次重复进行。一般不建议行CT扫描，因CT在软组织分辨率方面不及MRI，常不能显示小的病变，但对于较大的病变CT可满足诊断需要，主要在无条件行MRI时使用。如患者检查发现垂体肿瘤，单纯中药治疗效果不佳，需联合西药溴隐亭等治疗，肿瘤增大有压迫症状时应行外科手术治疗。

四、生活起居

1. 起居

（1）情志所伤，愤怒抑郁是本病的诱因之一。因此，宜心情舒畅，豁达开朗，保持乐观情绪，避免情志过度刺激。帮助病人树立战胜疾病的信心，积极配合治疗。

（2）预防并及时治疗可能引起高催乳素血症的各种疾病。

（3）对高催乳素血症患者必须长期随访；对垂体催乳素瘤患者应定期随诊，及时发现肿瘤的变化，以调整治疗方案。

（4）患垂体催乳素瘤的妇女治疗后妊娠时，少数患者可因垂体瘤突然增大，以致压迫视神经交叉而出现严重头痛、复视、偏盲、视力减退或颅神经麻痹等“妊娠垂体瘤并发症”的症状。因此，从妊娠3个月起，每月应做一次视野检查，并注意有无头痛、视力障碍等神经症状，以便及时处理，挽救视力。

2. 饮食　脾胃虚弱痰湿内生，肾阴亏虚阴液不足为本病常见证型，患者饮食宜清淡，忌食生冷、辛辣食品，少服肥甘厚腻之品，以免伤脾，助湿生痰，耗伤阴液，应多食一些滋阴补肾、健脾利湿的食物，如桑椹、猪腰、核桃、芝麻、海参、山药、薏苡仁等。

（1）糯米灵芝粥：糯米50克，小麦60克，灵芝50克，白砂糖30克。将糯米、小麦、灵芝洗净，灵芝切块用纱布包好，放进砂锅加水一碗半，用文火煮至糯米、小麦熟烂，加白糖即可服食。

（2）猪肝蒸枸杞子：猪肝180克，枸杞子9克，黄酒适量。将猪肝洗净，切口，装入枸杞子上锅蒸熟。黄酒加热后配猪肝内服，黄酒饮用量可视个人酒量情况而定，一般30～150毫升。

3. 活动、运动　适当的活动，适量的运动可以帮助机体放松情绪，改善机体内分泌功能，促进血液循环，有利于疾病的康复。

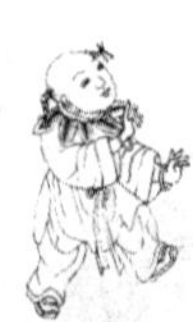

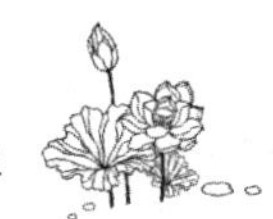

气功导引功法：调理冲任功。端坐于方凳或椅子上的前1/3处，两足平放，距离与肩同宽，两膝屈成90度。右手轻置于脐上，内劳宫与肚脐相对，左手覆于右手上，内劳宫与右手外劳宫相对，两目及口唇微闭，舌轻抵上腭，全身自然放松，排除杂念，调匀呼吸。吸气时收腹提肛带动会阴紧缩上提，同时意念由会阴上气达于丹田积存。呼气时肛门小腹放松。如此反复呼吸、提放30分钟收功，两目假设睁开，两手轻轻搓面如洗脸状5～7次，每天练2～3次，每次30～60分钟。

4. 服药及饮食忌口　虚证患者汤剂宜温服，服用补益药物时，忌食萝卜、白芥子等破气之品。痰湿有呕恶证时，中药宜浓煎，少量多次分服。

第四节　黄体功能不全

张某，女，26岁，已婚，2008年8月19日初诊。主诉：婚后2年未避孕未孕。13岁初潮，平素月经5～6/24天，量中，色深红，末次月经2008年7月19日，经前乳胀，经期第1天小腹冷痛，便溏。平素怕冷，易疲劳，小便频，时有夜尿，大便可，嗜冷饮，现乳胀，白带正常。舌红苔薄白，脉沉滑。妇科检查：外阴已婚式，阴道通畅，宫颈光滑，子宫前位，正常大小，质地中等，双侧附件未触及异常。基础体温测定呈双相，高温期11～12天，不稳定，升高缓慢，下降不迅速。否认结核病及肝炎病史，曾行子宫输卵管造影未见异常，男方检查未见异常。

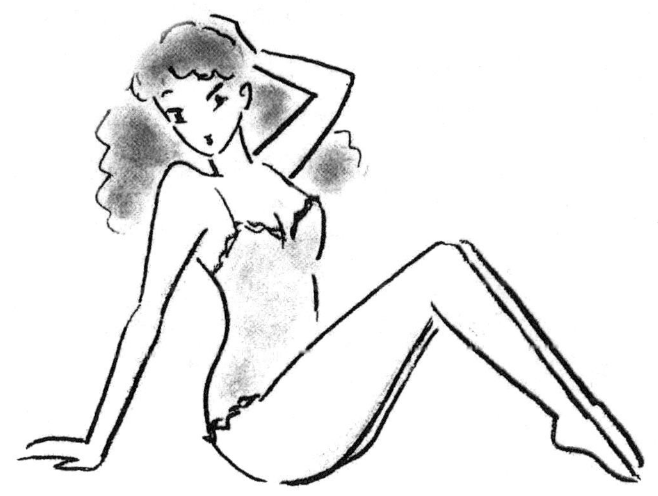

［诊断］①原发性不孕；②黄体功能不全。

［辨证］脾肾阳虚兼肝郁证。

［治法］补肾壮阳、疏肝调经以助孕。

［方药］熟地黄15克，枸杞子12克，菟丝子10克，炙首乌10克，覆盆子10克，山药15克，当归10克，川续断10克，锁阳6克，怀牛膝10克，巴戟天15克，补骨脂15克，党参15克，炙黄芪15克，炒杜仲12克，月经第4天开始服，见透明拉丝带下停。下一周期再服，连用3个周期，基础体温高温期15天，高度佳，续服2个周期，基础体温升高22天，逐渐升高，尿hCG（+）。

一、诊断与鉴别诊断

（一）概述

黄体功能不全（luteal phase defect，LPD）是指排卵后卵泡形成的黄体发育不健全、孕激素分泌不足。临床表现为月经周期缩短或经前淋漓出血，不孕或早期自然流产。

黄体功能不全可因多种因素造成：神经内分泌调节功能紊乱，可导致卵泡期二促卵泡素缺乏，使卵泡发育缓慢，雌激素分泌减少，排卵后黄体发育不全；促黄体素脉冲频率虽增加，但峰值不高，促黄体素不足使排卵后黄体发育不全，孕激素分泌减少；促黄体素/促卵泡素比率异常，造成性腺轴功能紊乱，使卵泡发育不良，排卵后黄体发育不全。有时黄体分泌功能正常，但维持时间短。部分患者在黄体功能不足的同时，表现为血催乳激素水平增高。黄体发育不全，以致子宫内膜分泌反应不足，不利于孕卵着床，导致不孕；或由于黄体维持时间较短，分泌的孕激素不足以维持孕囊发育，而导致早期自然流产。

本病属于中医学“月经先期”的范畴，亦称“经行先期”“月经提前”“月经超前”“经早”。

（二）诊断

1. 病史　询问结婚年龄，男女双方健康状况，性生活情况，婚后采用过何种避孕方法及时间，月经情况，过去史，精神过度刺激等。

2. 临床表现　一般表现为月经周期缩短，有时也可表现为月经正常；患者容易并发不孕和妊娠早期流产。

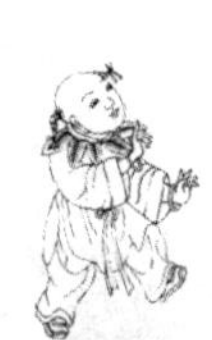

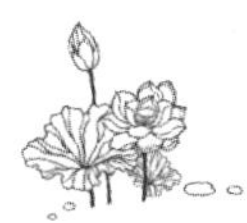

3. 检查

（1）全身检查：全身检查时应注意第二性征发育情况，毛发分布，体重。

（2）妇科检查：注意内、外生殖器的发育，有无畸形、炎症或包块等。

（3）特殊检查

①基础体温：基础体温可为双相。存在基础体温上升缓慢，幅度低或高温相持续≤11天。

②尿孕二醇（P_2）测定：黄体中期测48小时尿中黄体酮的主要代谢产物P_2可不受黄体酮脉冲分泌的影响，如低于4毫克/48小时可诊断为黄体功能不全，该法价廉，无损伤。

③子宫内膜活检：是诊断黄体功能不全最常用的经典方法。活检应在月经前2～3天进行，子宫内膜病理检查表现为分泌期内膜，腺体分泌不良，间质水肿不明显或腺体与间质发育不同步，通常显示内膜分泌反应落后2日。

（三）鉴别诊断

主要与排卵期出血相鉴别，两者都有出血，时间有差异，排卵期出血常发生在月经周期12～16天，出血量较少，或表现为透明黏稠的白带中夹有血丝，出血常持续数小时以致2～7天自行停止，出血量多少不一致。黄体功能不全每次出血量大致相同，出血时间一般与正常月经基本相同。

二、病因病理与治疗原则

（一）病因病理

1. 中医病因病机　中医学认为，肾为先天之本，生殖之源，由于排卵前期至排卵后期，是阴转阳，阳气渐旺的重要阶段，黄体期是阴充阳长，肾阳渐旺，胞宫温暖待孕之时，如冲任不固，肾阳不足，则黄体期缺陷，而致不孕。其次，女子又“以肝为先天”，肝肾同源，并居下焦，肾虚失煦，肝郁失疏，往往阴转阳化迟缓，阳气不及，不能达到正常的阴阳平衡状态，以致黄体功能不全。亦有肾为先天之本，脾胃为后天之本，肾阳不能温煦，脾虚乏力，亦可导致黄体功能不全。

（1）肾阴虚：房劳多产，失血伤精，肾精亏损，冲任失滋，不能摄精成孕。

（2）肾阳虚：素体禀赋不足，肾气不充，或房事不节，久病伤肾，导致肾阳虚弱，命门火衰，冲任不足，不能温煦子宫，摄纳胞脉胞络而致不孕。

（3）肝经郁热：肝郁化火，郁热内蕴，伏于冲任，胞宫血海不宁，难于摄精成孕。

2. 西医病因病理

（1）在卵泡早、中期的促卵泡素分泌不足或促卵泡素/促黄体素比例下降，或卵泡期抑制素异常，都会影响卵泡发育；促黄体素脉冲频率或幅度异常，均可导致黄体功能不全。其次，卵巢本身缺乏原始卵泡和颗粒细胞数目减少，也可使卵泡发育障碍。

（2）催乳素（PRL）对人类卵巢功能的影响，尚有许多不明之处。催乳素与黄体的关系，在卵泡期抑制卵泡成熟，使孕二醇分泌低下，导致促黄体素受体不全，进而导致黄体功能不全。

（3）早孕时绒毛膜促性腺激素不足或生物活性降低可影响小黄体细胞功能，引起黄体功能不全。卵泡期和黄体期子宫内膜孕酮受体浓度降低也是黄体功能不全的原因之一，此时血中黄体酮可正常，此外雌、孕激素相对平衡，对维护内膜正常发育至关重要，任何一种过高或不足，扰乱了二者平衡均可导致黄体功能不全。

（二）治疗原则

1.中医学治疗原则　本病的治疗原则重在调整月经周期。针对病机，本着“热者清之”“虚者补之”“瘀者散之”的原则，随证施治。但不可过用苦寒或滋补，活血不宜过于峻猛，以免太过寒凝或阻滞气机及耗气伤血。

2.西医学治疗原则　西医治疗主要采用药物疗法调整内分泌情况，以促进卵泡发育和排卵，刺激或补充黄体功能，达到不使黄体过早衰退和提高其分泌孕酮的目的，从而改善黄体功能。

三、治疗方法

（一）内治法

1. 经典古方

（1）肾阴虚证

［临床证候］月经先期，经量少，色暗红，经期延长、淋沥不断，或月经中期少量出血，婚后不孕，或早期流产，甚至反复流产，头晕、腰酸。舌苔薄，舌

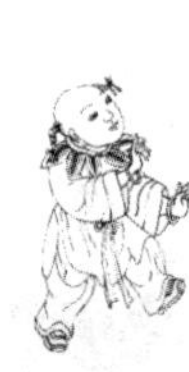

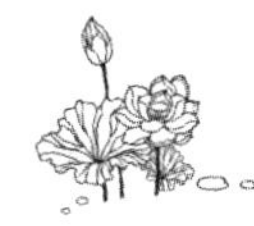

偏红，脉细数。

［治法］养阴益肾，调理冲任。

［方药］知柏地黄汤加味。

［组成］熟地黄、山茱萸、牡丹皮、茯苓、泽泻、淮山药、知母、黄柏、龟甲、菟丝子、白芍、女贞子。

［加减］经行量少加当归、鸡血藤、泽兰叶、牛膝；经中期出血或经行淋沥不断加墨旱莲、大小蓟、鹿角胶。先兆流产时加炒黄芩、阿胶、桑寄生。

（2）肾阳虚证

［临床证候］月经后期，经量少、色淡，形寒，四肢不温，性欲减退，腰膝酸软，宫寒不孕。舌苔薄，舌暗淡，脉沉细。

［治法］补肾助阳，温养冲任。

［方药］右归丸加减。

［组成］制附子、肉桂、鹿角片、山茱萸、菟丝子、枸杞子、杜仲、熟地黄、当归、补骨脂、仙灵脾。

［加减］月经稀少加鸡血藤、丹参、川芎。性欲减退加仙茅、阳起石；宫寒不孕加紫石英、紫河车。

（3）肝经郁热证

［临床证候］月经先期，经行不爽，量时多时少，或夹血块，烦躁，胸胁作胀，乳房胀痛，或受孕后漏红，色红质稠，伴小腹胀痛。舌苔薄黄舌质红，脉弦数。

［治法］疏肝泄热，调理冲任。

［方药］丹栀逍遥散加减。

［组成］牡丹皮、炒栀子、柴胡、当归、白芍、白术、茯苓、薄荷、甘草。

［加减］乳房胀痛加橘叶核、紫苏子、路路通；兼有脾虚而经行腹痛加淮山药、广木香、薏苡仁；兼有瘀阻而经行淋漓不断，或挟有瘀块加茜草炭、失笑散、血竭。

2. 名家名方

（1）夏桂成诊治经验（江苏省中医院妇科主任医师，教授，享受国务院特殊津贴专家）

夏氏认为黄体功能不全性不孕症，绝大部分与肾阳不足、心肝气郁有关，极少数属于阴虚火旺。而在阳虚的比例中，阴虚及阳者占多数，而且在一定程度上，大多数伴有肝郁。治疗时采用张景岳“善补阳者，必于阴中求阳”的观点，自拟助孕汤，用归芍地黄汤为基础，加入川续断、菟丝子、紫河车、鹿角片、五灵脂、炒柴胡，恢复黄体功能达到94.55%。同时对于气虚及阳、脾肾不足、肾虚脾弱型黄体不健性不孕症，拟定温肾健脾方，着重在黄体期服药，药用党参、白术、茯苓、山茱萸、川续断、菟丝子、鹿角片、煨木香等，其中川续断、菟丝子、鹿角片温肾中之阳，党参、白术、茯苓、木香为次药，加入山药、山茱萸以求阴中补阳，符合卵泡发育的要求。

（2）丛法滋诊治经验（首都医科大学附属北京同仁医院中医科主任医师、教授，名老中医）

丛氏认为肾虚是导致黄体功能不全的重要因素，其中以肾阳虚为多见。治疗时注重辨证与辨病相结合，采用以补肾为主的中药周期疗法。行经期治疗应理气活血调经，使经血排之顺畅，使陈旧的子宫内膜和经血彻底排泄干净，以防陈旧内膜影响新的子宫内膜生长。临床上常用调经方（当归、赤芍、川芎、五灵脂、苍术、香附、延胡索、泽兰、益母草、水蛭、乳香、乌药、生山楂、川续断、甘草）。经后卵泡期以补虚为要，在滋阴养血的基础上，加少量温柔的助阳药以助阴精（卵泡）的生长，是提高治疗效果的关键。方用自拟促卵泡汤（当归、白芍、熟地黄、山茱萸、山药、白术、茯苓、仙灵脾、蛇床子、菟丝子、枸杞子、女贞子、龟甲、肉苁蓉、川续断、香附）。排卵期滋阴温阳活血以促进排卵。用自拟的排卵汤（当归、赤芍、白芍、柴胡、香附、熟地黄、山茱萸、山药、五灵脂、红花、生薏苡仁、菟丝子、川续断、鹿角霜、炒麦芽、王不留行、甘草）。黄体期健脾温肾以扶助阳长。用自拟的促黄体汤（当归、白芍、鹿角片、熟地黄、山药、山茱萸、白术、人参、川续断、菟丝子、仙灵脾、肉苁蓉、巴戟天、茯苓、陈皮）。

（3）郭志强诊治经验（北京中医药大学东直门医院妇科主任医师、教授，享受国务院特殊津贴专家）

郭氏认为，黄体功能不全乃是脾肾阳气不足，胞宫虚寒之故，强调“妇人以血为用，血得热则流畅，得寒则凝滞”以及“阳气”的重要性。同时在注重在阳气

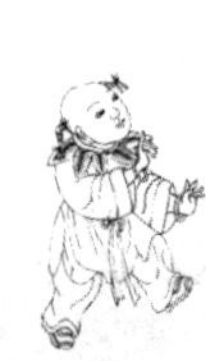

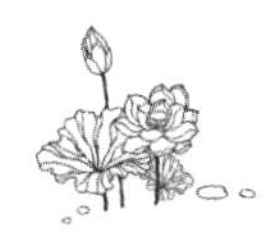

的基础上亦常顾护脾胃之生化及对肝气的条达，采用分期辨证治疗。行经期以养血、活血、调经为主，使经血通畅，推陈出新，自拟养血调经汤，组成：党参、莪术、丹参、益母草、当归、赤芍、川芎、熟地黄、泽兰、川牛膝。经后期以补肝肾之阴精、调脾胃之气血为主，自拟育胞汤，组成：菟丝子、枸杞子、女贞子、当归、炙首乌、熟地黄、黄精、党参、益母草、川续断、牛膝。经间期治疗应因势利导，温肾助阳，行气活血，使阳气升发，促进阴阳转化为主，自拟促排卵汤（能自主排卵者除外），组成：菟丝子、当归、丹参、枸杞子、川续断、羌活、益母草、炙首乌、怀牛膝、党参。经前期治疗时遵循“精中生气，气中生精”思想，以补肾健脾、养血益气为主，自拟两固汤，组成：熟地黄、枸杞子、菟丝子、炙首乌、覆盆子、山药、当归、川续断、锁阳、怀牛膝。

3. 秘、验、单、偏方

（1）单方验方

处方一：菟丝子20克，川续断15克，杜仲15克，桑寄生15克，枸杞子15克，党参15克，黄芪15克，白术15克，茯苓15克，当归15克，紫河车10克，女贞子15克，丹参15克，益母草10克。上药共为细末，压片，每片0.3克。于月经周期第10天开始服药，每天3次，每次20片。

处方二：熟地黄12克，全当归15克，制首乌15克，肉苁蓉10克，黄芪15克，党参15克，紫河车10克，仙灵脾10克，巴戟天10克，鹿角片10克，枸杞子15克，升麻6克，制香附6克。每月月经周期第12天开始服用，连服10天，3个月经周期为1个疗程。

处方三：土元（土鳖虫）10克，酒大黄10克，当归15克，枳实12克，三棱10克，莪术10克，五灵脂10克，海藻15克，王不留行15克。每天1剂，水煎2次，早、晚各服1次。

处方四：熟地黄10克，怀山药10克，当归15克，黄芪15克，仙灵脾12克，菟丝子20克，女贞子15克，鹿角粉（冲服）8克。每天1剂，水煎2次，分2次口服。

（2）内服效验方

①促黄体汤

［处方］熟地黄15克，枸杞子15克，菟丝子15克，黄精12克，仙灵脾12克，巴戟天10克，何首乌12克，炒山药15克。

［加减］兼肝郁者，加柴胡10克，白芍15克，川楝子15克；肾阴虚者，加女贞子15克，墨旱莲15克；血瘀者，加益母草10克，桃仁10克，红花10克。

［用法］于月经干净后第17～26天，每天1剂，水煎服，早、晚分服。

②寿胎丸加味汤

［处方］菟丝子20克，桑寄生10克，川续断10克，阿胶10克，仙灵脾20克，覆盆子15克，党参30克，黄芪15克，炒白术15克，炙甘草6克。

［加减］兼肝郁者加柴胡10克，郁金15克；血虚者加何首乌15克，枸杞子15克；血瘀者加泽兰10克，益母草15克；痰湿者加姜半夏10克，陈皮10克；白带多加鸡冠花8克，金樱子10克。

［用法］于月经周期第15天起服此方，每天1剂，水煎分2次服，连服10剂，3个月经周期为1个疗程。

③自拟调经汤

［处方］熟地黄12克，枸杞子15克，菟丝子20克，黄精10克，当归15克，仙灵脾12克，巴戟天10克，紫河车9克。

［加减］肝郁者加柴胡10克，木香10克；血瘀者加丹参12克，益母草15克；血虚者加大枣4枚，制首乌15克；痰湿者加姜半夏10克，陈皮10克。

［用法］于月经干净后1～10天，每天1剂，水煎服。

④理气活血汤

［处方］当归、川芎、丹参、香附、柴胡、牡丹皮、川楝子、郁金、白芍、延胡索、泽兰各10克。

［加减］出血不止加花蕊石24克，炒地榆皮10克；腹胀剧加大腹皮10克，槟榔10枚。

［用法］于月经来潮前10天开始服用，每天1剂，水煎服。

⑤大补元煎加减

［处方］当归、熟地黄各10克，人参、炙甘草、山茱萸各6克，山药、杜仲、枸杞子各12克。

［加减］出血量多加五倍子4.5克，附子、血余炭、阿胶、三七各10克；大便溏薄加淮山药、炒扁豆、肉豆蔻各12克。

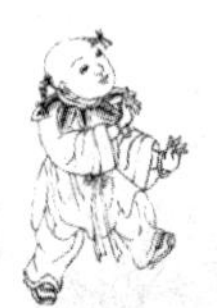

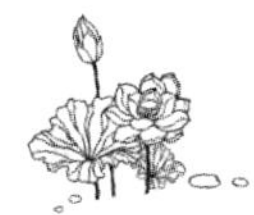

［用法］于月经干净后1～10天，每天1剂，水煎服。

（3）秘方、偏方

①刘寄奴20克，猪肉100克，炖服。

②艾叶（醋炒）5克，鸡蛋黄2枚。先搅匀蛋黄，然后将艾叶煎汤去渣，和鸡蛋黄，饭前温服。

③仙鹤草、血见愁、墨旱莲各30克，水煎服，每日3次。治疗肾阴不足型黄体不足之经量过多。

④补骨脂3克，赤石脂3克，共研细末，1次服用，每日3次。

⑤黄芩、香附各10克，牡丹皮6克，水煎服，每日1剂，连服数剂。

⑥贯众炭研末，每次60～90克，以石菖蒲3～6克煎汤送服。

⑦生地黄、麦冬、红糖各15克，三味同时放入瓷锅内煎煮30分钟，去渣取汁，频频饮服，每日1次，连用3～7日。

4. 中成药

（1）调经益母丸：每次20～30粒，每日3次，温水或黄酒送服。

（2）归芍地黄丸：蜜丸，每次1丸，每日3次，口服。

（3）固经丸：每次6克，每日2次，口服。

（4）金匮肾气丸：蜜丸，每次1丸，每日2次，口服。

（5）加味逍遥丸：每次9克，每日2次，口服。

5. 西药治疗

（1）孕酮：排卵后或基础体温上升后第3天开始用孕酮阴道栓25毫克，每日2次；或黄体酮油剂12.5毫克肌内注射，每日1次，直至月经来潮。

（2）克罗米芬（CC）：从月经第2～5天开始，每天口服50～100毫克，共5天。如无效每一周期，逐渐递增50毫克，直至150毫克。连用3～4周期。

（3）二苯氧胺：月经第5～9天，每日口服10毫克，共5天，能使黄体功能不全患者黄体期延长，血中孕酮和E_2浓度明显上升，子宫内膜的功能改善，妊娠率为35%。

（4）人绒毛膜促性腺激素（hCG）：排卵后的第3、6、9天，每天肌内注射hCG 2500单位。治疗后黄体期延长，妊娠率明显增加。

（二）外治法

1. 理疗

［取穴］下腹两侧及下腹。阴虚加三阴交、足三里；肾阴虚加关元、肾俞、三阴交。

［操作］采用JG-1型氦-氖激光治疗机，输出功率25毫瓦，波长632.8纳米，电流15～25毫安。照射下腹两侧，光距1米，每侧照射15分钟。每穴3分钟，每日1次，10次1个疗程，疗程间隔7日，3～4疗程后改为每周2～3次。

2. 推拿按摩

（1）推按膀胱经，点按至阳、命门、腰阳关、长强；揉按膈俞、脾俞、肾俞、八髎穴；按压腰部两侧并分推之，再在腰骶部用擦法，以透热为度。用点按胸骨法，按腹中法，脐部团摩法，并按揉气户、气海、关元及子宫穴。按揉足三里穴、血海、三阴交。肾虚者加按揉气穴、然谷、百会、太溪、阴谷；气血不足加点助补气法，按揉气户、中脘；气滞血瘀加按揉肝俞、期门、章门、四满，按压气冲，点按中都、太冲、行间，拿血海、三阴交；寒湿凝滞加直擦背部膀胱经，按揉阴交、曲骨、气冲，以及行耻骨上横摩法；痰湿阻滞加上腹摩按法，按揉四满、中极、气冲、丰隆，横擦腰骶部。行耻骨上横摩法。于月经净后第2日开始，每日1次，10次为1个疗程。

（2）［取穴］①组：秩边、三阴交。②组：气海、关元、中极、曲骨、四满、气穴、大赫、横骨、子宫。以磁圆针按揉2组穴，先任脉后肾经、子宫穴，先左后右，由上而下，先轻后重，顺经穴旋转按揉14穴2分钟。月经前后各针6～10次。

3. 艾灸

（1）［取穴］关元、中极、足三里、隐白、地机。施雀啄灸每穴灸5～10分钟，每日1～2次，10次为1个疗程。

（2）［取穴］胞门、子户、至阴、关元、气海、中脘、三阴交。施雀啄灸每穴灸5～10分钟，每日1次，10次为1个疗程。

4. 贴敷

（1）巴戟天10克，鹿角霜10克，公丁香6克，小茴香6克。研为细末，用酒调和，做成钱币大小的薄饼。用法：于月经干净后开始，将药饼敷贴于中极、会阴、长强、命门等穴，药饼干了加酒润湿后再敷。连敷10天为1个疗程。

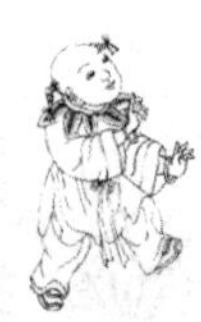

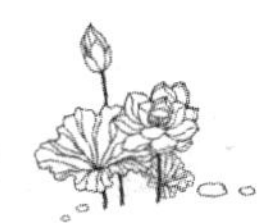

（2）黄丹6克，白胡椒50克，小茴香100克。共研细末，并装入纱布袋内，贴于脐部，再用腰带固定，10日换药1次。注意：怀孕后即停药。

（3）白芥子、吴茱萸、熟附子各等量，黄酒适量。将前3味药共研细末，过筛贮瓶备用。治疗时取药末5～10克，以黄酒适量调和如厚泥状，软硬适度，捏成圆形小药饼，敷贴中极穴，外加纱布覆盖，胶布固定。经5～6小时后，局部可发赤、起疱。水疱不需处理，任其自行吸收结痂。敷药时间以月经来潮前7～10天为佳，每月贴敷1次，连续3个月经周期为1个疗程。

（4）小茴香60克，艾叶10克，大茴香15克，松香15克，沉香10克，熟附子15克，广木香15克，炙山甲10克，乳香10克，肉桂10克，炮姜10克，桃仁12克。上药共研为粗末，装入布袋内，敷在小腹上。本方1剂可用1个月，月经后用，待下次月经时取下，月经干净后再用1剂。若月经过期不来，应立即取下。

（5）巴戟、鹿角霜各6克，王不留行5克，公丁香、小茴各3克，研末，用醇酒调理，做成饼，如钱币大。取中极、会阴、长强、命门四穴，洗净擦热，贴上药饼，用胶布固定。用于经净后第2日敷上，药饼干则加酒润湿再敷，连敷10天为1个疗程，如无效则行第2个疗程。

5. 中药灌肠

促黄汤

［处方］熟地黄15克，白芍15克，芡实15克，金樱子15克，女贞子15克，墨旱莲15克，山茱萸15克，茜草15克，桑寄生15克，玄参10克。

［方法］上药煎煮，取100毫升，温度约40℃，于月经干净后第3天开始保留灌肠。每天1次，14天为1个疗程。

6. 针刺

（1）毫针法

方法一：关元、三阴交、隐白，脾虚者加脾俞、足三里。用平补平泻法，留针15～30分钟，可针灸并用。每日1次。

方法二：①次髎、气冲、中极。②大赫、三阴交。两组穴位交替使用。针前排空大小便，腹部穴用1.5寸（针型号）不锈钢毫针，直刺2.5～3厘米，手法捻转，平补平泻，针感向会阴部放射，得气后静留针25分钟。次髎穴采用2.5寸不锈钢毫针，直刺入第2骶孔，手法捻转提插，以补为主，针感向小腹部传导，得气后立即出针。三阴交穴用平补平泻，针感向上传导，得气后静留针25分钟。隔天1次，10次为1个疗程。

方法三：内关、照海、悬钟穴。用平补平泻法，留针15~30分钟，可针灸并用。隔天1次，10次为1个疗程。

方法四：关元、气海、三阴交、脾俞、命门穴。用平补平泻法，留针20分钟，加温针，每日1次。

（2）耳针耳穴

方法一：子宫、卵巢、内分泌、肝、脾、肾、皮质下、神门、三焦。按压耳穴，每2小时按压10分钟，双耳交替，隔日1次，6日为1个疗程。

方法二：主穴肾、子宫、附件、盆腔、内分泌、肾上腺、皮质下、卵巢；配穴膈、肝、脾、腰痛点。每次选主穴3个，配穴2个，常规消毒，用胶布将王不留行子贴于穴上，轻轻揉按，使固定后加力，患者此时有胀、麻、酸、痛等感觉。隔天换药1次，10天为1个疗程。

方法三：子宫、皮质下、内分泌、卵巢、肾穴。常规消毒，用胶布将王不留行子贴于穴上，按压耳穴，双耳交替，隔天换药1次，10天为1个疗程。

（3）电针法

方法一：气海、关元、水道、三阴交。提插手法至得气后，用电针。留针20分钟，隔日1次。

方法二：关元、中极、子宫、三阴交。电针刺激，频率3Hz，电流量5mA。连续30分钟，从月经第14日开始治疗，每日1次，共3日：观察7日，若基础体温不上升，再电针1次。1次月经为1个周期。共治疗3个月。

（三）诊疗体会

黄体功能不全临床主要表现为月经先期或经前点滴出血，患者有排卵但不易受孕且容易早期流产。黄体期是阴转阳，阳气渐旺的重要阶段，如肾阳不足，肾虚失煦，或肝郁失疏，则往往阴转阳化迟缓，阳气不及，不能达到正常的阴阳平衡状态，以致黄体功能不全。因此，笔者在临床治疗时注重温补肾阳及疏肝化郁，常用右归丸或逍遥散加减，可重用菟丝子、巴戟天、肉苁蓉，对经行淋漓不净者加墨旱莲、大小蓟。着重在黄体期服药，一般在月经周期第14天开始用药，连续2周直至怀孕或月经来潮。

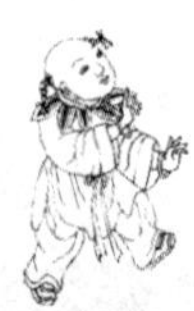

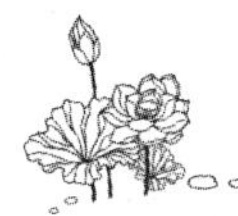

四、生活起居

1. 起居

（1）适应生活工作环境的变迁，避免不良精神因素的刺激，保持愉快的心理状态，心平气和，精神舒畅。

（2）随气候冷暖变化，增减衣服，避免寒热所伤，血得热则沸，得寒则凝，温热之邪可致月经先期。

（3）避免劳倦、房事过度等，以免伤肾气，耗精血。

（4）注意月经期卫生保健，避免过劳和剧烈运动。

2. 饮食　注意饮食调节，做到饮食多样化，不可偏食辛辣助阳之品，适当多食高蛋白、高热能、高维生素食物；气虚者应调节饮食，要清淡可口，富于营养。血热阳盛体质者尽量避免服用辛辣刺激及膏粱厚味食物。

常用食疗方：

（1）生地枸杞饮：鲜生地黄50克，枸杞子50克，冰糖适量。水煎代茶饮。适用于肝肾阴虚型黄体功能不全性不孕症。

（2）山楂红糖饮：山楂50克，红糖适量。水煎代茶饮。适用于黄体功能不全性不孕，证属血瘀脉阻者。

（3）山药莲子粥：山药、莲子各100克。粳米100克。煮粥食用，适用于脾肾阳虚者。

（4）猪腰核桃汤：猪腰子1对，核桃肉、莲子各100克，枸杞子50克，续断（包）、桑寄生（包）各20克。同炖煮后食肉喝汤。适用于肾虚不固者。

（5）乌鸡茯苓汤：乌鸡1只，茯苓9克，红枣10枚。将鸡洗干净，把茯苓、红枣放入鸡腹内，用线缝合，放砂锅内煮熟烂，去药渣，食鸡肉饮汤。每日1剂，分2次服完，月经前服，连服3剂。

3. 活动、运动　经期避免过重的体力劳动和剧烈运动，不宜冒雨涉水，洗冷水浴和游泳。

4. 服药及饮食忌口

（1）清热泻火药多属苦寒之品，煎后宜温服，并少量多次饮下，以免引起呕吐。

（2）阴虚血热型忌服辛热暖宫之药。

第五节 卵泡未破裂黄素化综合征

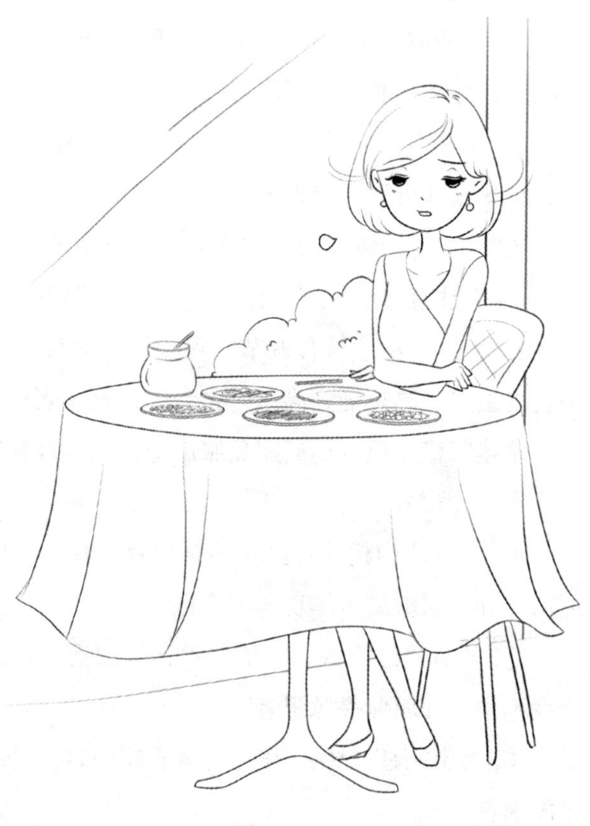

王某，女，33岁，已婚，2009年5月30日初诊。因婚后未避孕未孕3年就诊。平素月经规则，13岁初潮，周期28～30天，经期5～7天，经量中等，无痛经，末次月经：2009年5月18日。经前1周起伴乳房胀痛、腰酸，舌红、苔薄白，脉细弦。妇科检查：外阴已婚式，阴道通畅，宫颈光滑，子宫前位，正常大小，质地中等，双侧附件未触及异常。基础体温呈双相型，高温相持续时间达12～14天，温差0.3～0.4℃。子宫输卵管造影提示双侧输卵管通畅，男方各项检查无异常。患者初诊时适值月经周期第13天，当时行阴道B超检查，提示左侧卵巢有优势卵泡，直径达24毫米，嘱患者每日复查B超，直至月经来潮，未见卵泡破裂迹象，以后又连续监测2个月经周期，仍提示卵泡持续增大且有优势卵泡，但卵泡未破裂。

［诊断］①原发性不孕；②卵泡未破裂黄素化综合征。

［辨证］肾虚肝郁。

［治法］滋肾疏肝、填精助孕。

［方药］当归10克，白芍10克，山药10克，熟地黄10克，白术10克，茯苓10克，泽泻10克，丹参10克，香附10克，柴胡10克，菟丝子10克。同时于月经中期，即B超提示有优势卵泡之日起，适当加入桃仁10克，红花10克。水煎，每日1剂，分2次服。共治疗3个月后，B超检查有排卵，当年10月怀孕，第2年足月分娩一女婴。

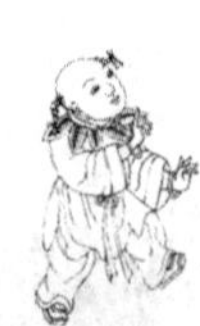

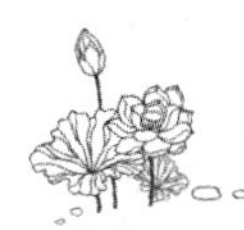

一、诊断与鉴别诊断

（一）概述

卵泡未破裂黄素化综合征是指卵泡成熟但不破裂，卵细胞未排出而原位黄素化，形成黄体并分泌孕激素，身体效应器官发生一系列类似排卵周期的改变。它是无排卵性月经的一种特殊类型，也是引起不孕的重要原因之一。

1975年Jewelewicz首先提出有卵泡不破裂而黄体化的情况，并命名为卵泡未破裂黄素化综合征（LUFS）。1978年Marik等用腹腔镜直接观察卵巢表面，证实有些早期黄体确无排卵裂孔，进一步支持了Jewelewicz的说法。本证的发病率各家报道不一，多数认为自然月经周期为5%~10%，药物促排卵周期中为30%~40%。

按本综合征的特征，中医虽尚无此病名，但因患者常以月经周期正常而不孕就诊，故可归属于“不孕症”的范畴。

（二）诊断

1. 病史　询问结婚年龄，男女双方健康状况，性生活情况，婚后采用过何种避孕方法及时间，月经情况，过去史，精神过度刺激等。

2. 临床表现

（1）不孕为常见的症状，且常误认为是“原因不明”的不孕症。

（2）可合并有盆腔子宫内膜异位症或者慢性盆腔炎、盆腔粘连的表现。

（3）月经周期可正常。

（4）临床一般常用的监测排卵方法，如基础体温、宫颈黏液、孕酮测定、子宫内膜活检等均提示为排卵性月经。

3. 检查

（1）全身检查；全身检查时应注意第二性征发育情况，毛发分布，体重。

（2）妇科检查：注意内、外生殖器的发育，有无畸形、炎症或包块等。

（3）辅助检查

①B超连续监测：于围排卵期（月经周期第8~9天起），每日用阴道B超连续观察，了解卵泡发育动态情况，若有优势卵泡形成，达成熟卵泡标准（卵泡最大直径≥18毫米，清晰透亮、边界清楚等），而无排卵表现，即卵泡持续不消失

或无明显缩小（卵泡滞留型），或继续增大（30～45毫米，卵泡持续长大型），子宫直肠陷凹无游离液出现，即可考虑为卵泡未破裂黄素化（LUF）周期。在B超监测周期中，应由专人专机检查，以统一标准，避免将排卵后的囊性黄体误认为卵泡未破裂黄素化。

②腹腔镜检查：于黄体早期（月经周期第20天前，基础体温上升2～4天）用腹腔镜直接观察卵巢表面，有黄体但无排卵裂孔。

③后穹窿穿刺液甾体激素测定：于黄体早期行后穹窿穿刺，抽取腹腔液，测其雌孕激素浓度，与血中浓度比较，比值≥5作为排卵标准，可推断卵泡曾否破裂。

④内分泌检查：血促黄体生成素峰值测定较正常低下或过早出现。

（三）鉴别诊断

本病主要与正常排卵周期鉴别。并要注意鉴别有否盆腔内膜异位症、慢性盆腔炎等合并症存在。

二、病因病理与治疗原则

（一）病因病理

1. 中医病因病机　中医学认为本病的发生与肾、血气及冲任失调密切相关，肾气盛，天癸至，气血调和，任通冲盛，男女两“精”适时相搏，则胎孕乃成。若肾气亏损，血瘀气滞，冲任胞脉失和，即使经水按期而至，亦不能摄“精”成孕。

（1）肾虚血瘀：肾虚冲任虚损，精亏血少，加之瘀血阻滞胞宫脉络，卵子不能排出与精子结合，故婚久不孕；冲任虚损、瘀血阻滞不重，故月经暂可调和，若损及太过，则可致月经不调。

（2）肾阳不足：肾为先天之本，肾阳为人身之元阳，肾阳具有温煦推动的作用，能促进人体的新陈代谢。若早婚房劳或素体阳虚，以致肾阳偏虚，不能助冲任行通达排卵的作用，使卵子无力排出而致不孕。

（3）肾虚肝郁：素体肾气不足，或久病伤肾，或房事不节，损伤肾气；肝气不舒，则气机失于条畅，肝失疏泄，则气机阻塞而致经气不利；肝肾功能失调则排卵受阻，孕育难成。

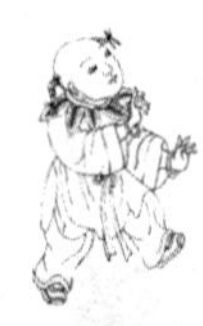

（4）肝肾精亏：肝藏血，主疏泄。肾藏精，主生殖。精血互生，乙癸同源。若肝肾不足，精血亏少，或久病伤肾，或房劳过度，均可导致肝肾之精亏损，致使肝肾藏泄失职，阴阳消长转化失度，以致排卵障碍。

2. 西医病因病理　卵泡未破裂黄素化综合征的发生原因及机制目前还不很明了，多数认为本证由多种因素引起，如中枢性调节紊乱、局部障碍、药物因素及精神心理因素等。

（1）血促黄体生成素分泌不足或异常：1985年Hamilton证实卵泡未破裂黄素化综合征周期中血促黄体生成素峰值较正常周期明显低下。血促黄体生成素峰的出现可使颗粒细胞活动增加，窦腔内黏多糖被透明质酸酶解聚增多，卵泡内张力即增高；如血促黄体生成素峰值降低或血促黄体生成素峰过早出现，则影响排卵前的一系列变化而不能排卵。

（2）卵巢局部蛋白溶解酶活性减弱或前列腺素缺乏：蛋白溶解酶对卵泡破裂起作用，当这些酶的活性减弱时，即抑制卵泡破裂；卵泡周围平滑肌受前列腺素的作用而有收缩功能，故未破裂卵泡黄素化也可能与前列腺素不足有关。

（3）子宫内膜异位症、盆腔炎性疾病：据统计二者合并卵泡未破裂黄素化综合征占16%～79%，故有认为引起卵泡未破裂黄素化综合征的原因可能与卵巢局部因盆腔异位内膜及炎症造成的粘连而导致卵泡不破裂有关，Hamilton称其为机械性卵泡未破裂黄素化综合征。

（4）药物因素：药物促排卵或超促排卵周期中，该综合征的发生率明显高过自然周期，表明在促排卵过程中卵泡的发育及成熟程度与自然周期不完全相同。如克罗米芬（CC）促排卵可使本证明显增加，据认为克罗米芬等药物可导致卵巢基质及卵泡黄体化所致。

（5）精神心理因素：亦有人认为与精神心理因素有关，长期不孕妇女处于紧张和不断的应激状态中，造成血中催乳素水平反复出现小峰值而影响排卵。

（二）治疗原则

1. 中医学治疗原则　本证除长期不孕或“原因不明”不孕外，往往无其他明显自觉症状，故中医应重在中西证病结合辨证。临床见证以肾虚血瘀为主，每合并肝郁气滞、肾阳不足或肝肾阴亏等证象。

2. 西医学治疗原则　卵泡未破裂黄素化综合征的病因尚不十分清楚，故目前尚缺乏统一规范性治疗方案及理想方法。治疗方法主要是对不孕者而为，可针对其具体病情采取药物治疗、B超引导下行未破裂卵泡穿刺治疗、手术治疗及精神心理治疗。

三、治疗方法

（一）内治法

1. 经典古方

（1）肾虚血瘀证

［临床证候］婚久不孕，月经周期、经量正常或异常，经色淡暗，或有血块，或经期下腹坠痛，畏寒肢冷，腰酸膝软，头晕耳鸣，舌质淡暗，边有瘀点，脉沉滑。

［治法］补肾祛瘀，通络散结。

［方药］少腹逐瘀汤加减。

［组成］小茴香、炮姜、延胡索、没药、当归、川芎、肉桂、赤芍、蒲黄、五灵脂。

［加减］腰骶酸楚可酌加枸杞子、菟丝子、川续断、寄生、杜仲等。若卵泡不破裂加穿山甲、皂角刺等。

（2）肾阳不足证

［临床证候］婚久不孕，经血量多，色淡红，有较大紫血块，形体较胖，形体畏寒，小腹有冷感，舌质偏紫，苔白腻，脉细。

［治法］温补肾阳，调理气血。

［方药］定坤丹加减。

［组成］丹参、赤白芍、红花、熟地黄、山药、川续断、菟丝子、鹿角片、杜仲、淮牛膝、补骨脂、巴戟天。

［加减］畏寒肢冷，腰痛如折，小腹冷甚，加紫石英、淫羊藿；头晕耳鸣，失眠健忘，加枸杞子、酸枣仁、柏子仁。

（3）肾虚肝郁证

［临床证候］婚后久不怀孕，经行或先或后，经量或多或少，色红或黯，质稠，头晕耳鸣，腰酸腿软，经行不畅，时欲太息，或经前胸胁、乳房胀痛，舌淡

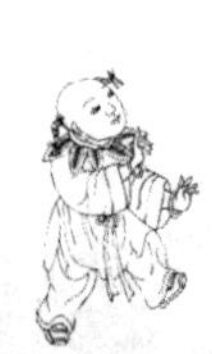

暗或红，苔薄，脉沉细或弦细。

［治法］疏肝开郁，理血调经。

［方药］开郁种玉汤加减。

［组成］白芍、当归、香附、炒白术、茯苓、牡丹皮、柴胡。

［加减］若肾阳虚加补骨脂、鹿角片、仙茅、巴戟天等；若肾阴虚者加熟地黄、菟丝子、山茱萸等。

（4）肝肾精亏证

［临床证候］婚后久不怀孕，经行或先或后，经量或多或少，色红或黯，质稠，头晕耳鸣，腰酸腿软，经行不畅，时欲太息，或经前胸胁、乳房胀痛，舌淡暗或红，苔薄，脉沉细或弦细。

［治法］滋补肝肾，填精益髓。

［方药］左归丸加味。

［组成］熟地黄、山药、枸杞子、山茱萸、川牛膝、菟丝子、鹿角胶、龟胶、当归、白芍、牡丹皮、茯苓、泽泻、女贞子。

［加减］头晕耳鸣，心烦少寐加枸杞子、酸枣仁；胸胁胀满疼痛甚者，加柴胡、青皮、玫瑰花。

2. *名家名方*

（1）韩百灵诊治经验（已故黑龙江中医学院妇产科主任、教授，名老中医）

韩老将本病分为4型论治。

肾阴亏损者用百灵育阴汤：熟地黄15克，山药15克，川续断15克，桑寄生15克，怀牛膝15克，山茱萸15克，白芍15克，牡蛎20克，杜仲15克，海螵蛸20克，菟丝子15克，龟甲20克。

血虚者用育阴补血汤：熟地黄15克，山药15克，当归15克，白芍15克，枸杞子15克，炙甘草10克，山茱萸15克，牡丹皮15克，龟甲20克，鳖甲20克。

肾阳虚者用渗湿汤：熟地黄15克，山药15克，白术15克，茯苓15克，泽泻10克，枸杞子15克，巴戟天15克，菟丝子15克，肉桂10克，附子10克，鹿角胶15克，补骨脂15克，陈皮10克，甘草10克。

肝郁气滞者用调肝理气汤：当归15克，白芍15克，柴胡10克，茯苓15克，白术10克，牡丹皮15克，香附15克，瓜蒌15克，怀牛膝15克，川楝子15克，王不留行15克，通草15克，甘草10克。

（2）梁文珍诊治经验（安徽中医药大学第一附属医院妇科主任医师、教授）

梁教授治疗未破裂卵泡黄素化不孕症采用分期论治。

月经期以健脾补肾为第一要务。梁教授依据中医学对月经期生理状态的认识，提出月经期多属重阳转阴，经血下泄，血少气亏，此时的调治对于卵泡的生长发育有决定性的意义。经期补脾肾促使气血盛，阴精足，才能使月事以时下，经血畅行，为卵泡发育奠定良好的基础。采用自拟补肾健脾方，主要组成为党参、黄芪、熟地黄、炒白芍、当归、杜仲、川芎、山药、山茱萸。根据辨证，或加滋肾阴药如女贞子、黄精、麦冬、枸杞子、龟甲、墨旱莲;或重用补肾阳，加锁阳、巴戟天、石楠叶、仙茅、仙灵脾、骨碎补、菟丝子、沙苑子等药。

排卵期以疏肝化瘀为基本治法。排卵期生殖之精在肾之阴精的滋养下发育成熟，气血顺畅，方能排出卵子。未破裂卵泡黄素化即是因为正虚无力振奋气血，而使卵泡无法排出。因此，梁教授认为，在月经期益气补肾的基础上，排卵期的治疗重点是疏肝化瘀。自拟桃红二丹四物汤，主要组成为桃仁、红花、牡丹皮、丹参、当归、白芍药、生地黄、川芎、炒蒲黄、益母草，可酌加石菖蒲、月季花、川牛膝、制香附、郁金。

治疗期间补肾健脾方一般在月经来潮时服用，连续服用7～10剂，随后根据卵泡监测的情况，在B超监测到有优势卵泡时即开始服用桃红二丹四物汤加味，连续服用7～10剂，同时继续监测排卵，指导患者性生活。

（3）程泾诊治经验（温州中山医院院长，主任医师）

程氏认为该病以肾虚血瘀，冲任胞脉失和为其本质，常合并肝郁气滞、湿热瘀阻、心肝火旺等，治疗以补肾活血，调养冲任胞脉助孕为主。内服基本方为益肾活血排卵汤，组方：熟地黄15克，当归12克，赤白芍各12克，菟丝子18克，枸杞子15克，制香附10克，丹参18克，仙灵脾12克，肉苁蓉15克，女贞子15克，鹿角片（先煎）10克，泽兰10克，红花6克，川续断15克，茺蔚子12克。若伴肝郁气滞加疏肝理气之品如柴胡、八月札等；若伴湿热瘀阻加清利下焦胞宫胞脉湿热之品如红藤、败酱草、忍冬藤、牛膝等；若伴心肝火旺加泻肝清心安神之品如牡

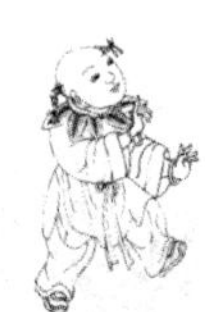

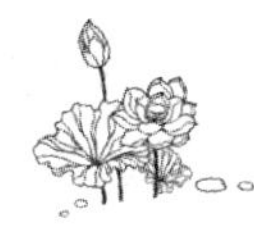

丹皮、山栀子、龙胆草、夏枯草、夜交藤等;若伴瘀阻胞宫加化瘀软坚散结之品如制大黄、桃仁、三棱、莪术、蜈蚣等。成熟型（卵泡滞留型或卵泡持续长大型）加活血化瘀通络之品如桂枝、制大黄、皂角刺等；早熟型（小卵泡黄素化型）阳虚者加温肾助阳之品如巴戟肉、仙茅等；阴虚者加滋肾养阴之品如制首乌、玄参等。经净后开始用药，每天1剂，在月经周期第10～12天起加大剂量，并加鳖甲、炮穿山甲、生牡蛎、石菖蒲等化瘀软坚通窍之品以排卵，排卵后停药。

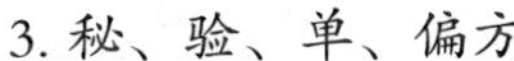

3. 秘、验、单、偏方

（1）单方验方

①补肾促排丸

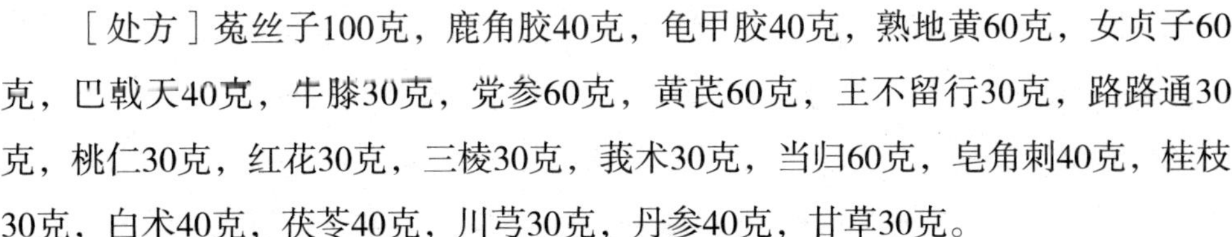

［处方］菟丝子100克，鹿角胶40克，龟甲胶40克，熟地黄60克，女贞子60克，巴戟天40克，牛膝30克，党参60克，黄芪60克，王不留行30克，路路通30克，桃仁30克，红花30克，三棱30克，莪术30克，当归60克，皂角刺40克，桂枝30克，白术40克，茯苓40克，川芎30克，丹参40克，甘草30克。

［用法］上药共研细末，加等量蜂蜜，制成蜜丸，每丸重20克，每次1丸，每日3次，饭后服用，经期不停药。

②补肾疏肝通络方

［处方］黄芪21克，熟地黄24克，菟丝子30克，川续断12克，巴戟天9克，淫羊藿12克，醋延胡索12克，怀牛膝10 克，赤芍9克，枸杞子12克，当归12克，白芍15克，桃仁10克，制香附10克。

［用法］水煎服，每日1剂，于月经干净后开始服用，连服10天。

③促卵泡汤

［处方］月经开始用熟地黄、枸杞子、覆盆子、菟丝子各12克，何首乌10克，益母草15克。月经第5天用促卵泡汤，柴胡、桃仁、红花各10克，制香附、当归、女贞子、菟丝子各15克，赤芍、仙茅、仙灵脂、川续断各12克。月经第10～16天

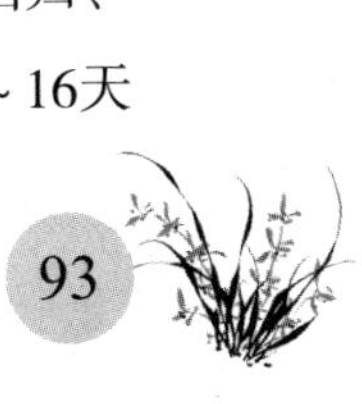

用促卵泡汤加炙山甲、覆盆子各10克，鸡血藤15克，川牛膝、泽兰各12克。

［用法］每日1剂，水煎2次，早、晚分服。

（2）内服效验方

①益肾活血助孕方

［处方］熟地黄15克，当归12克，赤、白芍各12克，菟丝子18克，枸杞子15克，制香附10克，丹参18克，仙灵脾12克，肉苁蓉15克，女贞子15克，鹿角片（先煎）10克，泽兰10克，红花6克，川续断15克，茺蔚子12克。

［加减］伴肝郁气滞而经前乳胀者，酌加柴胡10克，八月札12克，娑罗子10克，绿萼梅6克，玫瑰花6克，小青皮6克等疏肝理气之品。伴心肝火旺而经前烦躁失眠、情绪易怒、口苦咽干、脉弦数、舌红苔黄者，宜酌加牡丹皮10克，山栀子10克，柴胡6克，龙胆草6克，夏枯草12克，木通6克，甘草6克，夜交藤15克等泻肝清心安神之品。合并盆腔内膜异位症瘀阻胞宫而经行腹痛者，酌加酒制大黄10克，桃仁10克，炮山甲12克，三棱12克，莪术12克，地鳖虫10克，地龙10克，蜈蚣2条，九香虫6克等化瘀软坚散结之品。合并慢性盆腔炎湿热瘀阻胞脉而下腹隐痛、带下者，宜酌加红藤15克，败酱草15克，忍冬藤15克，连翘15克，二妙丸（包煎）20克，牛膝12克，薏苡仁15克等清利下焦胞宫胞脉湿热之品。

成熟型（卵泡滞留型或卵泡持续长大型）卵泡未破裂黄素化，宜加桂枝6克，制大黄10克，鸡血藤15克，怀牛膝12克，路路通12克，皂角刺12克等活血化瘀通络之品。早熟型（小卵泡黄素化型）卵泡未破裂黄素化，阳虚者宜加巴戟肉12克，仙茅12克，紫石英（先煎）18克等温肾助阳之品；阴虚者加鳖甲（先煎）15克，制首乌15克，玄参12克等滋肾养阴之品。

［用法］于经净后开始服药，每日或隔日一剂，水煎2～3次服。在月经周期第10～12天起可加大剂量每日服药，并加入鳖甲（先煎）12克，桃仁10克，炮山甲10克，生牡蛎（先煎）30克，石菖蒲10克等，化瘀软坚通窍以促排卵，至排卵后停药。

②升带汤加减

［处方］白术30克，沙参15克，石见穿12克，党参、荸荠粉（可用马蹄罐头代之）、鳖甲、丹参、茯苓各9克，肉桂、半夏、神曲各3克。肾阳虚较重者加鹿角霜12克，紫石英15克；气血虚弱者加紫河车（研粉、冲服）5克；偏于气滞者

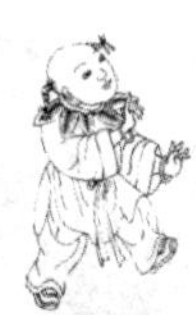

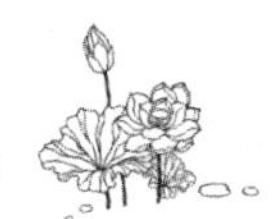

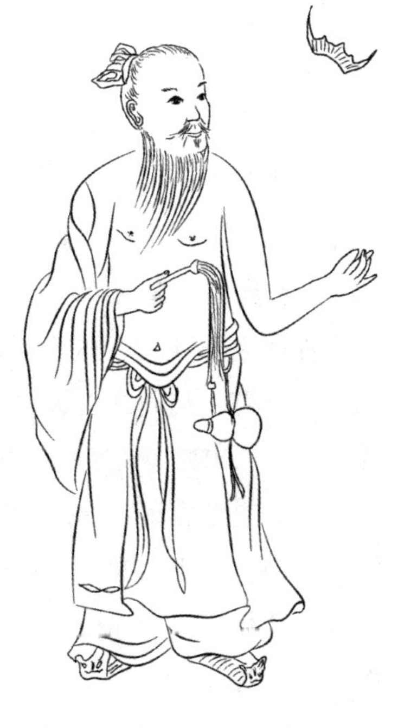

加生麦芽12克，香附、通草各9克。

［用法］B超监测卵泡预排卵日期连续观察2天，无排卵发生，且有发育成熟的卵泡持续存在，或增大，可连续煎服上方3～5剂。

③促排卵汤

［处方］柴胡12克，当归12克，川牛膝12克，川芎12克，紫石英30克，仙灵脾10克，枸杞子12克，赤芍18克，丹参12克，苏木10克，刘寄奴10克。气虚者加党参15克，白术12克；痰湿者加半夏12克，皂角刺10克；血瘀者加鸡血藤15克，益母草12克。

［用法］于超声监测卵泡成熟日始水煎服，每日1剂，连服5剂。

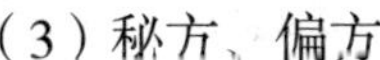

（3）秘方、偏方

①补肾疏肝汤

［处方］菟丝子30克，首乌、黄精各20克，覆盆子、紫河车、鹿角片、柴胡、香附各15克，山茱萸12克，熟地黄、当归、白芍、陈皮各10克。若肾气虚，症见头晕耳鸣，腰酸膝软，精神倦怠，小便清长者，加人参6克，茯苓10克，白术、山药各15克；若肾阳虚，症见畏寒肢冷，腰膝酸软，夜尿多，性欲淡漠者，加仙灵脾15克，补骨脂、巴戟天、淫羊藿各10克；若肾阴虚，症见腰膝酸软，五心烦热，失眠多梦，眼花心悸者，加女贞子、墨旱莲各15克，当归、白芍各10克；若血瘀型，症见经来腹痛甚或呈进行性加剧，经色紫黯伴有血块，舌紫黯或有瘀点，脉弦涩者，加当归、红花各10克，牛膝、桃仁各15克。

［用法］每个月经周期第5天开始服药，每日1剂分2次温服，连续5天为1个疗程。

②石英四川饮

［处方］紫石英30克，川花椒1.5克，川芎6克，川续断30克，川牛膝15克，香附10克，鹿角霜10克，淫羊藿12克，枸杞子9克，红花9克，当归15克，白芍9克，牡丹皮6克，肉桂6克。若气短乏力、面色白、舌淡、脉虚细等气虚证明显

者，加黄芪15克，人参6克；若畏寒肢冷、性欲淡漠、舌淡嫩、脉沉迟无力等阳虚证甚者，加仙茅6克，牡丹皮减3克；若经前心烦易怒、乳房胀痛等肝郁证著者，加柴胡10克，生麦芽20克；若经血块多、痛经甚、舌紫暗或有瘀点瘀斑等血瘀证表现明显者，加失笑散9克。

［用法］自月经干净后开始口服，每日1剂，连服8～12剂，排卵期性生活。

③促卵泡发育汤+促卵泡破裂汤

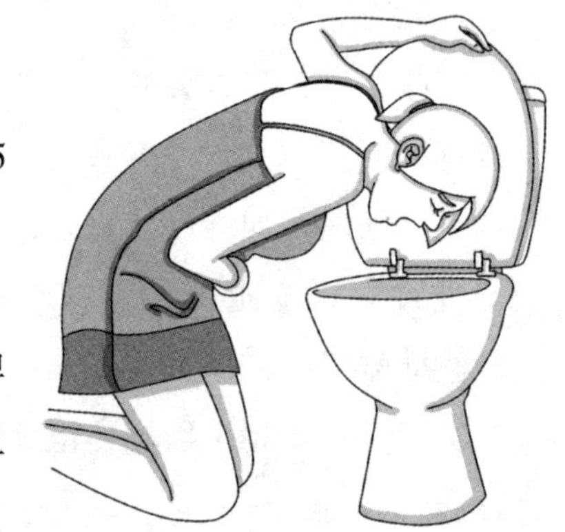

促卵泡发育汤：熟地黄30克，山药15克，山茱萸15克，当归20克，白芍10克，枸杞子15克，菟丝子20克，仙灵脾15克，鸡内金10克。

促卵泡破裂汤：熟地黄30克，山药15克，枸杞子15克，当归30克，菟丝子30克，仙灵脾30克，桂枝15克，赤芍30克，桃仁10克，鸡血藤30克，鸡内金15克。

［加减］若兼经前乳胀，心烦易怒者加柴胡15克，制香附15克；若兼口干、手足心发热者加牡丹皮15克，若卵泡发育成熟而不易破裂，或持续长大者加穿山甲15克。

［用法］月经周期第6天起，服促卵泡发育汤6付，每日1剂。月经周期第11天起，服促卵泡破裂汤6付，每日1剂。

4. 中成药

（1）定坤丹（丸）：大蜜丸，每丸12克，每次1丸，每日1～2次，温开水送服。

（2）女宝：胶囊剂，每粒0.3克，每瓶30粒。每次4粒，每日3次，饭前温开水送服。

（3）参茸鹿胎膏：膏滋剂，每瓶50克。每次10～15克，每日2次，温开水或黄酒冲服。

5. 西药治疗

（1）人绒毛膜促性腺激素（hCG）治疗：当卵泡发育成熟直径达18～24毫米时肌内注射1万～1.5万单位，以提高排卵前促黄体生成素峰值。

（2）人绒毛膜促性腺激素与尿促性腺素（HMG）联合用药：当单用人绒毛

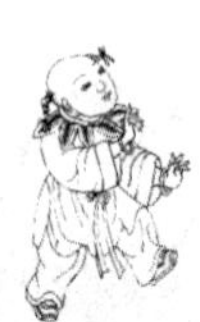

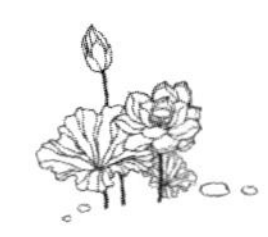

膜促性腺激素不能诱发排卵时，则在注射人绒毛膜促性腺激素1万～1.5万单位的同时，加注尿促性腺素 150单位以加大排卵前促卵泡素峰值，可使排卵成功。

（3）尿促性腺素–人绒毛膜促性腺激素周期疗法（Ⅰ）：其机制是完全替代垂体促性腺功能。于月经周期（或药物撤退性出血）第5天起，每日给尿促性腺素75单位，至卵泡直径达18～24毫米时，给人绒毛膜促性腺激素1万～1.5万单位。

（4）尿促性腺素–人绒毛膜促性腺激素周期疗法（Ⅱ）：开始时尿促性腺素用法同周期疗法Ⅰ，至卵泡直径达18～24毫米时，给尿促性腺素150单位及人绒毛膜促性腺激素1万～1.5万单位。

（二）外治法

1. 中药药枕

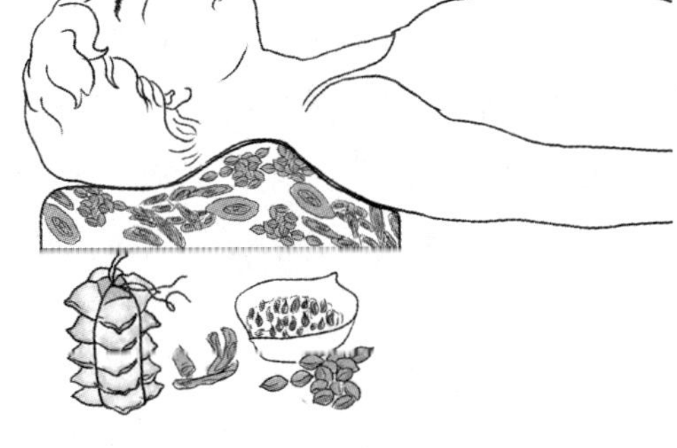

［处方］香附、柴胡、青皮、木香、川芎、枳壳、砂仁、陈皮、玫瑰花、合欢花、夜交藤、白菊花、白芍、牡丹皮、益母草、淫羊藿。

［用法］将上述药物研成粉末，做成药枕。每昼夜使用时间不短于6小时，平时保持枕面清洁，经常翻晒。

2. 穴位埋线

［取穴］关元、中极、子宫（双侧）、三阴交（双侧）。

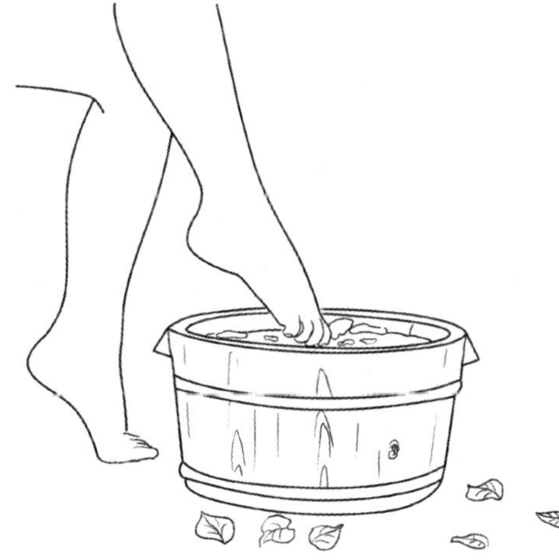

［操作］局部常规消毒后，利多卡因局麻，将消毒好的1号医用羊肠线1厘米放入穿刺针针管前端，对准所选穴位快速透皮，缓慢进针，得气后，缓缓推针芯同时退针管，将肠线留在穴位内。月经干净3～5天行穴位埋线治疗，在月经第 11天开始 B 超监测排卵，根据卵泡大小决定监测间隔时间，当卵泡发育成熟时（卵泡直径≥18 毫米）一次性肌内注射绒毛膜促

性腺素10 000单位。

3. 中药口服+足浴

口服药处方：炒当归、赤芍、白芍、山药、熟地黄、山茱萸、牡丹皮、丹参、茯苓、续断、菟丝子、炙穿山甲片、炒五灵脂各10克，红花6克。

足浴方处方：桂枝、吴茱萸、川芎、淫羊藿各10克，鸡血藤30克，制川乌、制草乌、细辛、红花各 6克。

［用法］于月经干净后开始口服中药，每天1剂，水煎2 次服。阴道B超下监测卵泡发育，当卵泡直径达18毫米，子宫内膜厚度≥9毫米，将足浴方中药水煎取汁，水量以淹没脚踝为宜，先熏蒸双足，待温度适宜时将双足浸入，并揉按涌泉穴直至自觉发热为度。每晚1次，每次浸泡 20～30分钟。进行足浴时，水温高于40℃。直到BBT上升 5 天后停止。

4. 针刺

（1）毫针法

［取穴］关元、肾俞、三阴交、肝俞、太冲、内关。

［操作］关元、肾俞、三阴交用补法，余穴用泻法。

（2）耳针耳穴

［取穴］内分泌、肾、皮质下、卵巢。

［操作］①毫针刺法：每次2～3穴，中等刺激，隔日1次。②埋针：每次2～3穴，3日1次，双耳交替。③耳穴贴压：用王不留行贴压穴位，每日加压2～3次，双耳交替。

（3）电针法

［取穴］关元、中极、子宫（双）、三阴交（双）。

［操作］针刺得气后，接电极线（关元、中极为一对正负极；双侧子宫和三阴交分别为一对正负极），用D8605电针仪，疏密波，频率0.3赫兹，电流输出1～2挡，电针30分钟，每日1次，从B超监测卵泡直径≥18毫米时开始，连续1～3次（排卵后终止）。

（4）针刺+理疗

［取穴］关元、中极、子宫（双侧）、三阴交（双侧）。

［操作］B超连续监测卵泡发育，当主导卵泡直径达18毫米时，给予hCG

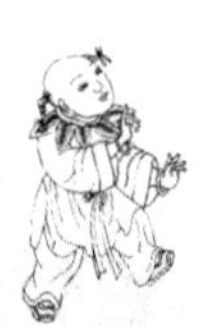

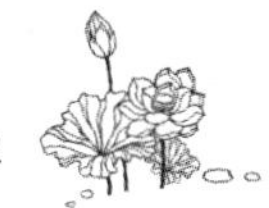

8000单位肌内注射，并同时行针刺联合腔内理疗，连续2天，共2次。腔内理疗采用多功能盆腔治疗仪。使用两块腹部电极和腔内单极同时输出；治疗定时 30分钟；将电极加热棒消毒后放入阴道，深度到阴道后穹窿。

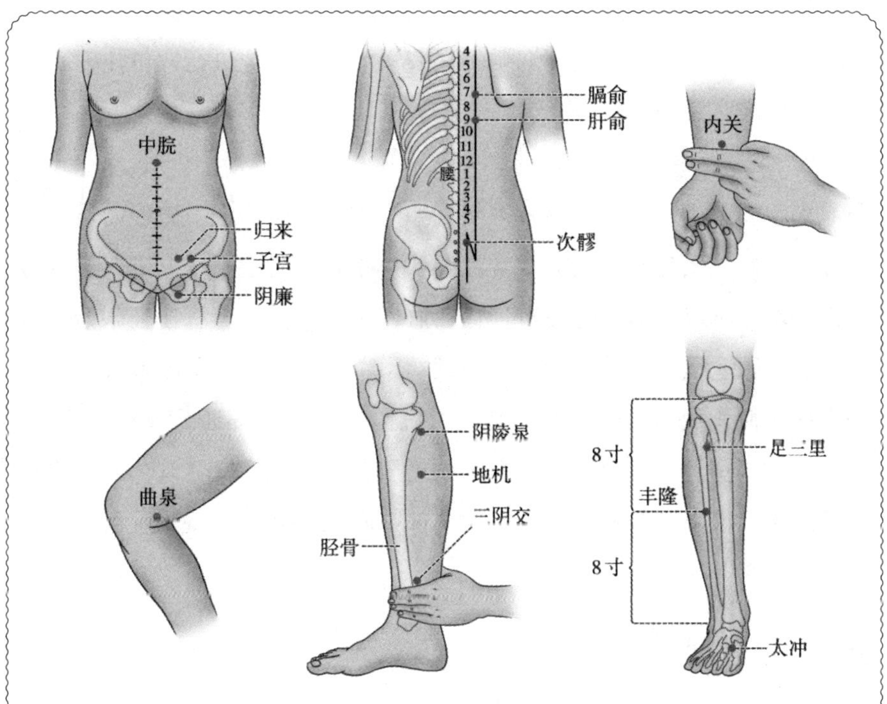

中脘：在上腹部，前正中线上，当脐中上4寸
归来：在下腹部，当脐中下4寸，距前正中线2寸
子宫：在下腹部，当脐中下4寸，距前正中线3寸
阴廉：在大腿内侧根部，归来穴直下3寸，耻骨结节的下方
膈俞：在背部，当第7胸椎棘突下，旁开1.5寸
肝俞：在背部，当第9胸椎棘突下，旁开1.5寸
次髎：在骶部，当髂后上棘内下方，适对第2骶后孔处
内关：在前臂掌侧，腕横纹上2寸，掌长肌腱与桡侧腕屈肌腱之间
曲泉：屈膝，当膝关节内侧面横纹内侧端，股骨内侧髁的后缘
阴陵泉：在小腿内侧，当胫骨内侧髁后下方凹陷处
地机：在小腿内侧，内踝尖与阴陵泉的连线上，阴陵泉下3寸
三阴交：在小腿内侧，当足内踝尖上3寸，胫骨内侧缘后方
足三里：在小腿外侧，当外膝眼下3寸，距胫骨前缘一横指（中指）处
丰隆：在小腿前外侧，当外踝尖上8寸，距胫骨前缘二横指
太冲：在足背侧，当第1、2跖骨结合部之前凹陷处

5. 腹针加穴位注射

［取穴］主穴中脘、下脘、气海、关元；辅穴：商曲、气穴、滑肉门、外陵、上风湿点。

［操作］当卵泡直径平均 16毫米时采用腹针疗法，按腹针的标准化取穴。同时选取子宫（双）、三阴交（双）、足三里（双）穴位进行穴位注射。每穴位注射香丹注射液1毫升左右。连续治疗 3 天。

（三）诊疗体会

卵泡未破裂黄素化综合征患者虽然有卵泡成熟，但卵泡不破裂而黄素化，患者平素月经正常，无其他不适，常常被误认为原因不明性不孕。中医学认为本病主要由肾虚血瘀所致，治疗时注重补肾活血，调养冲任。笔者在临床治疗时多采用分期论治，卵泡期重在补肾阳，常用菟丝子、肉桂、仙茅、巴戟天、锁阳等；排卵期重在活血化瘀，常用丹参、红花、桃仁、当归等。对于B超监测卵泡直径大于20毫米仍未排卵者，可加用西药人绒毛膜促性腺素5000～10 000单位肌内注射，以促进卵泡排出。排卵后继续服用温补肾阳之品以促进黄体发育而有利于胚胎着床。

四、生活起居

1. 起居

（1）起居有常，不过度劳逸，性生活要适度，一般每周1～2次，避免伤精耗阴。

（2）学会测基础体温，结合B超监测，掌握排卵规律，有利受孕。

（3）调畅情志，情志调和，冲任盈溢有度，则胎孕易成。

2. 饮食　饮食上要忌食生冷，宜清淡平和，不可饥饱无度，甚至暴饮暴食。

（1）牛肾粥：牛肾（去筋）1枚，阳起石（布包）120克，粳米60克。阳起石加水1000毫升，先煮30分钟，煎汤代水，加牛肾及粳米，入葱少许煮成粥，空腹食之，每日1次。具有补肾扶阳的功效。用于肾阳虚型。

（2）萸肉粥：山茱萸15克，粳米50克，红糖适量。以上3味放砂锅内，加水文火煮粥，每日早晨空腹进食。具有滋补肾阴的功效。用于肾阴虚型。

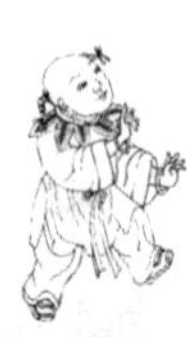

（3）莱菔粥：莱菔子20克，大米100克，煮粥食用，每日1次。具有理气宽中的功效。用于肝郁气滞型。

（4）桃仁墨鱼：桃仁6克，墨鱼肉15克，姜、葱、盐各适量。墨鱼肉洗净，与桃仁同入锅内，加水炖熟即可，食墨鱼饮汤，每日1次。具有活血化瘀的功效。用于血瘀型。

3. 活动、运动　适当参加文体活动，如慢跑、慢走等有氧运动，多参加社交活动及听音乐、练习书法等。

4. 服药及饮食忌口　肾阳虚者少食寒凉生冷，如冷饮、香蕉、雪梨、凉粉等；肝郁者少食温补、辛辣、煎炸之品。

第3章

子宫疾病所致不孕

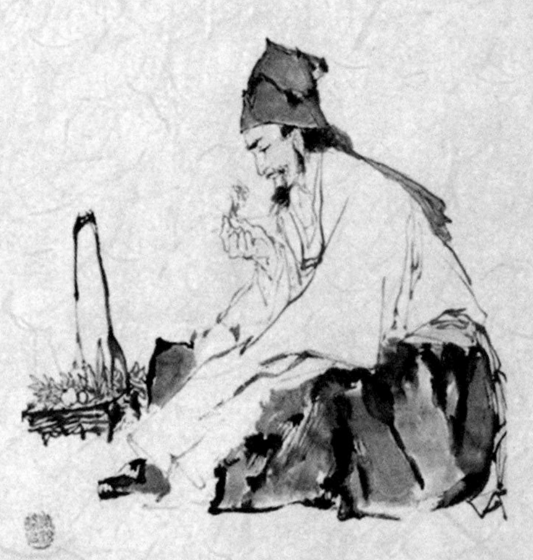

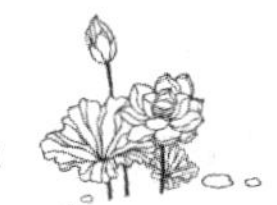

子宫既是精子上行至输卵管与卵子相遇并结合的通道，又是受精卵着床并发育成胎儿的场所。子宫功能的异常，或器质性病变能影响这一生理过程而导致女性不孕不育。鉴于中医药的特色，本章将列述子宫发育不良、子宫肌瘤及子宫内膜异位症所致不孕的诊治。

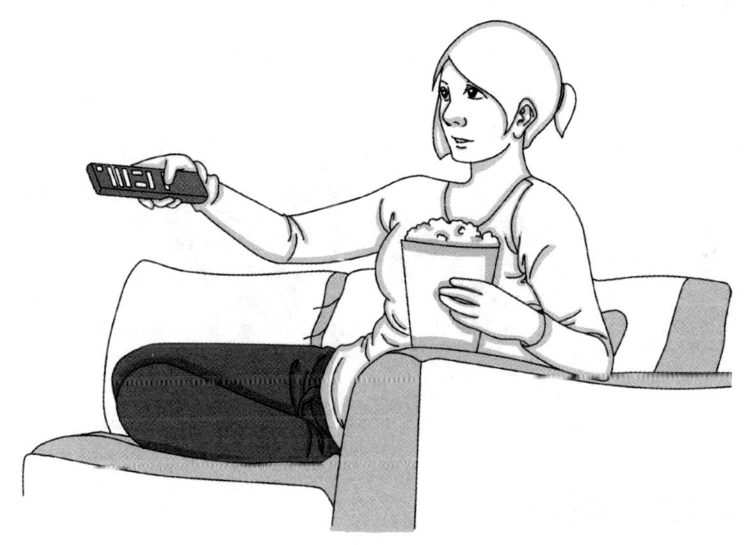

第一节　子宫发育不良

刘某，女，26岁，2008年4月7日初诊。患者婚后3年未孕，初潮14岁，月经后期、量少、经色黯红、夹有少量血块，经期小腹冷痛，尤其月经来潮第1天明显。平素腰膝酸软，劳累后明显。小便清长，面色黯，舌质黯红，苔薄白，脉细弱。B超影像示子宫大小5.0厘米×4.0厘米×2.8厘米。

［诊断］①原发性不孕；②子宫发育不良。

［辨证］肾虚宫寒，气血瘀滞。

［治法］补肾温阳，活血祛瘀。

［方剂］育宫汤加减。

［组成］紫河车粉（冲）6克，淫羊藿、菟丝子、枸杞子、桑椹子、山药、赤芍各15克，巴戟天、当归、炒艾叶、小茴香、红花各10克，肉桂（后下）

5克，甘草9克。每日1剂，分早、晚温服，10天为1个疗程。

此方连服3个疗程，经期小腹冷痛、腰膝酸软症状明显好转，复查B超，子宫大小为5.9厘米×4.4厘米×3.0厘米，又续服上方10剂，诸症消失，月经如期而至，B超检查示：子宫大小约6.5厘米×4.6厘米×3.5厘米。此后1个月顺利妊娠，并足月顺产一男婴。

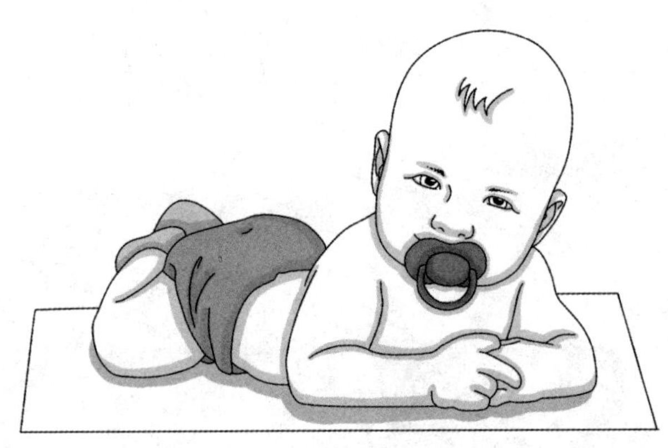

一、诊断与鉴别诊断

（一）概述

子宫发育不良也称幼稚子宫，子宫结构和形状正常，但体积较小，子宫颈呈圆锥形，相对较长，宫体与宫颈管长度比例为1：1或2：3，而正常成年型的子宫长7～8厘米，宽4～5厘米，厚2～3厘米，重约50克，子宫腔的容积约5毫升，子宫体与颈管长度比例为2：1。

子宫是产生月经、孕育胎儿的主要器官，如果子宫发育不良，则受精卵难以着床生成胚胎而造成不孕。子宫发育不良主要表现为原发性闭经，初潮延迟，月经过少，原发性痛经和不孕症。子宫发育不良是不能成孕的重要原因，在不孕症患者中约占16%。有统计资料表明，轻度子宫发育不良者，治疗后妊娠率可达30%左右。

中医学认为，肾藏精，主生殖，冲为血海，任主胞胎。子宫的发育与天癸、肾、肝、脾的功能有关，尤其是与肾的功能密切相关。子宫发育不良主要与肾虚及冲任失调有关。或先天不足，或后天发育期营养不足，或久病不已等导致肾气虚弱，肾精匮乏，冲任气血衰少，胞宫失于荣养而发育欠佳。胞宫发育不良不能

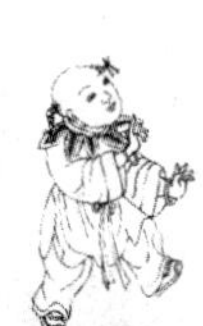

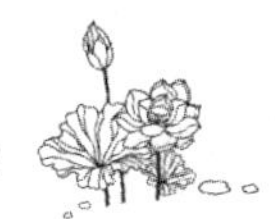

摄精成孕，最终导致不孕。除此以外，与气血、经络关系都很密切。中医称之为“全不产”或“无子”。

（二）诊断

1. 病史　一般青春期可能因月经异常而首次发现该病。到了育龄期，主要因婚后不孕、流产等疾病而就诊发现患有子宫发育不良。

2. 临床表现　主要表现为青春期月经推迟来潮，月经稀发、过少，甚至闭经，或痛经，也可出现月经紊乱。严重子宫发育不良患者常合并内分泌功能失调及全身疾病。

3.检查

（1）全身检查：可有乳房及第二性征发育不良。

（2）妇科检查：青春期后的子宫大小明显小于正常，其宫颈占子宫全长的比例大于正常成人的比例（1∶3），宫体常因子宫前壁或后壁肌层发育不良，呈现极度前屈或极度后屈。或伴有乳房及第二性征发育不良。

（3）辅助检查

①B超检查：通过超声检查可测量子宫大小，子宫各测量径线均小于正常值。

②子宫输卵管造影：子宫输卵管造影也可确诊，通常子宫输卵管造影显示子宫小于正常。

③电子计算机断层扫描、磁共振成像以及内镜检查如宫腔镜、腹腔镜检查等也可做出诊断。

④严重子宫发育不良患者常合并内分泌功能失调及全身疾病。因此有必要测定体内女性激素水平，FSH、LH、T、P、E_2及进行其他脏器功能的检查。大多数存在女性激素水平偏低，甲状腺功能低下或肾上腺皮质功能低下。

（三）鉴别诊断

1. 始基子宫　又被称为痕迹子宫，这是由于两侧副中肾管会合后不久就停止发育导致的。这种子宫很小，仅有1～3厘米长，因为没有内膜，故无月经，多合并无阴道。

2. 纵隔子宫　子宫出现畸形，两侧副中肾管已全部会合，但纵隔未退化，这种情况从表面看子宫外形正常，宫腔被隔成两部分，如果纵隔并没有全部退化，则形成不全纵隔子宫。

二、病因病理与治疗原则

（一）病因病理

1. 中医病因病机　中医学认为本病的病因病机多因先天肾气虚弱，后天失养，冲任不足而影响胞宫发育不良所致。此外，肝肾不足，气血虚弱，冲任不足，胞脉失养，或胞宫失于滋养及温煦或情志内伤，胞脉闭阻或热灼阴伤，阴血不足，均可导致子宫发育不良，从而引起月经后期，量少，闭经，不孕。

（1）肝肾不足：先天禀赋不足，肝肾素虚，精血不充，冲任不足，胞宫失于濡养而发育不良，导致不孕。

（2）脾肾阳虚：先天肾气虚弱，后天失养，或思虑劳倦过度，损及脾肾，阳气生化不足，脾肾益虚，胞宫失于滋养和温煦而致发育不良。

（3）气血瘀滞：情志内伤，肝失条达，疏泄失常，气行不畅，冲任瘀塞，子宫失于濡养而发育不良，以及月经失调而致不孕。

（4）气虚血亏：素体虚弱，或大病久病，长期伤气耗血，或脾虚化源不足，胞宫失养而致不孕。

2. 西医病因病理　西医学认为子宫发育不良是胚胎时期副中肾管会合后短时期内停止发育所致。子宫发育不良临床常见有两种类型：一种是青春型子宫，比较多见，其子宫腔与颈管长度的比例约1∶1；另一种是幼儿型，其子宫腔与颈管长度的比例约1∶2，且常伴有卵巢发育不全。

（二）治疗原则

1. 中医学治疗原则　中医学认为该病辨证为先天禀赋不足，肾气虚弱，后天失养，血海空虚，不能温养胞胎，其病机为肾虚、宫寒、气滞、血瘀，肾虚为本，经久难愈。治疗当以补肾填精，温肾暖宫为原则，鼓舞肾气。中医辨证，结合辨病用药，促进子宫、卵巢的发育，促进排卵、行经，从而增加受孕机会。辨证辨病治疗的效果取决于子宫发育不良的程度，轻度发育不良，辨治效果较好，重度发育不良，则辨治效果差或无效。

2. 西医学治疗原则　西医学治疗以雌孕激素序贯用药为主，提高体内激素水平，促进生殖器官发育。对于子宫重度发育不良，往往需要手术治疗。

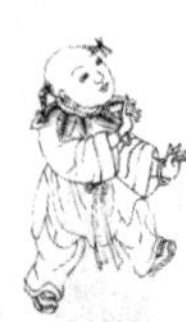

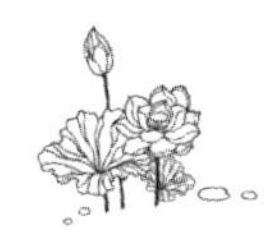

三、治疗方法

（一）内治法

1. 经典古方

（1）肾虚宫寒

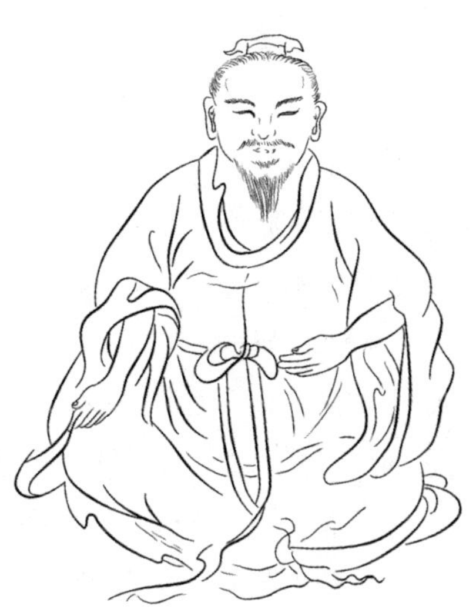

［临床证候］婚久不孕，月经迟发，经行后期，量少，经色淡红，小腹冷，白带清稀，经期畏寒。头晕耳鸣，腰膝酸软，夜尿多；眼眶黯，面部黯斑，或环唇黯；面色萎黄，性欲淡漠，小便清长。舌质淡嫩，舌苔薄白，脉细而沉。

［治法］温补肾阳，暖宫祛寒。

［方药］温胞饮加减。

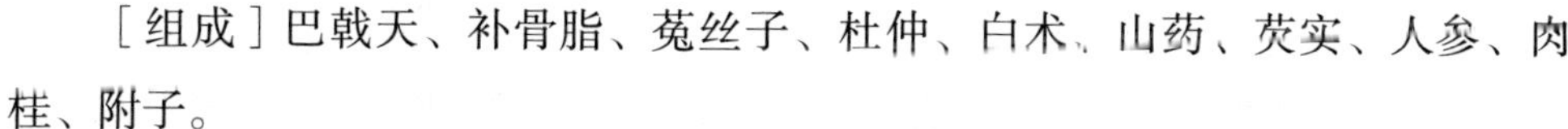

［组成］巴戟天、补骨脂、菟丝子、杜仲、白术、山药、芡实、人参、肉桂、附子。

［加减］可加入血肉有情之品如紫河车、鹿角片（或鹿茸）及桃仁、丹参、茺蔚子补肾活血，通补奇经以助子宫发育；性欲淡漠者，加选淫羊藿、仙茅、石楠藤、肉苁蓉温肾填精。

（2）肾精亏虚

［临床证候］经来量少，质稀色淡红或黯红，白带量少。腰膝酸软，头昏耳鸣。舌淡红，苔薄白，脉沉弱。

［治法］填肾补精，补益冲任。

［方药］归肾丸加味。

［组成］菟丝子、枸杞子、杜仲、怀山药、山茱萸、女贞子、熟地黄、当归、川续断、茯苓、怀牛膝、丹参。

［加减］肾阳虚加淫羊藿、巴戟天、肉苁蓉、补骨脂、紫石英。

（3）脾肾两虚

［临床证候］月经衍期，量少色淡，有时紫黯夹血块，带下清稀。腰酸胀痛，形体消瘦，倦怠乏力，纳谷欠佳，体寒怕冷，大便溏薄。舌质淡，苔薄白，

脉沉缓无力。

［治法］温肾补脾，暖宫种子。

［方药］毓麟珠加减。

［组成］党参、白术、山药、茯苓、白芍、川芍、当归、熟地黄、杜仲、鹿角霜、紫河车、丹参、制香附、菟丝子、炙甘草。

［加减］肝郁加郁金、柴胡、香附、川楝子、佛手。脾虚便溏者加煨木香、党参、炒白术。

（4）肝郁肾虚

［临床证候］月经量少，经行不畅。乳房胀痛，小腹胀痛，神疲、腰酸乏力、面色黯淡无华。舌质红，苔薄微黄，脉细弦。

［治法］补肾益精，疏肝理气。

［方药］养精种玉汤加减。

［组方］熟地黄、当归、柴胡、白芍、丹参、山茱萸、枸杞子、川芎、菟丝子、杜仲、覆盆子、茺蔚子。

［加减］小腹冷痛，加小茴香、肉桂、紫石英；小腹胀满，加乌药、香附、青皮。

2. *名家名方*

（1）刘奉五诊治经验（已故北京中医医院妇科专家，名老中医）

刘老认为子宫发育不良所致闭经，既有肾气不足、精血亏虚者，也有肝热上冲、血逆经闭者。若属肾气不足，血虚经闭，可用当归、川芎、白芍、熟地黄、仙茅、仙灵脾、菟丝子、覆盆子、枸杞子等补肾益精；若属肝热血逆经闭，可选当归、川芎、白芍、生地黄、泽兰、益母草、红花、车前子等清肝活血通经。

（2）夏桂成诊治经验（江苏省中医院妇科主任医师、教授，享受国务院特殊津贴专家）

夏老认为本病肾虚精亏，阴阳不足，冲任血少，胞宫失养，不能摄精成孕。用当归、白芍、赤芍、紫河车、山药、菟丝子、肉苁蓉、柏子仁。偏阴虚加龟甲、鳖甲、女贞子、玄参；偏阳虚加仙灵脾、仙茅，具有补肾暖宫的功效。

（3）黄绳武诊治经验（已故湖北中医学院附属医院妇科主任医师、教授，名老中医）

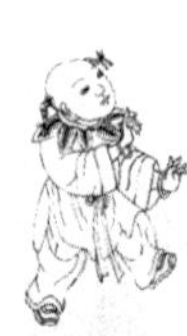

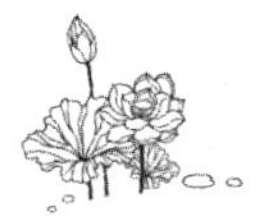

黄老认为子宫发育不良引起的不孕症是因先天发育欠佳，肾气不足所致。妇女所重在血，血能构精受胎成孕，欲治其病，唯于阴分调之，使无亏欠乃可成胎。但水为造化之源，火为万物之先，阳为发育之首，要使生发之机畅达活跃，非生气之少火不足为动。经曰：“形不足者，温之以气”。黄老拟“温润添精”之法，以八珍汤加枸杞子、菟丝子、川花椒、香附、鹿角霜、紫河车、仙灵脾等。取其功能养精血、温阳气，使肝、脾、肾三脏同治。其中温肾阳之仙灵脾、肉从蓉、鹿角霜等均温而不燥，且能润而生精。

（4）杨鉴冰诊治经验（陕西中医学院主任医师、教授）

杨教授认为子宫发育不良的病因病机多由先天禀赋不足，肾精不充，或后天失调，五脏虚损，肾气虚惫，气血亏乏，精气衰竭所致，依据中医“经水出诸肾”“肾主生殖”的理论，治疗以补肾气，调补肾之阴阳为主。用毓宫胶囊（紫河车、紫石英、当归、菟丝子、茺蔚子、鸡血藤等组成），月经周期第5天开始服用，每次4粒，每日3次，连服10天。具有滋肾精、益肾气、温肾阳、促血供之功效。

3. 秘、验、单、偏方

（1）单方验方

①毓麟珠

［处方］党参12克，白术10克，当归、熟地黄各12克，枸杞子15克，菟丝子、鹿角霜、龟甲、仙灵脾、香附各12克。

［用法］水煎服，每日1剂，分2次服。

②补肾育宫冲剂

［处方］熟地黄、菟丝子、紫石英、丹参各12克，杜仲、山茱萸各9克，紫河车6克，鹿角粉4克。

［用法］制成干膏冲剂，每次13克，每日2次，连服3个月。

（2）内服效验方

①行气方

［处方］当归、香附、菟丝子各15克，牡丹皮12克，红花10克，丹参、益母草、葛根各30克，川牛膝、沉香各10克，杜仲、川续断各24克。

［用法］水煎服，每天1剂，于经前1周开始服，连服7剂，共服3个月，孕后

停服。

②温肾汤

［处方］熟地黄、白术、当归、枸杞子、炒杜仲各15克，肉桂、淫羊藿各10克，蛇床子、制附片各6克，巴戟天、肉苁蓉、山茱萸、炒韭菜子各12克。

［用法］水煎温服，每天1剂，连服2个月后，改为每月服6~9剂，6个月为1个疗程，经期停服。用于子宫发育不良月经失调患者。

③补肾种子方

［处方］金樱子18~30克，菟丝子、党参、熟地黄各24克，桑寄生、何首乌各30克，淫羊藿9克，枸杞子15克，砂仁（后下）3克。

［用法］水煎2次，早、晚分服，1日1剂。主治子宫发育不良，月经不调或不排卵，不生育者。

④育宫汤

［处方］紫河车粉（冲）6克，淫羊藿、菟丝子、枸杞子、桑椹、山药、酒白芍各15克，巴戟天、当归、炒艾叶各10克，甘草9克。

［用法］水煎2次，早、晚分服，1日1剂。用于肾虚性子宫发育不良。

（3）秘方、偏方

①助孕汤

［处方］熟地黄、制何首乌、紫河车各30克，菟丝子、当归、巴戟天、肉苁蓉、锁阳、淫羊藿各20克，蛇床子、香附、柴胡、川芎、鹿茸各10克。

［用法］每日1剂，水煎两次取汁500毫升，每次口服250毫升（早、晚各1次），30剂为1个疗程。适用于肾精不足之子宫发育不良。

②补肾疏肝方

［处方］鹿角片、熟地黄各20克，菟丝子、枸杞子各15克，柴胡12克，巴戟天、制香附、炒当归、川白芍、赤芍、紫河车各10克。

［用法］每日1剂，水煎服，10天为1个疗程。适用于肾虚肝郁性子宫发育不良者。

③温阳种子汤

［处方］仙茅、当归、附子各10克，巴戟天、仙灵脾、枸杞子、桂枝各15克，熟地黄20克。

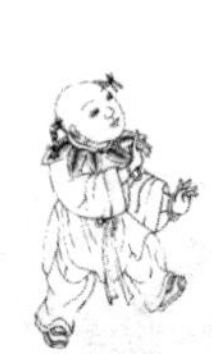

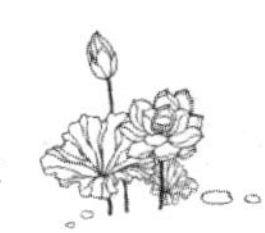

［用法］水煎，每日1剂，分2次服。经期停服。适用于肾阳虚寒型子宫发育不良者。

④嗣子汤

［处方］鹿衔草60克，菟丝子、白蒺藜、槟榔各15克，高良姜、当归、辛夷各10克，细辛6克。

［用法］水煎服，每日1剂，分2次服。适用于宫寒胞虚子宫发育不良。

⑤乾坤定生丹

［处方］熟地黄20克，当归、仙灵脾、补骨脂、紫石英、茯苓各15克，菟丝子、白术各12克，仙茅10克。

［用法］水煎服，隔日1剂，分2次温服。经净后14天开始，坚持用药30天。适用于肾亏精虚型子宫发育不良。

⑥温经助孕合剂：适用于子宫发育不良之不孕症。

［经前方］吴茱萸9克，桂枝6克，党参、当归、川芎、赤芍各9克，牡丹皮6克，麦冬9克，制半夏、甘草各6克。

［经后方］吴茱萸、当归各9克，川芎、桂枝各6克，熟地黄9克，阿胶（烊）12克，桑寄生9克，菟丝子12克，生姜3片，大枣4枚。

［用法］经前方于经前水煎服，每日1剂，连服4剂。经后方于月经净后水煎服，每日1剂，连服4剂。

⑦益阴养子汤

［处方］益母草20克，全当归、广木香、白芍、羌活、五味子、菟丝子、车前子、枸杞子、覆盆子各10克。

［用法］水煎，于每次月经净后隔日服1剂。如加服紫河车粉（片）3克，每日2次，效更佳。如年久不孕改用丸药（紫河车、鹿角霜、当归、益母草、白芍、羌活各60克，菟丝子、女贞子、车前子、五味子、覆盆子、沙苑子、广木香、生地黄、熟地黄各30克，共为细末，做成丸，重10克，蜜丸），早、晚各服1丸。用于子宫发育不良之不孕症。

⑧补肾活血胎孕汤

［处方］当归18克，白术、蛇床子、益母草、山茱萸、补骨脂、桑寄生、泽泻、覆盆子各15克，菟丝子25克，赤芍、泽兰各9克，川芎、红花、丹参各

10克。

［用法］水煎，每日1剂，分3次服。经期第1天始服，18天为1个疗程。一般服1～3个疗程。适用于子宫发育不良之不孕。

⑨良效助孕汤

［处方］当归15克，白芍20克，炒白术、茯苓、香附、川楝子、牡丹皮各12克，熟地黄、菟丝子各20克，杜仲12克，枸杞子15克，延胡索、山茱萸各12克，全瓜蒌10克，川芎9克。

［用法］水煎，每日1剂，分2次服。1个月为1个疗程。适用于子宫发育不良或无排卵之不孕症。

⑩补肾活血胎孕汤

［处方］当归18克，白术、蛇床子、益母草、山茱萸、补骨脂、桑寄生、泽泻、覆盆子各15克，菟丝子25克，赤芍、泽兰各9克，川芎、红花、丹参各10克。

［用法］水煎，每日1剂，分3次服。经期第1天始服，18天为1个疗程。一般服1～3个疗程。适用于子宫发育不良之不孕。

4. 中成药

（1）鹿茸大补丸：每次1丸，每日2次，黄酒或温开水送服。适用于肾虚宫寒证患者。

（2）金匮肾气丸：每次1丸，每日2次。适用于肾气不足型子宫发育不良患者。

（3）六味地黄丸：每次1丸，每日3次。适用于肾阴不足型子宫发育不良患者。

（4）全鹿丸：每次1丸，每日2次，淡盐水送下。适用于脾肾两虚证患者。

（5）五子衍宗丸：每次5克，每日2次。适用于肾虚证。

（6）麒麟丸：每次5克，每日2次。适用于肾虚偏阳证。

（7）安坤赞育丸：每次1丸，每日2次。适用于肾虚证。

5. 西药治疗　子宫发育不良的西医治疗原则为应用激素药物促进子宫发育，联合应用促排卵以帮助受孕。促进子宫发育多采用人工周期方法，如：倍美力0.625毫克口服，从月经周期第5天开始，连服20天，后10天加用甲羟孕酮（安宫黄体酮）5毫克或从第16天开始用黄体酮针剂，每天20毫克肌内注射，连

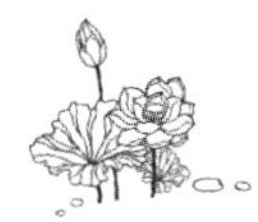

用5天，停药3～7天发生撤退性出血，雌孕激素合用时需治疗3～4个疗程。促排卵治疗：月经周期第3～5天开始服用氯米芬，50毫克/天，连服5天，下个月再次治疗。如效果不明显，氯米芬可增至100毫克/天，连用3～6个周期无效即应停药。

（二）外治法

1. 推拿按摩

（1）医生位于患者右侧，患者仰卧位，点按内关、血海、中脘、三阴交、足三里，再以手掌推揉少腹部数次，然后提拿带脉。

（2）患者仰卧位，医生于患者腰骶部常规按摩数次，再点按膈俞、肾俞、志室，然后在腰骶部按摩3～5分钟，每日1次，或隔日1次，10次为1个疗程。作为子宫发育不良患者的辅助治疗。

2. 艾灸

（1）［取穴］归来、血海、三阴交。配穴：①行间、太溪；②足三里、公孙；③命门、关元、太冲。上方主穴必选，根据症状加配穴。每穴每日灸2次，每穴灸5～10壮，至愈为止。适用于肝肾不足型子宫发育不良。

（2）［取穴］关元、气海、三阴交、肾俞。灯心灸，每日1次，10日为1个疗程。适用于肾虚型子宫发育不良患者。

3. 贴敷

（1）血竭、乳香、益母草、当归、红花、杜仲、巴戟天、锁阳、肉桂、附子、乌药、大黄、川续断、川牛膝、艾叶、香附、金樱子、儿茶、植物油、黄丹各等份。上药熬成膏药，贴敷脐部，每日1次，10～15次为1个疗程。作为子宫发育不良患者的辅助治疗。

（2）五灵脂20克，五味子、五加皮各12克，五谷虫8克。上药研成细末，用凡士林适量调拌，或熬炼成膏剂，外敷贴穴位。适用于肝郁肾虚型子宫发育不良。

（3）川芎、当归、白芍、红花、香附、杜仲、细辛各等份，烘干研末过筛，用蜜调成膏。敷气海、关元、三阴交，盖以纱布，胶布固定，隔日换1次，10日为1个疗程。适用于肾虚型子宫发育不良。

（4）肉桂、杜仲、小茴香、附子、牛膝、川续断、大茴香、火麻仁、紫梢花、补骨脂、肉苁蓉、熟地黄、锁阳、龙骨、海马、沉香、乳香、母丁香、没药、木香、鹿茸各适量，炼制成膏，温热化开，贴于脐部和小腹部，3～5日换药1次。适用于下元虚弱者。

4. 拔罐　取穴：气海、关元、归来、命门、中极、三阴交、天枢、带脉。用火罐于上述穴位，每日1次，每次20分钟。

5. 针刺

（1）毫针法

处方一：①中极、大赫、血海、三阴交。②水道、中极、归来、三阴交。③归来、大赫、曲骨、血海。④三阴交、关元、水道。4组穴位轮流针刺，每日1组，连续6～7日，用平补平泻法，留针20～30分钟。

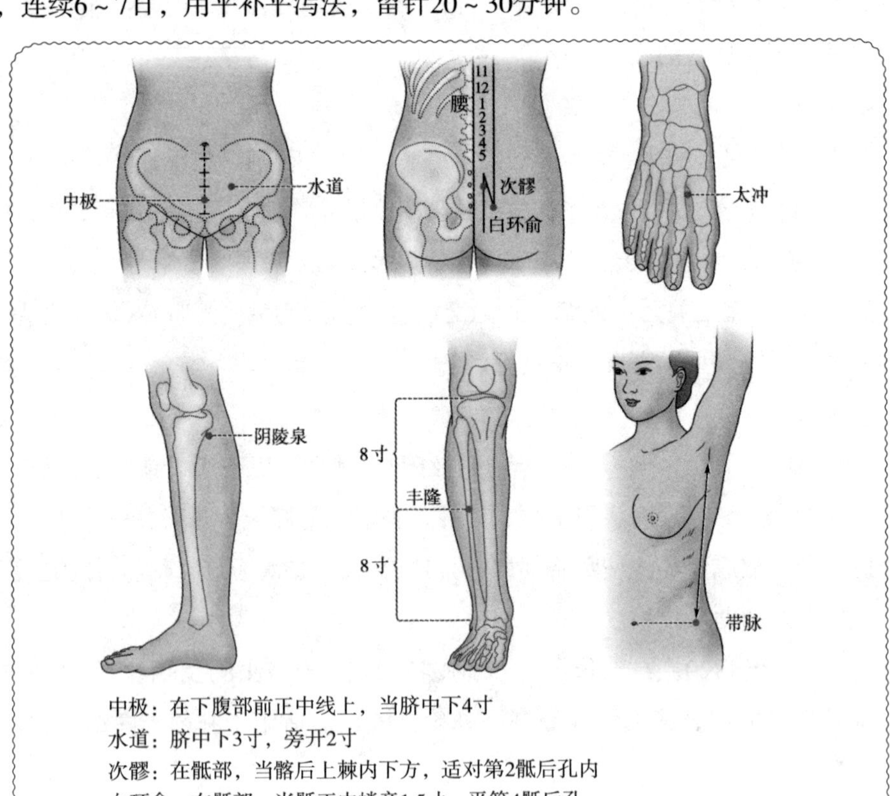

中极：在下腹部前正中线上，当脐中下4寸
水道：脐中下3寸，旁开2寸
次髎：在骶部，当髂后上棘内下方，适对第2骶后孔内
白环俞：在骶部，当骶正中嵴旁1.5寸，平第4骶后孔
太冲：在足背侧，当第1、第2跖骨结合部之前凹陷处
阴陵泉：在小腿内侧，当胫骨内侧髁后下方凹陷处
丰隆：在小腿前外侧，当外踝尖上8寸，距胫骨前缘二横指
带脉：在侧腹部，当第11肋骨游离端下方垂线与脐水平线的交点上

处方二：①三阴交、关元、地机、水道。②归来、大赫、曲骨、血海。③水道、中极、归来、三阴交。3组穴位轮流针刺，每日1组，连续4～6日。用平补平泻法，留针30分钟。适用于冲任不足，气血不和的子宫发育不良。

处方三：大赫、血海、三阴交、地机。每次选3～4穴，于月经中期连续针刺，每日1次，共3次，留针20分钟。连续5个周期。

（2）耳针耳穴

处方一：子宫、内分泌、卵巢、肝、肾。耳穴探测仪探准所需穴位，用75%乙醇棉球消毒耳部，胶布固定王不留行子于穴位，每天按压穴位3～5次。每2天换帖1次，10次为1个疗程。适用于子宫发育不良患者。

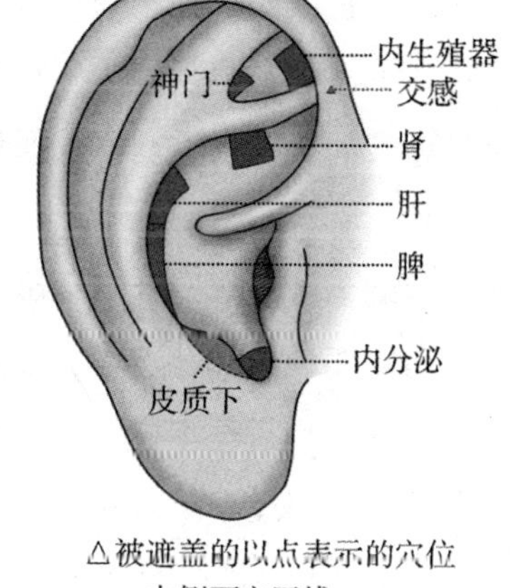

△被遮盖的以点表示的穴位
----- 内侧面穴区线

处方二：脑、卵巢、内分泌。用5%当归注射液2毫升或红花注射液2毫升。每穴注射0.2毫升，每日或隔日1次，15次为1个疗程。适用于冲任不调型子宫发育不良。

6. 穴位注射　取穴子宫、三阴交、中极、关元、血海等穴位。每日取2个穴位，每穴每次注射己烯雌酚、黄体酮混合液0.1～0.2毫升，4天为1个疗程。适用于子宫发育不良患者。

（三）诊疗体会

子宫发育不良主要是由于先天禀赋不足，肾气虚弱，加之后天失养，冲任不足而影响胞宫发育所致。西医学认为是胚胎时期副中肾管会合后短时期内停止发育所致。临床表现为月经过少或闭经，B超检查子宫明显小于正常大小。究其病因，肾虚为其根本，因此，治疗时重在补肾填精，鼓舞肾气。笔者在临床治疗中多用温补肾阳之品，如巴戟天、补骨脂、淫羊藿、仙茅、肉苁蓉，同时配合紫河车、鹿角霜等血肉有情之品，共促胞宫发育，血海充盈，方能受孕。由于本病属先天不足，且病程时间较长，临床治疗时多需6～12个月方可见效，因此治疗时还需注意患者情志郁积，可加用疏肝理气之品，如柴胡、郁金。同时，患者可自行在家用艾灸灸治关元、血海、三阴交等穴，更可增强疗效。

四、生活起居

1. 起居

（1）要重视青春期的月经问题，月经来潮不规律或量少时，需要及时就诊。最好在青春期及时发现子宫发育不良，尽早治疗。等到发现生育期不孕时，就错失了最佳治疗时机。

（2）要生活规律，重视睡眠，要睡足睡好，睡眠中体内分泌的生长激素最多，而生长激素有利于全身组织与器官的生长。

（3）不要过度减肥，尤其是青春发育期。因为脂肪是生成多种激素，尤其是性激素的必备物质。当雌激素不能维持人体正常需要时，必然影响女性性器官的发育。

2.饮食　子宫发育不良患者要注意饮食加强营养。合理安排三餐，补足子宫发育所需要的全部营养素，如蛋白质、脂肪、糖类、维生素与矿物质。坚持吃平衡餐，即食物品种多样，比例平衡。可多食肉蛋类血肉有情之品，以滋补强壮。避免饮食过寒过凉。

（1）苁蓉鸡：肉苁蓉、枸杞子各30克，小公鸡1只。小公鸡宰杀去毛和内脏，与上药同煮至肉烂熟为度，适当加调料后食肉喝汤。

（2）益母草煲鸡：益母草、当归、肉苁蓉各30克，枸杞子、熟地黄、丹参各20克，乌骨鸡1只。以上药物煎取药液，乌骨鸡宰杀去毛、肠杂，置鸡于药液中煲煮，加调料，煮至肉烂熟为度。食肉喝汤。

（3）益母草茶：益母草60克，红糖50克。水煎取汁，分次饮服。

（4）营养面食：新鲜胎盘。切碎与猪或牛、羊肉按1∶3做成肉丸食用，每日1～2个；或与蔬菜做成馅心，包饺子或包子食用，每日适量。

（5）透骨草鸡汤：透骨草150克，公鸡1只（500～1000克）。公鸡宰杀去毛和内脏，将药纳入鸡腹中炖，以肉烂熟为度，加调料。食鸡肉喝鸡汤。

（6）紫河车核桃仁汤：紫河车1只，核桃仁300克。煨汤服食，每周1次。

3. 活动、运动　勤上运动场，多参加体育活动，运动也有助于体内激素的分泌。

4. 服药及饮食忌口　避免辛辣、肥甘厚味饮食，忌浓茶、咖啡、烧烤、油炸等食品。

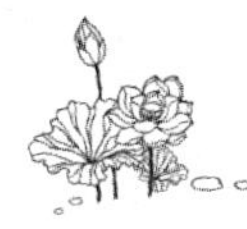

第二节　子宫肌瘤

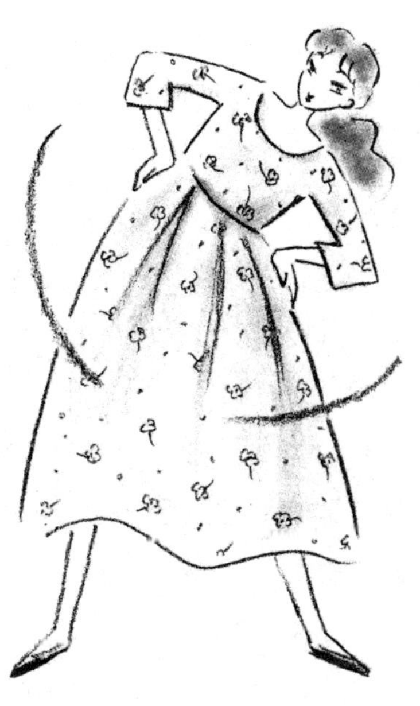

李某，30岁，已婚，2011年1月20日初诊。患者因流产后月经量多并未孕5年为主诉而就诊。月经史：13岁月经初潮，每次5天，30天一至，血量正常。5年前因意外妊娠行人流术，术后月经量逐渐增多，色紫红，夹血块，近5年性生活正常，未避孕未孕。患者伴有头晕乏力不适，舌质黯，有瘀斑，苔薄白，脉弦细。妇科检查：外阴已婚式，阴道通畅，宫颈光滑，子宫前位，子宫增大如孕50天大小，质地硬，活动度好，无压痛，双侧附件未触及异常。B超检查提示子宫后壁肌瘤（3厘米×3厘米大小）。

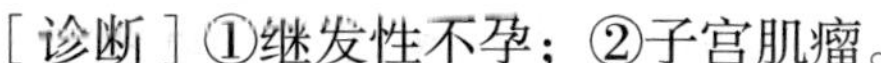

［诊断］①继发性不孕；②子宫肌瘤。

［辨证］气虚血瘀，脉络阻滞。

［治法］补气化瘀，消滞散积。

［方药］桂枝茯苓丸加减。

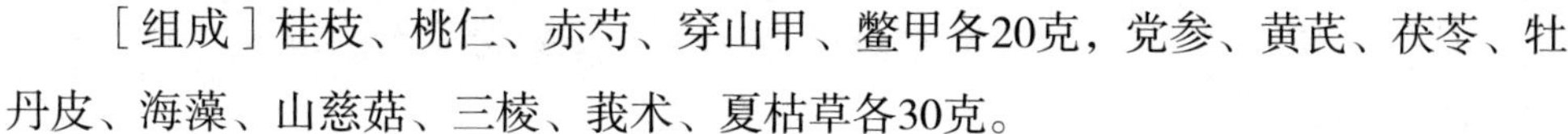

［组成］桂枝、桃仁、赤芍、穿山甲、鳖甲各20克，党参、黄芪、茯苓、牡丹皮、海藻、山慈菇、三棱、莪术、夏枯草各30克。

口服与保留灌肠，治疗5个月经周期，月经量恢复正常，无头晕疲劳感。妇科及B超检查，肌瘤消失，子宫恢复正常大小。8个月后复诊，患者停经45天，检查尿妊娠试验（+）。

一、诊断与鉴别诊断

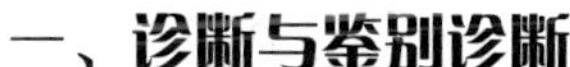

（一）概述

子宫肌瘤是女性生殖器官中最常见的良性肿瘤，也是人体最常见的肿瘤。主要由平滑肌细胞增生而成，其间有少量的纤维结缔组织。本病病因尚不明了，多见于30—50岁妇女，以40—50岁最多见，20岁以下少见。肌瘤可以生长在子宫任何部位，按肌瘤所在部位分为宫体肌瘤和宫颈肌瘤，根据肌瘤与子宫肌壁的关系分肌壁间肌瘤、浆膜下肌瘤、黏膜下肌瘤3类。子宫肌瘤常为多发性，各种类型的肌瘤可发生在同一子宫，称为多发性子宫肌瘤。由于肌瘤的存在，常常压迫输卵管使之扭曲，或使宫腔变形，从而阻止精卵结合或妨碍受精卵的着床。

中医学认为肌瘤病位在胞宫，初起以实证为主，病久则致虚实夹杂、互为因果的复杂证候。其形成原因，如华佗《中藏经》所云："乃真气失而邪气并。"正气虚弱，加之经期产后不慎摄生，或过食生冷，或感受风寒，或七情过激等，均可导致气血失调，气滞血瘀，日久成疾。胞脉阻滞，冲任不调，两精不能结合，以致不孕。本病在中医学属"癥瘕"范畴。

（二）诊断

1. 病史　通常以月经改变为首发症状，也可无症状。一般月经改变表现为月经量多，经期延长或月经频发，不规则阴道流血、不孕等，一般月经改变和子宫肌瘤的大小、部位有关。

2.临床表现

（1）月经失调：除浆膜下肌瘤外，一般有月经量多、周期缩短、经期延长，或不规则阴道流血。

（2）腹部包块：子宫增大，质地坚硬，形态不规则，子宫增大超出盆腔时下腹可扪及包块。

（3）白带增多：多为白色或黄色，当黏膜下肌瘤悬垂于阴道内，继发感染坏死时最常见。

（4）局部压迫症状：表现为尿频或排尿障碍，便秘等。

（5）腰腹痛：可有下腹坠痛、腰背酸痛、性交痛和痛经等。

（6）继发性贫血：神疲乏力、面色苍白、气短心慌等。

（7）不孕：可为原发性或继发性不孕。

3.检查

（1）全身检查：若患者出现继发性贫血，全身皮肤萎黄无华，口唇甲苍白。

（2）妇科检查：子宫增大，表面不规则，有单个或多个结节状突起。黏膜下肌瘤位于宫内则子宫均匀增大，若脱出宫腔达宫颈外口，则可在宫颈口见肿

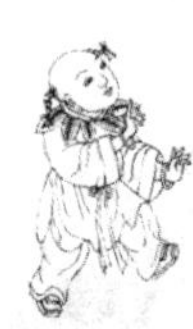

物，淡红色，表面光滑，质地偏硬，与宫颈边界限清楚。

（3）辅助检查：B超是最常用的辅助检查方法，可了解肌瘤大小、位置，与其他盆腔肿块进行区分。还可行磁共振（MRI）准确判断肌瘤大小、数目、位置。

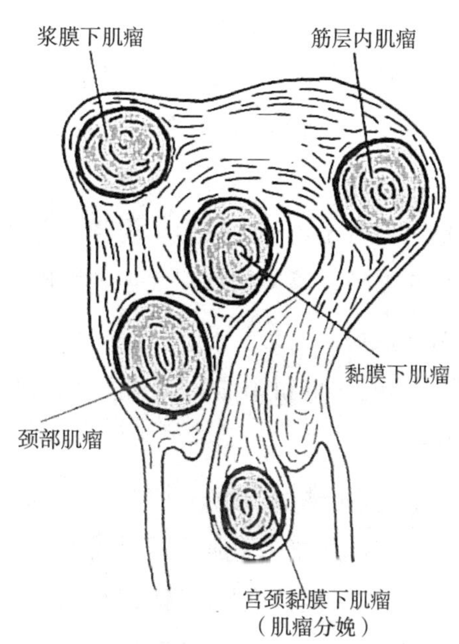

（三）鉴别诊断

1. 子宫肌瘤与炎性肿块　炎性肿块多有发热、腹痛等盆腔炎病史，包块边界不清楚，形状不规则，压痛明显，与子宫可有粘连，抗感染治疗后明显好转。

2. 子宫肌瘤与妊娠子宫　如妊娠时闭经史不清楚，早孕症状不明显，仅做妇科检查容易误诊。妊娠子宫多为球形增大、较软、表面无突起，子宫肌瘤多为不规则增大，较硬，应进一步做血或尿人绒毛膜促性腺激素（hCG）测定及超声影像学检查确诊。

3. 子宫肌瘤与卵巢肿瘤　阔韧带肌瘤需与卵巢肿瘤鉴别，阔韧带肌瘤质地硬，妇科检查时推动肌瘤子宫也随之移动；卵巢肿瘤多位于子宫的一侧或前、后方，囊性，推动卵巢肿瘤时，子宫一般不随之移动。卵巢肿瘤多有肿瘤标志物异常情况。超声显示肌瘤为低或等回声，卵巢肿瘤多为非均质或无回声、高回声等。

4. 子宫肌瘤与子宫腺肌病　子宫腺肌病多有较重的进行性痛经，子宫呈均匀一致性增大，质硬，一般不超过3个月妊娠子宫大小。有时在子宫骶骨韧带处有异位内膜结节生成，三合诊检查时触痛明显。

二、病因病理与治疗原则

（一）病因病理

1. 中医病因病机　中医学认为子宫肌瘤主要病因病理是瘀、湿和痰。先天禀赋不足，气血虚弱，经期或产后有失调养，感受风、寒、湿、热之外邪，或者七情过度，情志内伤，气机紊乱，或者脾肾阳虚，运化无力，痰湿内生；或者手术损伤胞脉，均可导致气滞血瘀、痰湿阻滞、湿热内生，形成子宫肌瘤。

（1）血瘀内停：多因经期、产后，血室正开，外邪乘虚而入凝滞气血；或思虑过度，损伤脾胃，气虚无力，瘀血停滞；或暴怒伤肝，气逆血留；或素体虚弱，肾气不足，久病房劳伤肾，肾气亏损，阳气虚弱，血行迟滞；或经期过用止血、寒凉、滋补药物；或手术损伤胞脉，均可导致瘀血。瘀血伤及冲任、胞脉，久之成病。

（2）气机阻滞：情志所伤，肝气郁结，气机阻滞于冲任子宫，结块积聚而成病。

（3）痰湿内阻：平素脾胃虚弱，阳气不足，水湿不化，聚而成痰，下注冲任，与气血胶结于胞宫，形成子宫肌瘤。

（4）湿热夹瘀：素体脾胃虚弱，或喜食生冷，损伤脾阳，脾失健运，湿邪阻滞。湿蕴化热，流注下焦，与气血胶结于胞宫，导致子宫肌瘤的发生。

2. 西医病因病理　子宫肌瘤的发病因素尚未明了，依据其好发生育年龄、肌瘤的生长规律，提示其发生可能与女性性激素有关，认为肌瘤组织局部对雌激素的高敏感性是肌瘤发生的重要因素之一，临床上认为属于雌激素依赖性肿瘤。

子宫肌瘤导致的不孕多合并生殖生理和内分泌功能改变：如肌瘤性卵巢呈现与多囊卵巢相似病理改变，其特点是无排卵和性激素分泌紊乱，无排卵本身是构成不孕的直接原因。子宫腔形态变异及与卵巢激素分泌不同步，不利于孕卵着床、胚胎植入和胚胎发育。子宫内膜和肌层血管系统和微循环功能失调，导致宫内营养不良和缺氧，不利于妊娠。

（二）治疗原则

1. 中医学治疗原则　中医学认为本病的发病属正虚邪实，虚实夹杂，治疗以活血化瘀、软坚散结为主，辅以补益，进行攻补兼施。方法上多采用经期和非经期分期论治，遵循急者治标，缓者治本的原则。因本病属疑难杂病，难在短期内见效，故须守方守药，长期服用方可达到治疗效果。

2. 西医学治疗原则　西医学治疗应根据患者症状、年龄、生育要求、肌瘤大小、类型、个数等方面因素综合决定采用药物治疗或手术治疗。患者子宫＜12

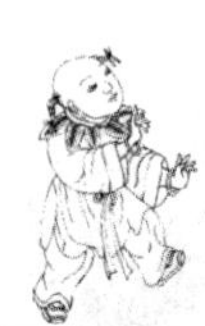

周妊娠大小，浆膜下肌瘤，肌瘤直径<5厘米无变性，肌瘤生长缓慢，双侧输卵管通畅或虽梗阻但可能疏通，月经改变不明显患者可应用药物治疗。如患者为多发性肌瘤，肌瘤直径>5厘米，黏膜下肌瘤，子宫>12周妊娠大小，肌瘤生长迅速，症状明显，肌瘤变性或能确定肌瘤是不孕后反复流产的唯一原因者可采用手术治疗；可行子宫肌瘤剔除术，除经腹或腹腔镜手术外，黏膜下肌瘤可用宫腔镜电切术切除。对有生育要求的患者一般不建议使用子宫动脉栓塞术，因为此方法可能导致卵巢功能减退并增加潜在的妊娠并发症发生的风险。

三、治疗方法

（一）内治法

1. 经典古方

（1）气滞血瘀

［临床证候］下腹部结块，触之有形，按之痛或不痛，小腹胀满，月经先后不定，经血量多有块，经行难净，经色暗；精神抑郁，胸闷不舒，面色晦黯，肌肤甲错；舌质紫黯，或有瘀斑，脉沉弦涩。

［治法］行气活血，化瘀消癥。

［方药］大黄䗪虫丸。

［组成］熟大黄、土鳖虫、水蛭、桃仁、黄芩、生地黄、白芍、甘草。

［加减］若经行量多，或经漏淋沥不止，加炒蒲黄、五灵脂、血余炭；月经后期量少，加川牛膝、泽兰、川芎；经行腹痛加延胡索。

（2）痰湿瘀结

［临床证候］下腹部结块，触之不坚，固定难移，月经后期，淋沥难净，经间带下增多；胸脘痞闷，腰腹疼痛；舌体胖大，紫黯，有瘀斑、瘀点，苔白厚腻脉弦滑或沉涩。

［治法］化痰理气，消瘀散结。

［方药］苍附导痰丸。

［组成］茯苓、陈皮、半夏、苍术、香附、天南星、枳壳、生姜、神曲、甘草。

［加减］若脾胃虚弱，正气不足，加党参、白术、黄芪；胸脘痞闷食少加鸡

内金、神曲；腰痛加寄生、续断；腹坠痛加槟榔；顽痰胶结，日久不去，加瓦楞子、昆布、急性子。

（3）湿热夹瘀

［临床证候］下腹部肿块，热痛起伏，触之剧痛，痛连腰骶，经行量多，经期延长，带下量多，色黄如脓，或赤白兼杂；兼见身热口渴，心烦不宁，大便秘结，小便黄赤；舌黯红，有瘀斑，苔黄，脉弦滑数。

［治法］清热利湿，化瘀消癥。

［方药］大黄牡丹皮汤。

［组成］大黄、牡丹皮、桃仁、冬瓜仁、芒硝。

［加减］带下量多，色黄，有臭味，加黄柏、龙胆草；腹痛坠胀，加郁金、延胡索、厚朴。

（4）肾虚血瘀证

［临床证候］下腹部结块，触痛；月经量多或量少，经行腹痛较剧，经色紫黯有块，婚久不孕或曾反复流产；腰膝酸软，头晕耳鸣；舌黯，脉弦细。

［治法］补肾活血，化瘀消癥。

［方药］补肾祛瘀汤。

［组成］仙茅、仙灵脾、山药、熟地黄、香附、三棱、莪术、鸡血藤、丹参。

［加减］若脾胃虚弱加白术、党参以健脾；食欲缺乏加山楂、鸡内金以助运消癥；大便溏泻加炒白术、薏苡仁；带下量多加茯苓、海螵蛸。

2. *名家名方*

（1）刘奉五诊治经验（已故北京中医医院妇科专家，名老中医）

刘老根据本病的腹部包块，子宫出血，腰痛，腹痛，带下等主要证候分析，结合病理实质，体会到《素问·骨空论》中所说的“任脉为病，……女子带下瘕聚”的含义，而且从实际所见多数病人表现为阴虚血热、肝肾阴亏、阴虚肝旺、肝脾不和、冲任失调等证候。而且也看到所谓脏虚，主要表现为肝、脾、肾三脏的功能紊乱与亏损，而“寒气客于子门”，是因为血得寒则凝，但是瘀血恶血凝结日久，反而酝酿生热，又因寒气伤脾，则脾运失健，湿从内生，蕴久也可以化热。瘀血恶血凝聚，日益增大，故见腹部肿块、腹痛。湿热入于血分，迫血妄

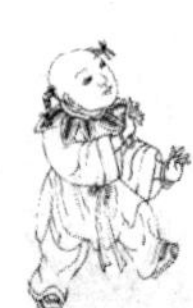

行，则见阴道出血。肝肾亏损则见腰痛。肝脾不和，阴血失调，热邪灼耗，气血耗伤，故见冲任失调或阴虚肝旺等证。从而摆脱了单从“癥瘕”论治的束缚。

在治疗上立足于整体，从清热燥湿，养血和血，调理冲任入手，选用芩连四物汤为主，随证加减。黄芩90克，马尾莲90克（或黄连末3克），生地黄9～15克，白芍9～15克，当归9克，川芎4.5克。功效：清热燥湿，凉血固冲。本方以黄芩、马尾莲清热燥湿，生地黄、白芍、当归、川芎养血活血，调理冲任，通过脏腑功能的调整，促使整体功能的改善。

［加减］阴虚明显者加玄参、麦冬、墨旱莲；寒湿明显者加柴胡、荆芥穗；肾虚明显者加川续断、菟丝子、熟地黄、石莲；血热较重、出血多（或不规则）者，去当归、川芎，加地骨皮、青蒿、椿根皮、乌贼骨、生牡蛎；出血不止者加侧柏炭、棕榈炭、贯众炭、阿胶；头晕、头痛；肝旺明显者，加桑叶、菊花、女贞子、墨旱莲、生龙齿、珍珠母；脾虚明显者加川楝子、延胡索、五灵脂、香附。

通过脏腑功能的改善，局部肿物控制发展或逐渐缩小，提高了疗效。

（2）沈仲理诊治经验（上海中医药大学附属岳阳中西医结合医院主任医师、教授，享受国务院特殊津贴专家）

沈氏认为，“腹内肿块，腹部疼痛，崩中漏下，带下异常”是肌瘤的四大主症，均与血瘀不无关系。因此活血化瘀作为治疗手段，消瘤缩宫为目的是治疗的主导思想。平时消瘤缩宫为主。消瘤兼顾止血；经期祛瘀止血为主，止血不忘消瘤。非经期以消散肌瘤为主，应用大剂量化瘀散结、消瘤缩宫之品攻伐瘀滞癥积，药用贯众、海藻、半枝莲、夏枯草、水红花子、生蒲黄，花蕊石等，其中贯众、海藻、半枝莲几乎每方必用，贯众既能清热，又能止血，宜于血热崩漏，又有收缩子宫的功效，《名医别录》记载其“破癥瘕”，实为治疗子宫肌瘤之佳品。海藻消痰软坚，《神农本草经》记载其“主瘿瘤结块，癥瘕坚气”。半枝莲清热解毒，祛瘀止血，利尿消肿，有抗肿瘤作用，佐以水红花子、夏枯草之散结消瘤；蒲黄、花蕊石之化瘀消瘤；马齿苋之缩宫止血，合用具有控制肌瘤发展，缩小肌瘤和改善出血的作用。经期量多崩冲，夹有瘀块者，以贯众、蒲黄炒焦入药，酌加三七、炒五灵脂、玉米须、鹿衔草；阳虚出血加温阳固涩之品，如炮姜炭、煅牛角腮等；血小板减少引起的崩冲者，加炒槐米、制黄精等；如心肝火旺，崩冲不止者，常伍犀角地黄汤（水牛角代犀角）加紫草而屡获良效。

（3）朱南孙诊治经验（上海中医药大学附属岳阳中西医结合医院主任医师、教授，江南妇科名家朱小南之长女、朱氏妇科传人）

朱氏按年龄分虚实论治子宫肌瘤。青壮年气血尚盛，肾气未衰，癥积胞中，正邪相搏，实证实体，宜攻为主，治疗以活血化瘀、消癥散结，常用生蒲黄、石见穿、皂角刺、三棱、莪术、赤芍、丹参、铁刺苓、刘寄奴、山楂、青皮、蚤休等。更年期前后癥积胞中，肝火偏旺，肾水已亏，遵“五旬经水未断者，应断其经水，癥积自溃”的原则，宜攻补兼施，治以清肝益肾、软坚消瘤，常用生牡蛎、夏枯草、紫草、水线草或白花蛇舌草、墨旱莲、女贞子、铁刺苓、石见穿、生山楂等随症加减。前五味配伍，平肝清热，消瘤防癌，是治疗更年期合并子宫肌瘤，促其绝经，减少经量，缩短经期之良药，其中紫草经研究证实有明显的抗雌激素作用，久用可消瘤防癌，避孕绝经。

用药中主固元气，正邪相争，正盛邪却，正虚则瘤易长，扶正祛邪也即消瘤矣。扶正者，健脾养肝益胃也，常用枸杞子、菟丝子、桑椹子三子相配，平补肝肾。久崩久漏，复旧固本，常伍覆盆子、金樱子，健脾用四君子汤。莪术，白术同用，一攻一补，消补相伍。若肌瘤伴月经量多，经期延长，以清热调补化瘀为治以固涩冲任。清热宜凉血摄冲，地榆、侧柏叶、大小蓟、生地黄、炒牡丹皮、茜草等；调补以肝肾脾为主；化瘀配焦楂炭、益母草、仙鹤草、蒲黄炭、炒五灵脂、血竭粉、三七粉、熟大黄炭、炮姜炭，其中熟大黄炭配炮姜一寒一热，一走一守，涩而不滞，动而不烈，通涩并举，是瘀血内阻，崩中漏下之良药。益母草配伍仙鹤草，活血止血，动静结合，是经期临近或经行不畅又恐经来突停之佳品。

（4）班秀文诊治经验（广西中医学院主任医师、教授，国医大师）

班氏以寒凉为主，从瘀着眼，习以辛苦温药物治疗子宫肌瘤。他认为子宫肌瘤的病因以寒凉为主，寒为阴邪，性收引凝滞，寒邪客于子宫，冲任气血失调，经脉气血不畅，形成瘀血，瘀停日久，积而成癥。治疗以温性药物为主，温性能开、能散、能行，有利于癥块的消散。正如《素问·调经论》所言：“血气者，喜温而恶寒，寒则气不能流，温则消而去之”。但肌瘤瘀积日久，容易化热，致下焦伏火内生，故需配以凉药，既可限制温药之性使之无过，又能清下焦之伏火，概之谓“温凉并用，以温为主”。辛味之药能行能开能散，有行气行血散结

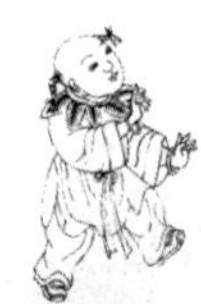

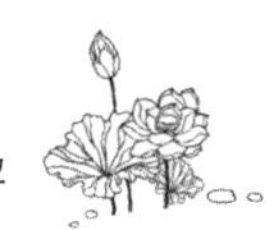

的作用，有软坚祛积消块之功，故根治子宫肌瘤的药物以辛味为主，如莪术辛苦温，以其辛散温通，既能破血逐瘀，又能行气止痛，泽兰苦辛微温，亦可辛散温通，有活血通经、祛瘀散结的作用，夏枯草苦辛寒，苦寒虽属阴而辛味属阳，味辛则能散郁结而化瘀，为阴中寓阳之品。

（5）罗元恺诊治经验（已故广州中医学院妇产科教研室主任，中医妇科学家，名老中医）

罗老认为本病的机制每呈虚实夹杂，治法上既要行气化瘀，以消肿块，或祛痰燥湿散结等攻法以治其标；也要益气养血，健脾化湿等补法以固其本。总宜攻补齐施，适当运用。但应先攻后补还是先补后攻，或峻攻少补还是重补缓攻，抑或攻补齐施，则需根据患者的体质及虚实的孰轻孰重，由医者临症时权衡决定。他根据临床经验，将子宫肌瘤分以下两个证型论治。

①气滞血瘀证：本型以邪气盛实为主。在出血期间，治宜化瘀止血，佐以酸收软坚；非月经期则治以化瘀消癥为主，佐以益气养血。对于子宫肌瘤之月经过多或经期延长者用自拟化瘀止血软坚汤，药用益母草、岗稔根、桃仁、海藻、川续断、乌梅、荆芥炭、生牡蛎、珍珠母、制首乌、橘核。非行经期，用自拟化瘀消癥汤。药用桃仁、橘核、乌药、海藻、三棱、莪术、生牡蛎、珍珠母、党参、桑寄生、制首乌、山楂子。

②痰湿结聚证：本证型多由素体脾虚气弱，不能正常运化水湿，湿聚成痰，痰湿结聚胞宫，与血相搏，形成肿块。治宜健脾益气，温化痰湿为主，佐以软坚。用自拟燥湿化痰散结汤。药用苍术、白术、橘核、乌药、桃仁、法半夏、陈皮、茯苓、黄芪、生牡蛎、珍珠母。

本病为慢性器质性病变，如采用药物非手术疗法，一般以3个月为1个疗程，观察2～3个疗程才可收到一定疗效。如以控制经量为主则收效较捷。罗老为方便患者，曾拟制橘荔散结丸用于门诊。方用橘核、荔核、川续断、小茴香、川楝子、乌药、海藻、岗稔根、莪术、制首乌、党参、生牡蛎、风栗壳、益母草各适量。上药共研细末，研蜜为梧桐子大，备用，每日服3次，每次6克，于半饥半饱时以开水送服。若体质偏热或兼热象者，以温开水送服。停经3天后开始服用，至经前3～5天停药，3个月为1个疗程。本方由《济生方》之橘核丸和《景岳全书》之荔枝散加减化裁而成。方中橘核、荔核、小茴香、川楝子、乌药、风栗壳理气散结，止痛消癥；莪术行气破血，攻逐积滞；海藻、生牡蛎软坚散结；党参补气益血健脾；川续断补肾舒筋；制首乌、岗稔根补血止血；益母草活血调经，行血散瘀，能明显增强子宫肌肉的收缩力和紧张性。总观全方，能攻能守，寓补于攻，寄消于散，起到行气散结、软坚敛涩、益气活血之效。

（6）刘云鹏诊治经验（荆州市中医医院妇科主任医师，名老中医，享受国务院特殊津贴专家）

刘老认识到中药对子宫肌瘤较小者疗效较好。因初期患者正气尚强，宜用攻破；久病者正气已弱，邪气日深，应攻补兼施。再者，此病非一日所成，宜采用缓泻之法，汤丸合用，缓以图之，1个月为1个疗程。自拟子宫肌瘤非经期方、经期方，利用月经周期用药来治疗子宫肌瘤。

非经期治疗以活血化瘀，消癥为主。方用当归9克，川芎9克，地黄9克，白芍9克，桃仁9克，红花9克，昆布15克，海藻15克，三棱9克，莪术9克，土鳖虫9克，丹参15克，刘寄奴15克，鳖甲15克，青皮9克，荔枝核9克，橘核9克。方中：桃红四物汤养血活血；三棱、莪术破血消积；昆布海藻软坚散结；土鳖虫、刘寄奴破血逐瘀；鳖甲散结消瘀；丹参养血活血；青皮、荔枝核、橘核理气散结，行气则瘀血消散。全方祛瘀之中寓养血之意，持续服用或为丸缓图，常能收效。

［加减］少腹胀或选加木香9克，香附12克；腰胀痛者可加乌药9克，川牛膝9克，以理气活血止痛；脉弦、头晕眩者可加夏枯草15克，石决明18克，以清热平肝；失血过多、心慌、气短者可加党参15克，黄芪18克，以益气生血。

经期方活血养血，调经消癥。方用当归9克，地黄9克，白芍9克，茜草9克，丹参15克，阿胶（烊化）12克，刘寄奴9克，益母草12克，蒲黄炭9克，紫草根15克，川芎9克。子宫肌瘤在经期往往出血量大，其治疗应以养血活血止血为法，本方当归、川芎、地黄、白芍养血活血，阿胶养血止血，丹参、茜草、刘寄奴、益母草、蒲黄炭活血止血，全方养血之中兼有活血之味，调经之时顾及消癥散结，适用于子宫肌瘤的经期治疗。

［加减］经来量多如注者，可选用赤石脂30克，棕榈炭9克，乌贼骨9克，煅牡蛎30克等，以止血固冲；若偏热者可加炒贯众9克，地榆炭9克，清热止血；偏寒者可加炮姜炭6克，艾叶炭9克，以固涩冲任，引血归经；心慌、气短者可加党参12克，黄芪15克，益气摄血；气虚下陷、小腹坠胀者，可服补中益气汤加味，

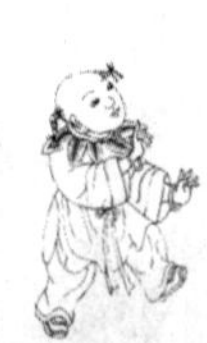

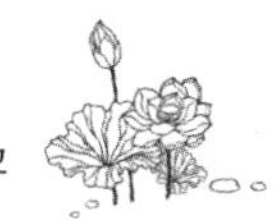

以益气升阳摄血；腰痛者可加续断9克，杜仲9克，补肾止痛；小腹胀可加香附12克，枳壳9克，或加橘核9克，荔枝核9克等，以理气消胀。

（7）王渭川诊治经验（已故成都中医学院附属医院中医妇科主任医师，名老中医）

王老治子宫肌瘤以化瘀为主，方用通窍活血汤合血府逐瘀汤加减。临床经验活血化瘀常选用虫类药，如土鳖虫9克，水蛭9克，地龙15克，蜈蚣2条，乌梢蛇9克。其余配补气益血，选用党参24克，鸡血藤18克，生黄芪60克，桑寄生15克，菟丝子15克，鹿角胶15克。消炎清湿选用红藤24克，蒲公英24克，败酱草24克，桔梗9克，琥珀末（冲服或布包煎）6克。行气选用槟榔6克，厚朴6克，台乌药9克。止血选用仙鹤草60克，夏枯草60克，大小蓟各12克，茜草根9克。调脾胃选用鸡内金9克，九香虫9克，山楂9克，神曲9克。

（8）蔡小荪诊治经验（上海市第一人民医院中医妇科主任医师，上海蔡氏女科第七代传人）

蔡老认为，子宫肌瘤的成因，不外六淫之邪乘经产之虚而侵袭胞宫、胞络，有因多产房劳、产后积血、七情所伤等，引起脏腑功能失调、气血不和，冲任损伤，以致气滞血瘀，血结胞宫，积久而成。用消坚汤治疗子宫肌瘤。方用桂枝5克，赤芍10克，牡丹皮10克，茯苓12克，桃仁泥10克，三棱10克，莪术10克，鬼箭羽20克，水蛭5克，夏枯草12克，海藻10克。停经后口服，3个月为1个疗程。本方以桂枝茯苓丸为主。桂枝辛散温通；牡丹皮、赤芍破瘀结，行血中瘀滞；茯苓渗湿下行；三棱、莪术逐瘀，通经消积；鬼箭羽既有破癥散结之功，又有疗崩止血之效；水蛭破血消癥，《神农本草经》曰其“逐恶血，瘀血，月闭，破血瘕积聚，利水道”。全方具有消瘀散结的功效。

[加减]早期患者体质较盛宜攻为主；后期因长期出血导致气血两亏，则可加扶正化瘀药物，如党参、黄芩、黄精等，不宜急于求成。更年期前后患有子宫肌瘤应断其经水，促使肌瘤自消，每选用苦参、寒水石、夏枯草，以平肝清热，消瘤防癌。

（9）夏桂成诊治经验（江苏省中医院妇科主任医师，教授，享受国务院特殊津贴专家）

夏老认为本病的形成多与正虚有关，特别是肾阴阳的失调与此有着重要的关系。《中藏经》曰："积聚癥瘕，皆五脏、六腑真气失而邪气并，遂乃生焉。"因而脏腑失调，乃是最为主要的因素。他根据临床观察，认为本证的发生实际上与长期的月经失调有关。凡阴长阳短，阴血过盛，刺激子宫肌肉组织增生，日积月累，自然形成肌瘤性的癥瘕。阴血积聚，心情不畅，生活失调，阴阳不和，必将加剧瘀阻气滞，邪气愈盛则正气愈伤，肾阴阳更失调，故子宫肌瘤后期，正虚邪实更为明显，形成虚实错杂的顽固病症。但由于本病形成后，常伴有出血性病症，故正虚中呈现出肝肾不足或气血亏虚两种现象。故他在辨证论治时，将子宫肌瘤分为主症型——血瘀成癥型，兼证型——气血虚弱、肝肾不足者。经验方加味消癥散。方用炒当归、赤白芍、石见穿、五灵脂各10克，蒲黄（包）6克，制香附9克，花蕊石（先煎）15克，血竭末、琥珀末各4克（吞服），黄芪10克，党参15克，水煎服，每日一剂。他认为子宫肌瘤的形成与整体功能失调有关，因此"养正则积自除"也应考虑到，从调补肝肾脾胃入手，兼用消癥化瘀，或消癥化瘀兼以调补肝肾脾胃比较稳妥，临床疗效以肌壁间肌瘤稍好，黏膜下肌瘤较差。

［加减］经行便溏者，上方去当归加炒白术10克、六曲10克；心烦失眠者加炙远志6克，紫贝齿（先煎）10克，太子参10克；经净后，上方去蒲黄、花蕊石、琥珀末，加三棱10克，莪术10克，土鳖虫9克。

3. 秘、验、单、偏方

（1）单方验方

①棱莪桂枝茯苓丸：三棱、莪术、桂枝、茯苓、牡丹皮、桃仁、赤芍各10～20克。

②妇宝丹：三棱、莪术各15 克，当归、丹参、青皮、陈皮、枳壳、乌药、延胡索、半夏、海藻、昆布、贝母、甘草、大枣各10克。研成粉末，炼蜜为丸，每丸含生药8克。每次1丸，每日2次，停经后服20天。3个月为1个疗程。

③膈下逐瘀汤加味：赤芍12克，当归、川芎、延胡索、五灵脂、桃仁、红花、牡丹皮、乌药、香附、枳壳、砂仁各10克，甘草18克。

④棱莪少腹逐瘀汤：三棱、莪术、当归、赤芍、川芎、蒲黄、五灵脂、延胡索、小茴香各10～20克，肉桂6克。

（2）内服效验方

①加味桂苓汤：桂枝20克，茯苓15克，牡丹皮15克，桃仁20克，赤芍15克，

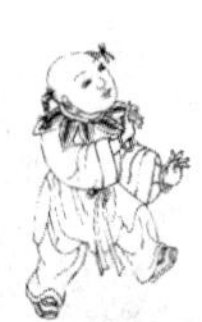

五灵脂25克，蒲黄15克，鳖甲20克。

②软坚消瘤丸：夏枯草30克，莪术、三棱、浙贝母、牡丹皮、当归各9克，橘核、丹参、海藻、昆布、海蛤壳、白薇各15克，鸡血藤、乳香、没药各6克。软坚散结，行气活血，用于胞宫肿块，月经失调，痛经等症。

③散聚汤：杏仁、陈皮、槟榔、半夏、茯苓、桂心、当归、甘草。除湿化痰，散结消癥，用于湿痰内阻型子宫肌瘤。

④软坚汤：炙鳖甲9克，炙龟甲9克，牡蛎15克，水蛭7克，土鳖虫7克，桂枝10克，牡丹皮10克，赤芍10克，茯苓10克，炒桃仁12克，知母10克，黄柏10克，甘草6克。

⑤子宫肌瘤方：党参25克，黄芪25克，白术15克，丹参15克，夏枯草10克，半枝莲20克，赤芍15克，莪术15克，仙鹤草20克，山楂15克，海藻20克，白花蛇舌草20克，贯众15克。

⑥除瘤汤：藿香、香附、三棱、益智仁、莪术、半夏各10克，甘草15克。

周期序贯方。非经期用桂枝茯苓丸：方用桂枝6克，茯苓、桃仁、赤芍、牡丹皮各15～20克，三棱、莪术各10～15克，薏苡仁、败酱草、车前草、穿山甲、川贝、夏枯草、海藻、昆布各10～20克。经期用桃红四物汤：方用当归、川芎、桃仁、红花、益母草、赤芍、三棱、莪术、川牛膝、香附、小茴香、乌药、甘草。

⑦桂红鳖甲丸：川桂枝6克，茯苓9克，红花9克，牡丹皮9克，莪术9克，桃仁9克，鳖甲15克，海藻9克，昆布9克，蒲公英9克，香附6克，夏枯草15克。

⑧化瘤方：黄芪、生牡蛎、薏苡仁、刘寄奴、桂枝、赤芍药、牡丹皮、桃仁、茯苓各10～20克，水蛭3～6克。

⑨䗪虫四物汤：䗪虫10克，生地黄5克，白芍15克，当归12克，川芎10克，黄芩10克，黄连10克。

⑩三甲二虫丸：鳖甲、龟甲、牡蛎各15～30克，水蛭、䗪虫、桂枝各3～6克，茯苓、牡丹皮、赤芍、桃仁、黄柏、知母各10～20克等。

（3）秘方、偏方

①化瘀消癥汤：桃仁、红花、川芎、赤芍、三棱、莪术各10～15克，佐以茯苓、白术、人参、黄芪、女贞子、海螵蛸等药物。

②活血化滞消瘤汤：三棱12克，莪术12克，延胡索（打）12克，田七粉（冲）8克，皂角刺40克，五灵脂15克，白芷15克，红藤30克，半枝莲20克，败酱草20克，连翘12克，赤芍24克，荔核24克，牡蛎24克。

③通络消瘤汤：红藤、路路通各15～30克，土鳖虫、香附、青皮、三棱、乌药各9～15克，蜈蚣2条，穿山甲6～9克，生黄芪30～50克。

④芩柏四物汤：黄芩、黄柏、当归、川芎、赤芍、生地黄各10～20克。

⑤橘荔散结丸：橘核、荔枝核、川续断、小茴香、乌药、川楝子、海藻、莪术、首乌、岗稔根、党参、生牡蛎、罂粟壳、益母草各10～20克。上药共研细末泛丸，每次6克，1日3次。

⑥消癥汤：桂枝、夏枯草、浙贝母、白芍、鹿角片各20克，生牡蛎、荔枝核各30克，鳖甲、炙甘草各10克，蜈蚣2条。

⑦化瘀消结汤：三棱、莪术、桂枝、茯苓、苦参、杏仁、煅龙骨、煅牡蛎、红藤、败酱草、薏苡仁、白芥子、金银花、连翘、制乳香、制没药各10～20克。

⑧理气活血消癥方：三棱20克，莪术20克，陈皮6克，当归9克，丹参9克，昆布9克，荔枝核9克，鸡内金9克。

⑨消瘤方：当归、黄芪、赤芍、丹参、桂枝、茯苓、橘核、贝母、荔枝核、枳壳、甘草各10～20克，九香虫4～6克。

⑩棱莪八珍汤：三棱、莪术、当归、赤芍、川芎、熟地黄、党参、白术、茯苓、甘草各10～20克等。

4. 中成药

（1）桂枝茯苓胶囊：每次2～3粒，每日2次。适用于瘀血型子宫肌瘤患者。

（2）百消丹：每次3粒，每日3次。适用于气滞血瘀痰结子宫肌瘤患者。

（3）大黄䗪虫丸：每次6克，每日2次，适用于血瘀证。

（4）蓬莪术丸：每次20粒，每日2次，适用于气滞证。

（5）宫瘤清胶囊：每次3粒，每日3次，适用于血瘀证。

5. 西药治疗　患者子宫<12周妊娠大小，浆膜下肌瘤，肌瘤直径<5厘米无变性，肌瘤生长缓慢，双侧输卵管通畅或虽梗阻但可能疏通，月经改变不明显患者可应用药物治疗。患者每3～6个月随访一次，随访期间如发现肌瘤增大明显或症状加重再考虑进一步治疗。

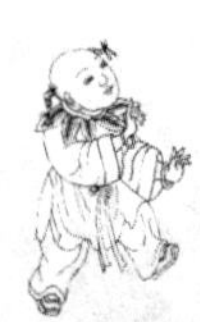

（1）促性腺激素释放激素类似物：可引起子宫肌瘤快速缩小。常用于术前，迅速缩小肌瘤而利于手术，也用于治疗肌瘤合并子宫内膜异位症和子宫腺肌症者。常用戈舍瑞林每次3.6毫克，皮下注射，4周1次，共6次。

（2）米非司酮：有较强的抗雌激素作用，可干扰细胞内代谢，抑制肌瘤生长。每次10毫克（5～50毫克），连用3个月，口服。

（二）外治法

1. 贴敷

（1）敷贴法

处方一：莪术、三棱各100克，益母草、当归各90克，吴茱萸、白芍、丹参、牛膝、昆布、延胡索、桂枝各60克，穿山甲、甘草各30克，夏枯草75克，月桂氮酮（氮酮）20克。提取共制成1000粒，为深褐色的圆片形栓药。贴敷脐部，每天1贴。30天为1个疗程。

处方二：炒穿山甲30克，炒桃仁30克，夏枯草30克，海藻30克，莪术30克，三棱30克，王不留行30克，香附30克，半枝莲25克，马齿苋30克。上药共为细末，瓶装备用。用时取药末10克，以温水调和成团，涂于神阙穴，外盖纱布，胶布固定，3天换药1次。疗程6～8个月。

处方三：水蛭、丹参、蒲黄、赤芍、红花、川芎、姜黄各等份，研为细末备用。取上药末20克加入60度的白酒适量，做成饼状，固定于脐部，2天换药1次，15次为1个疗程。

处方四：三棱、莪术、大黄等中药。将药物研成粉末，加上甘油、PVP 等物质调配成膏状，将药膏置于纱块上制成5厘米×8厘米大小，厚度约2毫米的膏贴，外敷关元、气海、中极穴。每日1次，每次6～8小时，3个月为1个疗程，连续治疗2个疗程。

（2）热敷法

处方一：内服药药渣。内服药药渣加芒硝、白酒适量装入布袋内，趁热敷下腹部。

处方二：莪术、赤芍、小茴香、白芷、生艾叶等。上药各等份装入布袋内，隔水加热蒸20分钟，趁热敷下腹部。

（3）子宫穹窿敷药：当归、乳香、三七、䗪虫、沉香各等份。上药研末，用黄酒调糊状，可加少许麝香，放棉球上贴于子宫穹窿处，隔日1次，经期停用，1个月为1个疗程。

2. 中药灌肠

处方一：五灵脂15克，蒲黄15克，三棱15克，莪术15克，皂角刺10克，七厘散0. 3克（麝香、冰片、乳香、没药、血竭、儿茶）。上药水煎后约150毫升，嘱患者排空二便，侧卧位保留灌肠，每日1次，3个月为1个疗程。

处方二：桃仁9克，生地黄12克，赤芍12克，川芎6克，当归12克，三棱9克，莪术9克，枳实12克，香附12克，鳖甲11克，刘寄奴15克。上药煎成药液100ml保留灌肠，保留2小时，每日1次，经期时停用，连用2个月。

处方三：桃仁、川芎、三棱、莪术、穿山甲、木通、路路通、陈皮、枳实、昆布、牡蛎各15克，土鳖虫12克。肥胖痰湿重者加夏枯草、法半夏各15克。上药浓煎成100ml，温度40℃左右，保留灌肠，保留2小时，每日1次，30日为1个疗程，经期量多时停用。

3. 针刺

（1）毫针法

处方一：足三里、三阴交、地机、阴陵泉均双侧。运用平补平泻使之得气，然后嘱患者慎守勿失，让患者以意引气，气至病所。每次留针20 ~ 30分钟，隔天1次，10次为1个疗程。

处方二：主穴取天枢穴，配穴取中极配归来，三阴交配血海，气海配关元。取天枢穴直刺40毫米，使针感向下腹部放射。中极穴、归来穴、血海穴用泻法（强刺激），三阴交用平补平泻法（中刺激），气海、关元用补法（弱刺激），留针30分钟，中间行针1次，每日1次，15次为1个疗程。

处方三：子宫（双）、曲骨、三阴交（双）、气海、中极、气冲（双）。取子宫（双）、曲骨、三阴交（双）为1组，气海、中极、气冲（双）为1组。气滞肝郁加太冲，血瘀三阴交强刺激，痰滞加丰隆，气血亏虚加足三里。腹部穴位气海、中极、曲骨、子宫、气冲直刺20 ~ 30毫米，其他穴位按常规刺法进行，平补平泻，得气后留针20分钟，其间行针1 ~ 2次。两组穴位交替使用，每日1次，10次为1个疗程，1个疗程结束后，休息3 ~ 5天，再行下一个疗程。

处方四：太冲、关元、归来、足三里、合谷。取上穴，针刺得气后留针30分

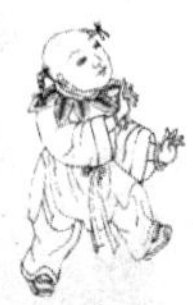

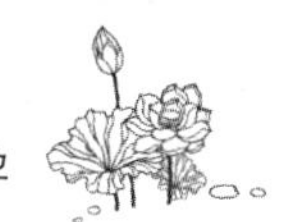

钟出针；再选取耳穴：内分泌、皮质下、子宫埋耳针，左右交替，3天更换1次。配合艾条悬灸小腹部或子宫肌瘤在腹部的对应区，每次灸30分钟。适合气滞型子宫肌瘤，隔日针灸治疗1次，12次为1个疗程，治疗6个月。

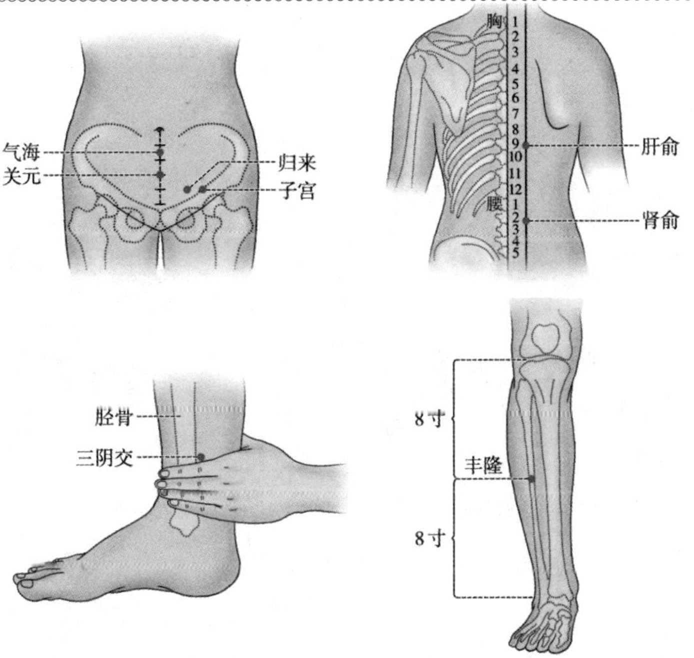

气海：在下腹部前正中线上，当脐中下1.5寸
关元：在下腹部前正中线上，当脐中下3寸
归来：在下腹部，当脐中下4寸，距前正中线2寸
子宫：在下腹部，当脐中下4寸，距前正中线3寸
肝俞：在背部，当第9胸椎棘突下，旁开1.5寸
肾俞：在腰部，当第2胸椎棘突下，旁开1.5寸
三阴交：小腿内侧，当足内踝尖上3寸，胫骨内侧缘后方
丰隆：在小腿前外侧，当外踝尖上8寸，距胫骨前缘二横指

处方五：关元、归来、足三里、血海、膈俞、合谷、三阴交。取上穴，其中合谷用补法，三阴交用泻法，其余平补平泻，留针30分钟出针。再选取耳穴内分泌、皮质下、子宫埋耳针，左右交替，3天更换1次。配合艾条悬灸小腹部或子宫肌瘤在腹部的对应区，每次灸30分钟。隔日针灸治疗1次，12次为1个疗程，治疗6个月，适合血瘀型子宫肌瘤。

处方六：关元、归来、足三里、三阴交、脾俞。选上穴针刺得气后留针30分钟出针。再选取耳穴内分泌、皮质下、子宫埋耳针，左右交替，3天更换1次。配合艾条悬灸小腹部或子宫肌瘤在腹部的对应区，每次灸30分钟。隔日针灸治疗1次，12次为1个疗程，治疗6个月。适合痰湿型子宫肌瘤。

处方七：主穴足三里、气海、太溪，辅穴子宫、三阴交、太冲、曲骨、关元、阴陵泉。上穴施以针刺补泻治疗，得气后留针40分钟，配合王不留行贴耳，取盆腔、肝、肾、脾、内分泌、子宫、皮质下穴位按压，隔天1次。10次为1个疗程，共治疗4个疗程。

（2）耳针耳穴

处方一：子宫、内分泌、交感、肝、肾、脾等。每周2次，两耳交替进行。

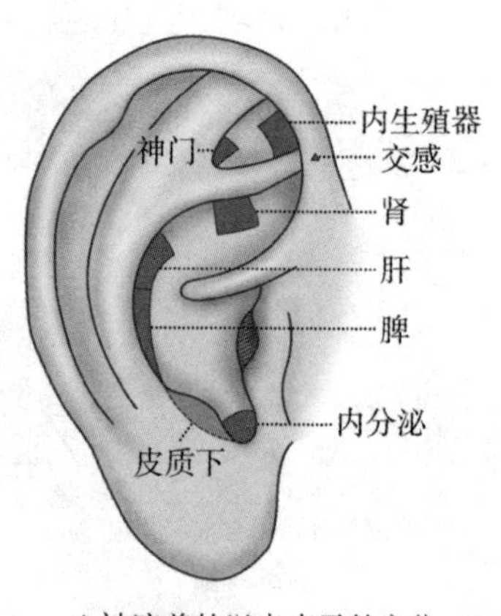

处方二：子宫、内分泌、交感、三焦。针刺有酸痛胀麻感后行中强度刺激，留针30分钟，起针后穴位贴压王不留行，嘱患者每日自行按压穴位1～2次，每次10～20分钟，强度以有得气感为宜，每次贴压保留3天，3天后重复针刺加耳穴贴压，经期停用，每月从经期第5天开始重复治疗，连用3个月。

处方三：子宫、卵巢、肾、脑、屏间。毫针刺入，以软骨为度，行捻转泻法，留针1小时。每日1次，15天为1个疗程。

（3）电针法主穴双侧子宫穴，配穴气海、三阴交、脾俞等。针前排空膀胱，直刺0.8～1.5寸，斜刺时1.5～2.5寸，针感向会阴部放射，然后针柄接脉冲电针机，疏密波，通电20分钟，经期停电刺激。每日1次，10次为1个疗程，一般治疗2～3个月。

（4）火针法：中极、关元、水道、归来。火针为钨锰合金材料制成，长2寸、粗0.8毫米，针尖在火焰上1厘米处加热约5秒，以针体前3厘米处呈鲜红为度，将针快速地刺入穴位，快速出针。腹部穴位针刺深度为3厘米，留针15～20分钟。每周3次，12次为1个疗程。

（三）诊疗体会

子宫肌瘤是女性生殖器官中最常见的良性肿瘤，疾病的发生与女性性激素有关，属于雌激素依赖性肿瘤。本病属中医学“癥瘕”范畴，其病位在胞宫，主

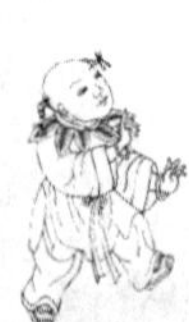

要是由于有形之邪结于胞中，初起以实证为主，病久则致虚实夹杂，其病机以血瘀为主，并常常兼夹有痰湿、气郁和正虚。因此在临床治疗时多予以活血化瘀，消癥散结，兼以化痰理气、疏肝解郁及扶正祛邪等治疗方法。笔者在临床治疗中常用桃红四物汤加减，初期者常加三棱、莪术、皂角刺、熟大黄、土鳖虫攻逐实邪，病程日久者常伴有肝气郁结、冲任失调，治疗时可加柴胡、郁金、陈皮、香附疏肝理气之药，并佐以仙茅、仙灵脾、山药、熟地等滋补肝肾之品。在治疗本病时，笔者常配以消癥散嘱患者睡前炒热外敷于下腹部，以加强口服药物治疗效果。

四、生活起居

1. 起居

（1）在日常生活中应注意调节情绪，尤其是在经期及产后要特别注意心情舒畅，情绪稳定，学会自我减压，减轻来自工作，学习，生活中的各种竞争压力，要性格开朗、豁达，要知足常乐，防止大怒大悲、过度思虑，避免过度劳累，五脏调和则气行血和，气血和则百病不生。

（2）注意房事卫生、保持外阴清洁，以防止外邪内侵，入里化热，凝滞气血，加重病情。

（3）平时注意保暖，尤其是经期、产褥期要注意保暖，以防寒入血室，气血凝滞胞宫。

（4）不要滥用药物，尤其是激素类药物，滥用药物对女性的健康非常不利。

（5）要适时婚嫁，规律的性生活有助于身心健康；节制房事，以防损伤肾气；适龄生育，不仅是为了优生优育，还能有助于防病治病。

2. 饮食　子宫肌瘤的形成认为与雌激素刺激有关，肥胖影响性激素的生成和代谢，因此要培养良好的饮食习惯，避免过度肥胖引发疾病。饮食定时定量，不要暴饮暴食。多吃低脂肪饮食，多吃瘦肉、鸡蛋、绿色蔬菜、香菇、豆类、水果等。

多吃五谷杂粮，常吃富有营养的干果类食物，如花生、芝麻、瓜子等。

（1）醋黑豆：黑豆、食醋。醋煮黑豆至熟，每次50克，口服3次，出血不止可加倍服用。可用于子宫肌瘤经量过多、崩漏。

（2）桃仁粥：桃仁10克，粳米30克。将桃仁捣烂如泥，去渣取汁，以汁煮粳米为粥。每日2次，空腹温服。适用于子宫肌瘤属瘀血证。

（3）化瘤蛇羹：白蛇肉250克，青鱼250克。上2味洗净加水1000毫升，加调料共煮，食肉喝汤，每日1次。适用于子宫肌瘤气滞血瘀证。

（4）苡米菱角粥：薏苡仁100克，菱角150克，糯米300克。先将菱角煮熟后去壳取肉，切成小碎块备用。取糯米洗净放入开水锅内烧开，文火煮10分钟后，加入洗净的薏苡仁，待煮至九成熟时，再加入菱角煮至米粒熟烂即可。适用于子宫肌瘤属痰瘀互结，兼气虚证。

3. 活动、运动　子宫肌瘤的形成认为与雌激素刺激有关，肥胖影响性激素的生成和代谢，因此要培养良好的运动习惯，避免过度肥胖诱发疾病。因此肥胖者应加强锻炼和科学的饮食，但应避免快速减肥。

4. 服药及饮食忌口

（1）饮食宜清淡，不食羊肉及虾、蟹海鲜类食物。

（2）忌食生冷冰冻及辛辣刺激性食物及饮料，如冰激凌、辣椒、花椒、生葱、生蒜、酒类等。

（3）禁食桂圆、大枣、阿胶、蜂王浆等热性、凝血性和含激素成分的食品。

第三节　子宫内膜异位症

何某，女，28岁，已婚，2010年9月20日初诊。主诉：经行腹痛5年，婚后3年未避孕未孕。月经史：13岁月经初潮，每次5天，30天一至，血量正常。近5年经行腹痛，经后期较重，月经量偏多，色暗红，有血块，需服用止痛药缓解腹痛症状，末次月经2010年9月9日。婚后3年未孕，曾行子宫输卵管造影未见异常，男方检查无异常。舌质黯红，薄白苔，脉沉细。妇科检查：外阴已婚式，阴道通畅，宫颈光滑，子宫后位，正常大小，质中，活动度中，无压痛，右侧附件可触及一大小约5厘米×4厘米包块，质中，形态规则，活动度差，无压痛，左侧附件未触及明显异常，双侧子宫骶骨韧带处可触及触痛性结节。B超提示右侧卵巢内可见一大小4.5 厘米×3.2 厘米×

3.5厘米囊性暗区，囊壁规则，毛糙，内见光点及条索状回声增强光带。

［诊断］①原发性不孕；②右侧卵巢子宫内膜异位囊肿。

［辨证］肾虚血瘀证。

［治法］补肾化瘀散结。

［方药］补肾化瘀方。

［组成］补骨脂20克，淫羊藿15克，续断15克，益母草30克，莪术10克，丹参15克，桃仁10克，枳壳10克。水煎服，每日1剂。

此方连服14剂后月经将至，原方去桃仁，加失笑散加强祛瘀止痛之功效。

复诊时诉痛经减轻，脉弦，舌黯，苔薄黄。方用：怀山药20克，牡丹皮12克，山楂9克，补骨脂15克，淫羊藿15克，续断15克，桃仁10克。

此后守方随证加减治疗，12个月后复诊，患者停经50天，检查尿妊娠试验（+）。

一、诊断与鉴别诊断

（一）概述

子宫内膜异位症（endometriosis，EMT）简称内异症，是具有生长功能的子宫内膜组织出现在子宫腔被覆黏膜以外及宫体肌层以外的其他部位时称“子宫内膜异位症”。异位的内膜与在位的内膜一样，受卵巢性激素的控制和影响，可以出现增生和分泌期改变，异位的内膜组织在形态学上呈良性，但增生、浸润、扩散甚至经血管播散远处转移，并引起许多临床表现。异位的子宫内膜大多数在盆腔，80%在卵巢，其次为子宫直肠陷凹及子宫骶骨韧带，其他如宫颈、阴道等也可发生，在身体的几乎任何器官都可发生但少见。由子宫内膜异位症引起的不孕高达40%，随着诊断水平的不断提高，避孕人群的不断增加，该病发生率在明显上升。本病患者占生殖年龄妇女的5%~20%，以30—40岁妇女居多，初潮前无发病患者，绝经后异位内膜组织可逐渐萎缩吸收，妊娠或使用性激素抑制卵巢功能可暂时阻止本病的发展。子宫内膜异位症轻症与原因不明性不孕症的关系越来越受到普遍关注。

子宫内膜异位症包括在中医学“不孕”“痛经”“癥瘕”“月经不调”等范畴，由于本病的特点为经期及行经前后下腹胀痛，疼痛剧烈，进行性加剧，经量甚少，或有量多，肛门下坠，可伴有不孕不育，与古人所谓“血瘕”类似。《证治准绳》载“血瘕……之聚，……腰痛不可俯仰，……小腹里急苦痛，背膂疼，深达腰腹，……此病令人无子”。

（二）诊断

子宫内膜异位症患者症状、体征变异很大，容易误诊。不孕、痛经、腹痛患者应注意本病的可能，详细询问病史，细察体征，综合全面情况具体分析，对诊断具有重要意义。

1. 病史　高发年龄为30—40岁，多有继发性渐进性严重痛经。有人工流产、剖宫产、盆腔炎、子宫后屈等病史的患者尤其需考虑本病。育龄妇女不明原因的不孕尤以伴有痛经者，或诊断为慢性盆腔炎但久治无效的也需要考虑是否患有子宫内膜异位症。中年妇女继发性痛经渐进性加重，对伴有肛门坠痛、性交痛者更要考虑本病。腹壁瘢痕有周期性硬结、疼痛，以及可疑病例经药物治疗有效者亦考虑患有本病。

2. 临床表现

（1）痛经与腹痛：痛经是子宫内膜异位症的主要临床症状之一，并且在初潮的最初数年内可无症状，尔后出现痛经，并逐年加重。疼痛常于经前1～2天开始，经期第1天最为严重，至月经干净后逐渐缓解以至消失。疼痛部位多在下腹部及腰骶部，可放射至阴道、会阴、肛门等处。如果卵巢内膜异位囊肿发生破裂，则可引起剧烈腹痛，并可伴有恶心、呕吐、肛门坠胀感等。但疼痛的程度与病灶的大小并不成正比。随着腹腔镜检查的应用，发现有许多无痛经症状的不孕患者有子宫内膜异位症，有学者认为凡原发性痛经患者子宫内膜及经血中前列腺素水平较正常人明显增高，均有子宫内膜异位症的可能。

（2）不孕：内膜异位症患者不孕率可高达30%～50%。

（3）月经失调：约15%患者有经量增多或经期延长或周期紊乱，少数患者还可出现月经量减少或点滴出血。可能与卵巢功能紊乱，或同时合并腺肌瘤有关。

（4）性交痛：当病变在子宫直肠陷凹或子宫骶韧带、阴道时，或因病变导致子宫后倾固定，可引起深部性交痛，以月经来潮前更为明显。

（5）发热：盆腔子宫内膜异位症患者可有低热，发热在月经后出现，当病情控制后，体温趋于正常。

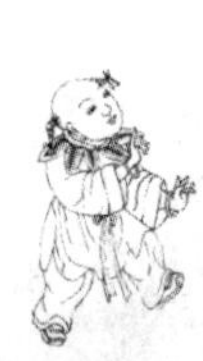

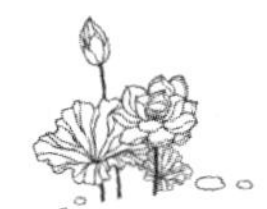

（6）其他特殊症状：异位内膜侵犯和压迫输尿管和膀胱时，可出现尿频、尿急、排尿困难以及周期性血尿。肠道子宫内膜异位症患者可出现腹痛、腹泻或便秘，甚至有肠梗阻或周期性的少量出血。身体其他部位有内膜异位时，可在病变部位出现周期性疼痛、出血或块物增大。月经期排便疼痛，首先应考虑直肠、膀胱的子宫内膜异位症，必要时可做膀胱镜或直肠镜检查，有溃疡时还应取组织做病理检查。

3. 检查

（1）妇科检查：典型的盆腔子宫内膜异位症在盆腔检查时，可发现子宫多后倾后屈，粘连固定，直肠子宫陷凹或宫骶韧带或子宫后壁下段等部位扪及触痛性结节，在子宫的一侧或双侧附件处扪到与子宫相连的不活动囊性偏实包块，往往有轻压痛。若同时伴子宫肌瘤或腺肌病，子宫体可有不同程度增大。卵巢内膜样囊肿时，双合诊可触及一侧或双侧囊性或囊实性肿块，一般10厘米直径以内，与周围有粘连感。除巨大的卵巢子宫内膜异位，囊肿可在腹部扪及囊块和囊肿破裂时可出现腹膜刺激征外，一般腹部检查均无明显异常。若病变累及直肠阴道隔，可在阴道后穹扪及甚至可看到隆起的紫蓝色斑点、小结节或包块。可疑病例要进行三合诊检查。

（2）辅助检查

①B型超声检查：是辅助诊断子宫内膜异位症的有效方法。可观察卵巢子宫内膜异位囊肿的位置、大小和形状，发现盆腔检查时未能扪及的包块。B超显示卵巢内膜异位囊肿壁较厚，且粗糙不平，与周围脏器特别是与子宫粘连较紧。彩色多普勒超声可发现患者的子宫动脉血流阻力指数增高，并随月经周期而变化。超声诊断无痛、无损伤，但回声无特异性，不能鉴别囊肿的性质，要结合其他诊断。

②CA125测定：CA125抗原的测定是鉴别卵巢上皮癌的标记物，在子宫内膜中高度表达。子宫内膜异位症患者的血清CA125值可升高。CA125值的变化还可用以监视该病的疗效。

③抗子宫内膜抗体（EMAb）：子宫内膜异位症患者血液中含有抗子宫内膜抗体，可用不同的方法测出，其敏感性在56%～75%，其特异性在90%～100%。患者经丹那唑及促性腺激素释放激素治疗后，血清中抗子宫内膜抗体浓度明显降

低。所以血清抗子宫内膜抗体的检测是子宫内膜异位症患者诊断及疗效判定的有效辅助手段。

④盆腔X线检查：包括单独盆腔气腹造影，盆腔气腹造影，子宫输卵管碘油造影和单独子宫输卵管造影。多数内膜异位症患者有内生殖器官的粘连及与肠曲粘连，子宫及附件位于后盆腔，子宫直肠间距离变小，直肠子宫陷凹变浅，尤其在盆腔充气造影侧位片显示更明显。输卵管卵巢可形成粘连团块，充气造影显示更清楚。碘油子宫输卵管造影可保持通畅或通而欠畅。24小时复查片中可见碘油因粘连而涂抹不佳，呈小团块状或粗细不等的点状似雪花样表现。

⑤磁共振（MRI）：磁共振对内膜异位囊肿诊断准确性高，对腹膜外病变、黏膜下病变以及脏器的病变有诊断意义。结合腹腔镜可互相补充诊断。

⑥腹腔镜检查：是目前诊断子宫内膜异位症的最可靠方法，可直接看到病灶的部位、范围、程度，可估计病情的临床分期。必要时可在直视下行输卵管通液试验，还可松解粘连、抽出子宫内膜异位囊肿的囊液和电凝小的病灶等手术。可疑病灶取活组织病理检查见子宫内膜腺体、间质有组织内出血证据。

（三）鉴别诊断

1. 盆腔炎性包块　通常有急性盆腔感染和反复感染发作史，疼痛不仅限于经期，平时亦有腹部隐痛，且可伴有发热、白带异常。抗感染治疗有效。

2. 附件炎　可有压痛的固定包块。但子宫内膜异位症患者无急性感染病史，经各种抗炎治疗无效。应详细询问痛经开始时期及疼痛程度。必要时可用药物治疗，观察有无疗效来鉴别。卵巢子宫内膜异位症，输卵管往往通畅。可试用输卵管通水试验，如果通畅，则可排除输卵管炎症。

3. 子宫肌瘤　一般子宫内膜异位症痛经较重，为继发、渐进性疼痛。子宫一致性增大，但不甚大。如伴发其他部位内膜异位时，则有助于鉴别。确实困难者可试用药物治疗，如用药1～2个月症状迅速改善，诊断倾向于子宫内膜异位症。

4. 子宫腺肌病　子宫腺肌病痛经症状与子宫内膜异位症相似，甚至更剧烈。子宫多呈对称性增大，且质地较正常子宫硬。经期检查时，子宫压痛明显。应注意此病亦可与盆腔子宫内膜异位症合并存在。

5. 卵巢恶性肿瘤　患者病情发展迅速，一般情况差，腹痛、腹胀为持续

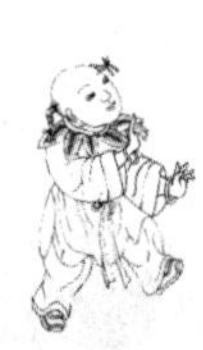

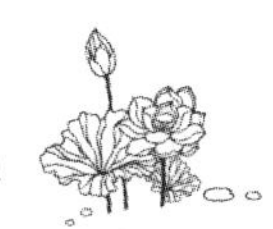

性。除扪及盆腔内包块外，常发现有腹水。B超图像显示肿瘤包块以实性或混合性居多，形态多不规则。不明确时应尽早剖腹探查。

6. 直肠癌　直肠癌患者体重减轻明显，肠出血频繁，与月经无关，无痛经。肛诊时肿瘤固定于肠壁，肠壁四周皆狭窄。钡灌肠可见肠黏膜不平，钡充盈不良范围小。乙状结肠镜检查见溃疡、出血，活检可确诊。肠子宫内膜异位症体重不减轻，肠很少出血，个别出血也在月经期发生，痛经较重。肛诊时黏膜与其底部肿块不相粘连，仅前壁发硬。钡灌肠显示肠黏膜光滑，钡充盈不良范围广。

二、病因病理与治疗原则

（一）病因病理

1. 中医病因病机　中医学认为，本病的发生与冲任、胞宫的周期性生理变化密切相关。常见的病因有肾虚血瘀、气血虚弱、气滞血瘀、寒凝血瘀、湿热互结等。

（1）肾虚血瘀：先天不足，或房劳多产，或久病，肾气虚损，精少血亏，或肾阳虚弱，阳失温煦，经行感寒，冲任不足，胞宫失养，久之不能摄精而成孕。

（2）气虚血瘀：素体虚弱，或大病久病，耗气伤血，或饮食劳倦，伤及脾胃，化源不足，气虚血少，经行血泻，冲任气血更虚，胞宫失于濡养，气虚血滞，导致本病的发生。

（3）气滞血瘀：情志抑郁，肝气郁结，气滞致血瘀；或经期产后，瘀血内留，久而成瘀，瘀滞冲任，血行不畅，胞脉气血壅滞，而致痛经、癥瘕；气血不和而致月经失调、不孕。

（4）寒凝血瘀：经期或产后，涉水感寒，阴寒之邪乘虚侵入或饮食生冷，寒客胞宫，导致气血凝滞不畅，瘀阻胞络形成本病。

（5）湿热互结：素有湿热内蕴，或经期产后，感受湿热之邪，或素体阳盛，过食辛辣之品，或情志不畅，郁而化热，均可致邪气壅滞冲任、胞宫，与血搏结，而成本病。

2. 西医病因病理　西医学认为，本病的发病机制至今尚未完全明确，关于异位子宫内膜的来源主要有子宫内膜种植学说、体腔上皮化生学说、诱导学说三种学说，其中以种植学说为目前公认最为重要的学说，种植学说主要有经血逆流、淋巴及静脉播散，医源性种植。近来研究发现，子宫内膜发生异位后，能否形成子宫内膜异位症可能还与免疫因素、遗传因素及炎症等因素有关。本病的主要病理变化为异位种植的子宫内膜随卵巢激素的变化而发生周期性出血，病灶局部反复出血和缓慢吸收导致周围纤维组织增生、粘连，出现紫褐色斑点或小疱，最后发展为大小不等的实质性瘢痕结节或形成囊肿。

子宫内膜异位症患者的不孕是多种因素相互影响的结果。子宫内膜异位症导致输卵管卵巢间的解剖关系发生改变，盆腔内器官和组织广泛粘连，干扰伞端纤毛运动以及输卵管蠕动，影响卵子的排出、摄取和受精卵的运行。卵巢具有丰富的血供，其上皮非常活跃，对子宫内膜敏感，并且卵巢与输卵管伞端紧邻，表面外形不规则，有排卵裂孔以及高浓度的类固醇激素，为子宫内膜的种植与附着提供了良好的条件。而患者宫腔内环境的改变、前列腺素改变以及自身免疫因素等均与不孕有密切关系。

（二）治疗原则

1. **中医学治疗原则**　中国中西医结合学会妇产科专业委员会第三届学术会议将子宫内膜异位症中医诊断标准确定为“血瘀症”。“活血化瘀”是基本治疗原则，再根据个人情况加减。瘀久成癥者，又当散结消癥。本病疗程较长，恐攻伐之剂徒伤正气，宜酌情佐以益气、养血、补肾之品，培补其损。

2. **西医学治疗原则**　治疗内异症的根本目的是“缩减和去除病灶，减轻和控制疼痛，治疗和促进生育，预防和减少复发”。治疗方法应根据患者年龄、症状、病变部位和范围以及生育要求等加以选择，强调治疗个体化。症状轻或无症状的轻微病变选用期待治疗。希望生育者应尽早行不孕的各项检查如子宫输卵管造影或输卵管通畅试验，特别是行腹腔镜下输卵管通液检查，或镜下对轻微病灶进行处理，解除输卵管粘连扭曲，促使其尽早受孕。一旦妊娠。异位内膜病灶坏死萎缩，分娩后症状缓解并有望治愈。年轻无生育要求的重症患者可行保留卵巢功能手术，并辅以激素治疗；症状及病变均严重的无生育要求者考虑行根治手术。

西药治疗内异症通过抑制卵巢功能治疗内异症，效果明确，但不良反应较多，病人生存质量不高。中药辅助西药成为近年来治疗内异症的趋势。

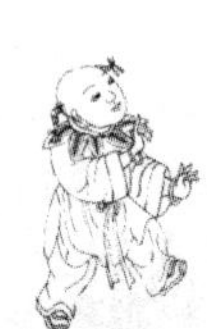

三、治疗方法

（一）内治法

1. 经典古方

（1）肾虚血瘀

［临床证候］经行不畅，或经后腹痛，经色紫黯，或有小血块，经量或多或少，腰脊酸楚，少腹冷痛，拒按，痛连腰骶。舌质黯，或有瘀斑、瘀点，苔薄白，脉沉细涩。

［治法］补肾温阳，活血化瘀。

［方药］归肾丸合桂枝茯苓丸。

［组成］熟地黄、山药、枸杞子、山茱萸、茯苓、当归、杜仲、菟丝子、桂枝、牡丹皮、赤芍、桃仁。

［加减］偏阳虚者可加肉桂、仙灵脾、川花椒；偏阴虚者可加墨旱莲、女贞子；疼痛剧烈者加蜈蚣、全蝎；血量过多者加三七粉、醋炒五灵脂；带下色黄者加败酱草、薏苡仁。对于瘀血较重的可用活血化瘀、消癥止痛的琥珀散加减，选用琥珀粉、当归、赤芍、生蒲黄、延胡索、肉桂、三棱、莪术、制乳香、制没药、广陈皮。

（2）气虚血瘀

［临床证候］经期或经后小腹隐痛喜按，或小腹及阴部空坠，月经量少色淡，神疲乏力，头晕失眠，面色苍白。舌淡，苔白，脉细弱。

［治法］益气养血，化瘀止痛。

［方药］补阳还五汤。

［组成］生黄芪、当归、赤芍、川芎、地龙、桃仁、红花。

［加减］腹痛剧烈者，加小茴香、艾叶；经后可酌加女贞子、墨旱莲、山茱萸等滋肾养阴之品；经前可酌加巴戟天、菟丝子等温肾助阳之品；包块较大者，将上药渣调醋外敷腹部。

（3）气滞血瘀

［临床证候］经前或经期小腹胀痛，拒按，月经提前或错后，经色黯，经行不畅有血块，量少，胸胁乳房胀痛。舌质黯有瘀斑，脉弦涩。

［治法］行气活血，祛瘀消癥。

［方药］血府逐瘀汤。

［组成］当归、牛膝、桃仁、红花、柴胡、生地黄、枳壳、川芎、桔梗、甘草。

［加减］若腹痛重者可加莪术、三棱、延胡索、五灵脂；经量多者可加茜草炭、三七粉；胸胁乳房胀痛甚者，可加川楝子、蒲黄；小腹冷痛者可加小茴香、艾叶。

若出现经行剧烈腹痛且肥胖，带下量多，质黏稠，月经量少色黯，质黏腻，头晕胸闷，苔白腻，脉滑等痰瘀互结者可采用蠲化痰浊，活血消瘀的苍附导痰汤合血府逐瘀汤加减。用制苍术、制白术、枳壳、全瓜蒌、桃仁、浙贝母、香附、丹参、焦山楂、夏枯草、生牡蛎、鳖甲、薏苡仁。

（4）寒凝血瘀

［临床证候］经行小腹剧痛或冷痛，拒按，得热则痛减，肢冷畏寒、经色紫黯有块，质稀。舌紫黯或有瘀斑，脉沉紧。

［治法］温经散寒，逐瘀止痛。

［方药］温经汤。

［组成］吴茱萸、当归、白芍、川芎、党参、桂枝、牡丹皮、半夏、麦冬。

［加减］小腹冷痛重者可加炮附子、艾叶；四肢不温者加仙灵脾、仙茅；腹痛重者加青皮、香附、莪术、全蝎。

（5）湿热互结

［临床证候］经前或经期，小腹疼痛拒按，经行量多，经色紫红，质黏稠，有血块，带下量多，色黄有臭味。舌红，苔黄腻，脉滑数或濡数。

［治法］清利湿热，化瘀止痛。

［方药］清热调经汤。

［组成］当归、白芍、川芎、生地黄、黄连、香附、桃仁、红花、延胡索各12克，牡丹皮、莪术。

［加减］经期延长者加槐花、地榆、马齿苋。湿热重者可加败酱草、红藤、薏苡仁；带下多者加黄柏；属于热郁血瘀见经前或经行腹痛，月经先期，经血量多，经色红赤夹有血块，可有发热，口苦口渴，溲黄便秘，或带下黄赤，舌红苔

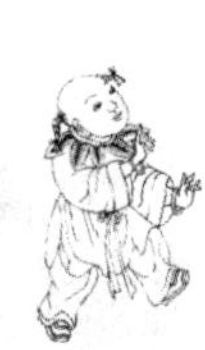

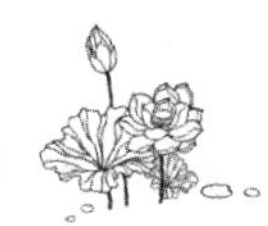

黄或腻，脉滑数者可选红藤失笑散加减，用当归、川芎、赤芍、生蒲黄、五灵脂、延胡索、莪术、红藤、败酱草、薏苡仁、银柴胡、黄柏。

2. 名家名方

（1）王子瑜诊治经验（北京中医药大学东直门医院妇科主任医师，教授，享受国务院特殊津贴专家）

王老治疗本病以活血化瘀为主，他认为子宫内膜异位症的主要病机为瘀血内阻，治疗上自然以祛瘀为先。基本方中多选用活血化瘀之品，如莪术、水蛭、桃仁、丹参等，活血化瘀，消癥散结的同时，注意祛瘀生新，以达调畅气血的目的。

治疗中审证求因，内异症中，虽然瘀血为致病因素，却是各种病变过程中的病理产物。因气滞、寒凝、热灼、痰湿、气虚、离经之血为血瘀，在活血化瘀的同时应辨明造成瘀血的原因，或疏肝理气，或温经散寒，或清热凉血，或祛痰利湿，或健脾益气等，以达治病求本之效。王老认为本病多为肝气不舒，且病位多在胞宫胞脉等肝经所过之处，故临床以气滞血瘀为多见。气行则血行，气滞则血瘀，方中选用延胡索、乌药、乳香、没药等行气之品以助气行血而活血。此外，寒性凝滞，血得寒则凝，得温则行，故王老还配伍肉桂等温经散寒之品，以温通血脉，以达到气血调达，祛瘀止痛的目的。

另外，应注意月经周期的生理特点，子宫内膜异位症血瘀而致的痛经以实证为主，但女性月经生理的特点却是周期性的变化的。冲任血海从满盈到溢泻，从逐渐充盈到空虚，故经前期和行经初期以泻实为主，月经后期和经后期以补虚为主。此时王老常配以八珍益母丸或合用圣愈汤加减，以扶正祛邪。其次，本病的疗程长，久用破瘀之品，恐伤其正，故方中以丹参为主药养血活血，配以肉桂温阳，鼓舞气血生长，使气血充调，瘀血自去。因此，王老治疗子宫内膜异位症，针对其瘀血阻滞的病机，采用活血化瘀为主要治法，根据证型的不同，兼以温经散寒、行气止痛、调补肝肾，以达到攻补兼施，标本同治，扶正祛邪的目的。

（2）朱南孙诊治经验（上海中医药大学附属岳阳中西医结合医院主任医师、教授，江南妇科名家朱小南之长女、朱氏妇科传人）

朱老总结先贤和当代医家的经验，对子宫内膜异位症提出“活血化瘀、软坚散结、扶正达邪、攻补兼施”的治疗原则。根据此治疗原则，自拟血竭散，并随症加减。血竭散以血竭破血生新、消滞定痛为君；蒲黄活血祛瘀止痛为臣；佐以三棱、莪术、生山楂破血散淤，以消癥散结；柴胡、青皮、延胡索、川楝子疏肝理气止痛，又健脾和胃、消积化滞。全方活血化瘀，软坚散结，行气止痛，扶正达邪。如经前乳房胀痛，行经量少且腹痛剧烈者，蒲黄宜生用；经量多者原方服至行经期即止。经量少者可加丹参、赤芍；痛甚者加炙乳没。经量多且有瘀块者去三棱、莪术、川楝子、延胡索，蒲黄宜炒用，五灵脂、仙鹤草、益母草、熟大黄炭、三七粉。经量多伴有肛门坠胀、大便次数增多者蒲黄宜炒用，加煨姜炭、山楂炭、熟大黄炭。下元虚寒、少腹冷痛者加胡芦巴、炒小茴香。脾虚纳呆者加党参、炒白术。伴有盆腔炎症者加刘寄奴、石见穿、红藤、牡丹皮、蒲公英等。

同时内服外治并用：本病病位在胞宫、胞脉，用汤剂配合破血祛瘀、消积散结药物灌肠治疗，临床效果较好。灌肠药物选用丹参、石见穿、赤芍、三棱、莪术。

另外，朱老临床常用药对治疗内异症，方便灵活。如蒲黄配赤芍，活血止痛，为治疗内异症的常用药；三棱配莪术，破血祛瘀、理气止痛，为治疗本病要药；柴胡配伍延胡索，疏肝理气、活血止痛，用于经前乳胀痛经者尤佳；延胡索加川楝子，延胡索破血消癥止痛，川楝子疏肝理气止痛，为本病痛经常用药；血竭和三七，既散瘀行滞又止血定痛，为经量多者必用之品，配合熟大黄炭使用，止血又无留瘀之患；乳、没相配，功效为活血行气，散瘀止痛，是痛经止痛的首选之品；蒲公英配以红藤，清热解毒，是本病伴有盆腔炎首选；石见穿合刘寄奴，活血通经止痛，适合盆腔瘀滞癥积如巧克力囊肿等病；蒲黄与五灵脂，治一切血滞腹痛；青皮和陈皮，青皮破坚散滞，陈皮理气健脾，可用于气滞血瘀之痛经。

（3）夏桂成诊治经验（江苏省中医院妇科主任医师，教授，享受国务院特殊津贴专家）

夏老治疗内异症以化瘀止痛为先，辅以补肾助阳、益气补阳及疏肝宁心法。内异症既然表现血瘀症状，大部分伴有痛经的主症，因此化瘀止痛法，是必须运用的。方药如钩藤、紫贝齿先煎；炒当归、赤芍、五灵脂、延胡索、苍术；肉桂后下；全蝎粉、蜈蚣粉另吞； 广木香，川续断一般经行即服，连服3～5剂，经净停服。如此用药虽有一定的止痛行经的效果，但是病情严重者效果不佳。因此，使用助阳消癥的药物，至行经时加入一定量的化瘀止痛药物效果较好。阳气，不仅能推动气血的运行，而且有助于血瘀病患者的吸收和融化，同时

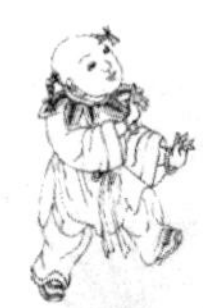

对水液的运化有着重要的作用，所以在阳气不足时，不仅使血液停滞成瘀，水液也会有所积聚。内异症的瘀结与肾阳不足有着重要的关系。运用补肾助阳的方法，一般首选毓麟珠、右归丸、定坤丹及助阳消癥汤等方药，其中以山药、人参、黄芪、川续断、菟丝子、紫石英为基本方药。然而补肾助阳，不能忽略与补阴相结合，乃阴阳互济之理，其次结合健脾，补肾健脾，互相为用，相得益彰，以增强温补肾阳之作用。内异症患者存在着神疲乏力，小腹与肛门坠胀等气虚下陷的症状，服用较强的活血化瘀药之后，气虚症状可能加剧，因此，益气补阳有助于缓解症状。补中益气汤和举元煎是常用的组合方。在活血化瘀的方组基础上，加以黄芪、党参、甘草、升麻、陈皮、柴胡之品，可显著改善临床症状。

疏肝宁心法在内异证的治疗中，是一个重要的兼治法，甚者在某一阶段中也可算作是一个重要的治疗方法。根据夏老临床观察，内异症患者兼夹心肝症状者，亦系为多见。虽然，心肝在本病中不占主要地位，但是不能忽略其对本病症的形成和发展的一定影响，而且心肝在疼痛的发作上有重要的意义。所谓“诸痛疮疡，皆属于心”“痛脉多弦，弦脉属肝”，且心藏神，肝藏魂，神魂与精神意识的活动有关，肝脏与冲脉亦密切相关，不仅藏血以支持血海不足，而且肝主疏泻之功能亦差，肝气疏泄不利，又将形成肝郁气滞，冲任经血之排泄必将受到影响，从而促进血瘀形成和发展之可能，而更为重要的是肝郁气滞，窒痹阳气活动，从而影响气化，影响脾肾，不仅致瘀，且对水湿、痰脂之代谢不利，必将形成膜样性血瘀。心与肾的交合，有着协调阴阳平衡的作用，前人曾有：“欲补肾者，先宁心之说，只有在心宁的前提下，才能保证肾阳的调复，阴阳调复，特别是阳气恢复，才能有效的控制内异症血瘀的产生和发展。因此，他常在补肾助阳，或益气助阳法中，常须组合越鞠丸、逍遥散或柔肝泻肝的方药，同时加入合欢皮、钩藤、远志、广郁金、莲心等品，是治疗本病必须组合的一种方法，不可忽视，而且告诫我们辅以心理疏导，要注意心理疏导的长期性、反复性、针对性等，才能获取较好的临床效果。

（4）蔡小荪诊治经验（上海市第一人民医院中医妇科主任医师，上海蔡氏女科第七代传人）

蔡氏将内异症分为五个类型，分别治之。

①子宫内膜异位症所致痛经：用内异Ⅰ号方理气活血，散寒破癥。药物：当

归9克，丹参9克，牛膝12克，赤芍12克，香附9克，川芎6克，桂枝4.5克，没药6克，失笑散12克，血竭3克。经前或痛前3～7天之内，水煎服之。蔡氏认为子宫内膜异位症的痛经和其他瘀血性痛经不同。瘀血性痛经多是各种原因引起的经血排出困难，但当瘀血畅行或块膜排出后，腹痛即见减轻或消失。内异症的痛经则是因为有功能的子宫内膜异位于宫腔外所致，即为离经之血，因而造成新血无以归经而瘀血又不得排出。故本病症的痛经特点是：经下越多越痛。治疗当遵守“通则不痛”的原则，以化瘀治本为主，用药又不能专事祛瘀通下，应采用促使瘀血溶化内消之法，即为“消瘀”。

②子宫内膜异位症所致崩漏：用内异Ⅱ号方活血化瘀、止血定痛。当归9克，牛膝12克，赤芍12克，香附9克，熟大黄炭12克，生蒲黄9～60克，丹参12克，震灵丹（包）15克。在经前3～5天预先服药，借以搜剔瘀血，达到止血定痛目的。临床治疗崩漏，多遵循塞流、澄源、复旧三大方法，若出血日久或暴崩，则急者治标止血。内异症的崩漏，乃因瘀血停滞阻于胞脉，新血不得循经所致，故治疗当谨守病机，以化瘀澄清为主，不可纯用药止血。以内异Ⅱ号方为基本方，化瘀止血止痛，对于经量多而兼痛经者尤宜。

③子宫内膜异位症所致发热：用内异Ⅲ号方活血化瘀。云茯苓12克，桂枝4.5克，桃仁10克，赤芍10克，牡丹皮10克，皂角刺20克，鬼箭羽20克，石见穿15克。经净后，水煎服。蔡氏认为发热以祛瘀为要，其在临床实践中观察到，内异症的患者中经前发热占有相当比例。与由外感或内伤而引起的气血营卫失调所致的经期发热不同，本症的发热属瘀血留滞胞宫，积瘀化热引起。治法当活血化瘀，以内异Ⅲ号方为基本方。

④子宫内膜异位症所致不孕：采用分期治之，此类患者，经净后至排卵期为第一期，治以育肾通络法，用云苓、石楠叶、熟地黄、桂枝、仙茅、仙灵脾、路路通、公丁香、川牛膝合内异Ⅱ、Ⅲ方。排卵后至经前3～7天为第二期，治以育肾温煦法，以生熟地、云苓、石楠叶、鹿角霜、仙灵脾、巴戟、肉苁蓉、墨旱莲、女贞子、怀牛膝合用内异Ⅲ方为基本方。经前数天至经净或痛止为第三期，治以化瘀调经止痛，拟用内异Ⅰ或内异Ⅱ方。需要注意的是，对于基础体温双相并相对高温者，化瘀之品须在经来后使用，慎防坠胎。

⑤子宫内膜异位症所致癥瘕：以消癥治本为要，癥瘕是本病患者共有的症

状，兼存于各种类型之中，为内异症的根本。蔡氏以“血实宜决之”法则，于经净后以内异Ⅲ方消癥散结。因其病程较长，需要长期坚持治疗。

（5）刘奉五诊治经验（已故北京中医医院妇科专家，名老中医）

刘老认为本病是由于瘀血凝结胞宫，瘀滞流注于经脉、脏腑所致。而造成瘀血的原因，可能是外感寒凉，或是气滞血瘀。瘀血停滞日久可化热。若因患者素有蕴湿，或气滞湿阻，湿热互结，则可兼见下焦湿热之象。在治疗上以活血化瘀、清利湿热为主，方用抵当汤合八正散。若偏于下焦寒凝，则以活血化瘀，温经散寒为法，方用少腹逐瘀汤加减。然而本病的病理实质是死血瘀阻，一般活血药难以消散，故治疗本病不论寒热，均可用抵当汤为主方。化瘀时，对于有形的瘀血尚不明显时，多选用桃仁、红花、没药、刘寄奴、蒲黄、五灵脂等；对于有形的血块用三棱、莪术、桃仁、丹参、血竭、苏木；对于有形的死血，多选用破血祛瘀的水蛭、虻虫、大黄、䗪虫等药。

（6）裘笑梅诊治经验（浙江省中医院妇科主任医师，教授，享受国务院特殊津贴专家）

裘老认为本病主要由于气滞血瘀引起，或夹湿热，或夹痰热，或夹寒湿，气机失宣，血不畅行，滞于胞脉，即所谓“不通则痛”，瘀积乃成。治则当以活血化瘀为主。如有输卵管炎症引起不通，用荆芥、防风、路路通，效果甚佳。经行时活血化瘀行气，使腹痛缓解，后用八珍汤继以温养。治病有的放矢，步步紧扣，用药灵活多变，获效显然。巧克力囊肿致输卵管不通，治以软坚清热通利为主，配以活血化瘀。桂枝茯苓丸加味适用于宫寒血凝之痛经，温则散之，寒则热之，宫暖则痛除。行瘀散结。

（7）何少山诊治经验（已故杭州市中医院妇科主任医师，名老中医，江南何氏妇科第三代传人）

何少山认为子宫内膜异位症形成的原因主要有：生育过多或者宫腔手术损伤冲任及胞宫，瘀血滞留胞络、胞宫；经期、产后房事不节，败精浊血混为一体；邪毒侵袭滞留不去所致寒热湿瘀阻所致的痛经、癥瘕等。异位内膜周期性的出血为“离经之血”，瘀血滞留体内为邪实。血液依赖人体的阳气运化，肾主藏精而寓元阳，为水火之脏，主生殖而系胞脉，与女性的月经、胎孕关系密切。若肾阳不足，则运化经血乏力，经血瘀滞，日久成癥。脾为气血生化之源，主运化，脾虚则运化无力，聚湿生痰而成积聚，故子宫内膜异位症的形成与脾肾阳虚有关。所谓“妇人久病宿疾脾肾必亏”。故病机以正虚血瘀为主。本病本虚标实，脾肾不足为本，出血粘连阻滞经脉而成局部癥块为标。

治疗本病，需遵“血实者宜决之”，以活血化瘀为大法。本病本虚标实则当标本兼治，以扶正化瘀法贯穿始终。扶正化瘀能使瘀阻消，胞脉通，胞宫、胞脉功能正常，疼痛消失或能有孕。具体治疗时，按女性生理特点，分为三个时期。

①经前用补肾温通气血法，选用鹿角片、当归、川芎、片姜黄、香附、郁金、三棱、莪术、红藤、蒲公英等。

②行经时应多防痛，以温经化瘀止痛为主，药选当归、川芎、赤白芍、血竭、片姜黄、三棱、莪术、失笑散、玄胡、茜草炭、乌贼骨、乳香、没药等。

③平时应健脾利湿，破瘀消癥，药用黄芪、桂枝、鹿角片、炮山甲、菟丝子、仙灵脾、三棱、莪术、猫爪草、半边莲、当归、川芎、薏苡仁、汉防己、茯神等。经量多而有瘀块者加山楂炭、五灵脂、蒲黄炭；痛者当化瘀止痛，加蒲黄、五灵脂、血竭、制乳没；症状甚者加全蝎、蜈蚣；寒湿凝聚者温经散寒化痰止痛，加胡芦巴、小茴香、片姜黄、细辛等；久病脾肾阳虚便溏者加炙黄芪、补骨脂、诃子、广木香等；合并盆腔炎者加牡丹皮、丹参、制大黄、红藤、败酱草等；混合性内异症者用猫人参、夏枯草、皂角刺、海藻等；合并子宫肌瘤者须防经量多，加鳖甲、山楂炭、失笑散、茜根炭、乌贼骨等。

何氏临床治疗本病常用对药：仙灵脾配菟丝子，补肾助阳；鹿角片配炙山甲片，鹿角片血肉有情之品，补肾助阳活血，借穿山甲走窜之性，通经络直达病所；三棱破血中之气滞，莪术逐气中之血瘀，两药相配，活血化瘀，理气止痛，消瘀导滞；乳香、没药活血止痛消肿，是痛经经期必用之药；茜根炭配乌贼骨，凉血收敛止血，用于经血过多者；半边莲配伍猫爪草，清热解毒消癥，尤其适用于伴有腺肌瘤或合并子宫肌瘤者；红藤配败酱草清热解毒，活血止痛。

3. 秘、验、单、偏方

（1）单方验方

①金荞麦根50克，经前3～5天服用，连服2～3天。

②不去皮向日葵子25克，去核山楂50克，经前1周左右开始服用，连服5～7天。

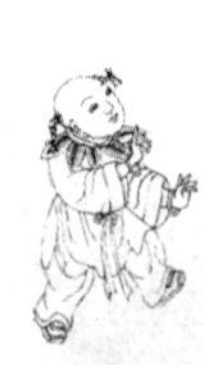

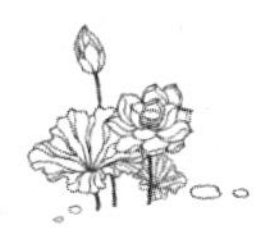

③三七末2～3克，经前及痛经时温开水送服，每天服1～2次。

（2）内服效验方

①育肾化瘀汤

［处方］三棱、莪术、桃仁、生蒲黄、茜草、赤芍、香附各10克，制乳香、制没药各9克，红花6克，巴戟天、仙灵脾、续断、菟丝子、党参、黄芪各12克。

［用法］水煎服，每日1剂，经期可酌情减三棱、莪术、桃仁、红花、制乳香、制没药用量。3个月为1个疗程。

②益气化瘀汤

［处方］柴胡、陈皮、路路通、延胡索各12克，党参、黄芪、三棱、莪术各20克，升麻6克，生蒲黄、熟蒲黄、赤芍、制乳香、制没药各10克。益气化瘀，调理冲任。

［用法］水煎服，每日1剂，适用于正虚血瘀者，连服3个月经周期。

③慎言祛瘀汤

［处方］丹参30克，生蒲黄、赤芍、川芎各12克，三棱、莪术各6克，仙茅、柞木枝、石见穿、益母草、熟地黄、生地黄、枸杞子、紫石英各15克，鸡血藤20克。盆腔包块加皂角刺、鳖甲；痛甚加乳香、没药、三七粉；气虚加党参、北黄芪；阴虚加地骨皮、女贞子。

［用法］水煎服，每日1剂，3个月经周期为1个疗程。

④分期活血汤

［非经期处方］桃仁、红花、三棱、莪术、赤芍、川楝子、桂枝、茯苓各10克，延胡索、丹参、皂角刺各12克，仙灵脾、巴戟天、夏枯草各15克。月经前后服用，活血之时兼顾益肾。

［经期处方］茜草、百灵脂、蒲黄炭、川楝子、延胡索、白芷、没药各10克，刘寄奴、黄芪、当归各15克，小茴香、大黄炭、三七粉各6克。水煎服，每日1次。经期方于月经期间服用，重在活血益气、理气止痛。

［用法］上两方序贯，水煎服，每日1剂，连服3个月经周期为1个疗程。

⑤内异术后汤

［处方］党参15克，赤芍10克，川芎10克，三七粉（分吞）2克、丹参10克，三棱10克，莪术10克，海藻10克。

［用法］水煎服，隔天1剂，每月服20天为1个疗程，连用3个疗程。

（3）秘方、偏方

①内服异位粉：地龙、虻虫、蜈蚣、水蛭各等份，研粉末，装入胶囊内备用。每次服2～3克，每日2～3次。

②克痛散结汤：丹参、赤芍、乳香、没药、桃仁、三棱、莪术、五灵脂、蒲黄，经净后连服20天，共3个周期为1个疗程。

③益肾活血方：生蒲黄、丹参各12克，赤芍、川芎各9克，三棱、莪术各6克，石见穿、益母草、仙茅、淫羊藿、熟地黄、枸杞子、紫石英各15克，鸡血藤10克。随症加减，每日1次，3个月为1个疗程。

4. 中成药

（1）桂枝茯苓胶囊：每次2粒，每日2～3次，适用于瘀血内停者。

（2）右归丸合桂枝茯苓丸：每次各3克，每日2～3次，适用于肾虚血瘀型。

（3）大黄䗪虫丸：每次1丸，每日1～2次，适用于瘀血内停者。

（4）七味新消丸：每次2克，每日2次，适用于瘀热互结、伴经行发热者。

（5）四物益母丸：每次3克，每日2～3次，适用于月经不调者。

（6）嫦娥加丽丸：每次3克，每日2～3次。适用于肾阳虚衰，温煦失职，冲任失调不孕者。

5. 西药治疗　西医药物治疗包括对症治疗和性激素抑制治疗，适用于有慢性盆腔痛、经期痛经症状明显、有生育要求及无卵巢囊肿形成患者。临床治疗内异症的常用方法为假孕或假绝经性激素疗法。但对较大的卵巢内膜异位囊肿，特别是卵巢包块性质未明者，不宜用药物治疗。

（1）口服避孕药：可降低垂体促性腺激素水平，并直接作用于子宫内膜和异位内膜，导致内膜萎缩和经量减少。为假孕疗法。目前临床上常用低剂量高效孕激素和炔雌醇复合制剂，如妈富隆，用法为每日1片，连续用6～9个月，此法适用于轻度内异症患者。常见的不良反应有恶心、乳房胀痛、体重增加，情绪改变和点滴出血等。

（2）孕激素类：通过抑制垂体促性腺激素分泌，造成无周期性的低雌激素状态，并与内源性雌激素共同作用，造成高孕激素性闭经和内膜蜕膜化，形成假孕。常用的药物有醋酸甲羟孕酮每日30毫克，或甲羟地黄体酮每日40毫克，或炔

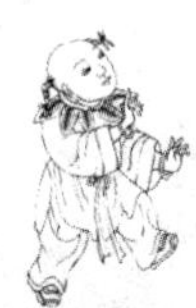

诺酮每日5毫克，一般连服6个月。不良反应有恶心、轻度抑郁、钠水潴留、体重增加及阴道不规则点滴出血等，患者在停药数月后痛经缓解，月经恢复。

（3）孕激素受体水平拮抗药：米非司酮抑制排卵，干扰子宫内膜完整性。每日口服25～100毫克，造成闭经使病灶萎缩。不良反应轻，无雌激素样影响，亦无骨质丢失危险，长期疗效有待证实。

（4）孕三烯酮：有抗孕激素及抗雌激素作用，也是一种假绝经治疗法。该药在血浆中半衰期长达28小时，每周仅需用药2次，每次2.5毫克，于月经第1日开始服药，6个月为1个疗程，治疗后50%～100%患者发生闭经。症状缓解率达95%以上。

（5）达那唑：能抑制FSH、LH峰；抑制卵巢甾体激素生成并增加雌、孕激素代谢；直接与子宫内膜雌、孕激素受体结合抑制内膜增生，最终导致子宫内膜萎缩，出现闭经。又称假绝经疗法。用法：月经第1日开始口服200毫克，每日2～3次，持续用药6个月。若痛经不缓解或未闭经，可加至每日4次。疗程结束后约90%症状消失。停药后4～6周恢复月经及排卵。不良反应有恶心、头痛、潮热、乳房缩小、体重增加、性欲减退、多毛、痤疮、皮脂增加、肌痛性痉挛等。药物主要在肝代谢，已有肝功能损害者不宜使用，也不适用于高血压、心力衰竭、肾功能不全患者。

（6）促性腺激素释放激素激动药：抑制垂体分泌促性腺激素，导致卵巢激素水平明显下降，出现暂时性闭经，此疗法又称“药物性垂体切除”或“药物性卵巢切除”。常用的GnRH-a类药物有：亮丙瑞林3.75毫克，月经第1日皮下注射后，每隔28日注射一次，共3～6次；戈舍瑞林3.6毫克，用法同前；曲普瑞林3.75毫克，肌内注射，用法同前。一般用药后第2个月开始闭经，可使痛经缓解，停药后在短期内排卵可恢复。不良反应主要有潮热、阴道干燥、性欲减退和骨质丢失等绝经症状，停药后多可消失，但骨质丢失需要1年才能逐渐恢复正常。

（二）外治法

1. 推拿按摩

（1）捏脊法：先在脊柱下端（尾骶部）向左右两侧按摩30秒，然后提起脊柱下端正中两侧的皮肤及皮下组织，沿脊柱正中线向上移动，边提边捏推进到第7胸椎处，即膈俞穴。

（2）推拿自疗法：即患者取仰卧位，自行用双手的示、中指和环指沿任脉

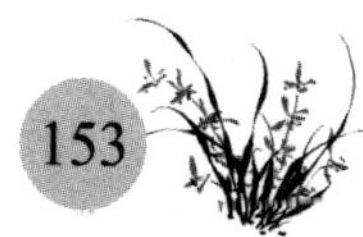

（腹正中线）上下摩擦，从神阙穴开始，逐次摩气海、关元、中极，随之摩双侧之天枢、四满、归来、子宫、气冲等穴，最后摩腹部结束。经前7天开始施术，至经后3天停止，每次月经为1个疗程。

2. 艾灸

（1）艾条灸

处方一：关元、中极、子宫、水道、膀胱俞。用艾条悬灸，每穴10～20分钟，以局部温热感及穴区周围皮肤红润为度，每日1次。

处方二：隐白、阴陵泉、地机。任选1～2穴，用艾条灸，每次灸10～15分钟。下腹冷痛者在艾灸的同时配用体针。

（2）隔药灸：用底径约1厘米的艾炷置附片中心，点燃后放中极穴灸至皮肤红晕直径达5厘米以上，中央微现泛白透明时停灸，覆以消毒敷料，胶布固定。数小时后，灸处即起水疱，待自行吸收即可。

3. 贴敷

（1）药包热敷：千年健、羌活、独活、五加皮、防风、血竭、红花、艾叶各20克，当归、乳香、没药、赤芍、白芷各15克，追地风、透骨草各30克。上药为末，纱布包裹，蒸20分钟，趁热外敷耻区，每次30分钟，每日1次，经期停用，1个月为1个疗程。

（2）药物外敷：肉桂、细辛、吴茱萸、玄胡、乳香、没药各10克，研细末。经前取药粉2～3克，置于5号阳和膏中调匀，贴于神阙穴。或用丁香、肉桂、延胡索、木香各等份研末，经前或疼痛发作时，取2克药粉置胶布上，贴关元穴。若疼痛不止，加贴双侧三阴交。

（3）穴位贴敷：肉桂、细辛、吴茱萸、苍术、威灵仙、白鲜皮各30克，延胡索、香附、乳香、没药各15克，白芷、川芎各10克。取穴及方法：神阙、中极、次髎（双）、地机（双）。药共研极细末，装瓶备用。临用时取药末，每穴3克，陈醋调膏，摊于4厘米×5厘米塑料薄膜或敷料上，贴于上述穴位，胶布固定。每2天 1次，连用3个月经周期。

（4）脐疗法：山楂、葛根、乳香、没药、穿山甲、川厚朴各100克，白芍150克，甘草、桂枝各30克，细辛挥发油、鸡血藤挥发油、冰片各适量。制成粉末。于经前3～5天，取上药0.2～0.25克，气滞血瘀型用食醋调糊，敷于脐中，外

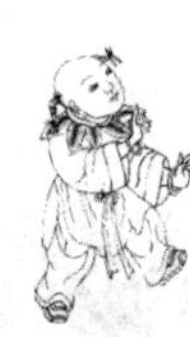

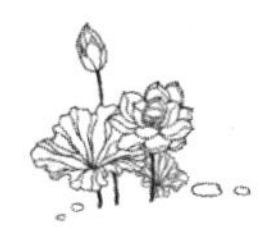

用胶布固定。待经来痛止或经期第3天去药。

4. 阴道纳药法　钟乳石、乳香、没药、血竭、三棱、莪术各等份，压面过筛，消毒备用。每次取药末5～10克，纳入阴道后穹窿，然后用有尾棉球填塞，24小时后取出，每3天1次，从月经干净后开始，1个月经周期为1个疗程。连用2～4个疗程。本法适用于子宫内膜异位症阴道后穹窿结节或直肠子宫陷凹包块者。

5. 刮痧　川乌15克，肉桂15克，丹参15克，桃仁12克，细辛12克，干姜12克，红花10克，菜子油500克。将上药浸泡在菜子油中3～4天后，置于铜锅或搪瓷锅内用文火熬，熬至药物呈焦褐色，弃渣取油，经过滤除去杂质，贮瓶备用。

［操作］患者取仰卧位，取气海至曲骨，局部涂抹刮痧油剂，医者持刮痧板（水牛角制或陶瓷汤匙亦可），与皮肤成45°角，由气海向曲骨方向轻轻刮拭，逐渐加大力度，以患者能忍受为度。几分钟后，待患者小腹部皮肤出现小片红色痧疹，再令患者俯卧，以刮痧板下角在骶椎两侧八髎穴部位，由上而下，由轻到重，多次刮拭，刮至局部出现红色痧疹或紫红色瘀斑为止。每次刮痧需15～20分钟，每个月经周期治疗1次，一般治疗1～2次。

6. 中药灌肠

（1）方药一：桃仁、红花、没药、延胡索、小茴香、肉桂、三棱、莪术、枳实各10克。上述药物水煎至100毫升，冷却至37℃左右。每晚睡前患者排空大、小便，取左侧卧位，灌肠，每晚1次。

（2）方药二：七厘散0.3克，失笑散（包煎）、莪术、三棱各15克，皂角刺10克。便秘加生大黄；气虚加生黄芪。每日1次，水煎取液100～180毫升，药温40～45℃，保留灌肠；3个月为1个疗程。

7. 针刺

（1）毫针法

处方一：足三里、三阴交、中极、关元。实证用泻法，留针15～20分钟，或灸气海、至阴、足三里等穴，每次15～30分钟，经前1周开始，每日1次，经期停用。

处方二：三阴交、关元、合谷，或小腹部阿是穴。向下斜刺捻转提插，使针感向下，依次放射到小腹–子宫–会阴部。剧痛缓解后，持续捻转提插5～10分钟，同时，艾条温灸小腹部阿是穴15分钟。

（2）耳针耳穴：子宫、内分泌、卵巢、皮质下。留针15～20分钟，每日1

次。或用耳穴按压法，用王不留行子贴于子宫、卵巢、下角端，每穴每次按压1分钟，每日5次，两耳交替，每隔6天更换1次，5次为1个疗程。

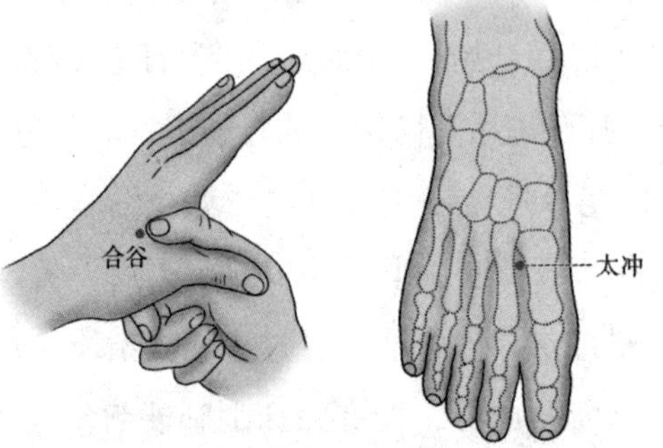

合谷：手背第1、2掌骨间，当第2掌骨桡侧的中点处

太冲：在足背侧，当第1、2跖骨结合部之前凹陷处

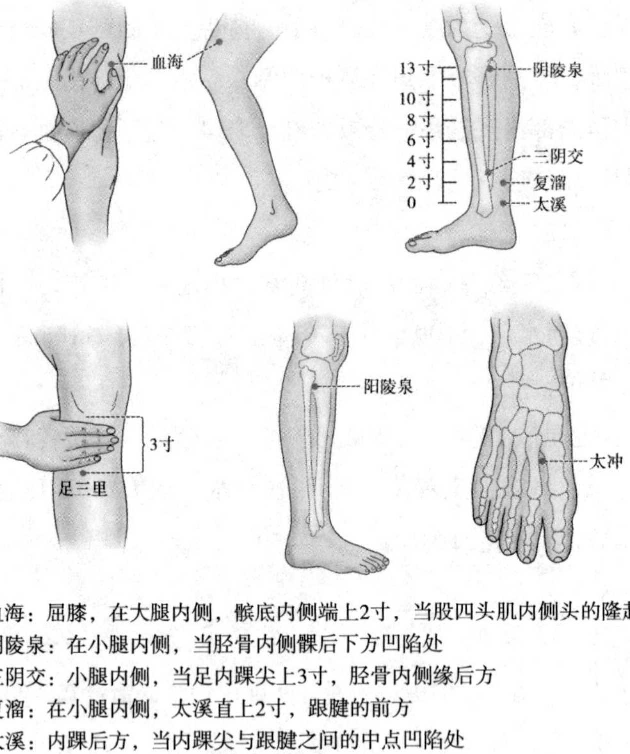

血海：屈膝，在大腿内侧，髌底内侧端上2寸，当股四头肌内侧头的隆起处

阴陵泉：在小腿内侧，当胫骨内侧髁后下方凹陷处

三阴交：小腿内侧，当足内踝尖上3寸，胫骨内侧缘后方

复溜：在小腿内侧，太溪直上2寸，跟腱的前方

太溪：内踝后方，当内踝尖与跟腱之间的中点凹陷处

足三里：小腿外侧，当外膝眼下3寸，距胫骨前缘一横指（中指）处

阳陵泉：在小腿内侧，当腓骨头前下方凹陷处

太冲：在足背侧，当第1、2跖骨结合部之前凹陷处

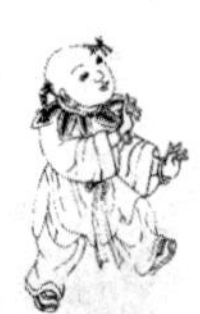

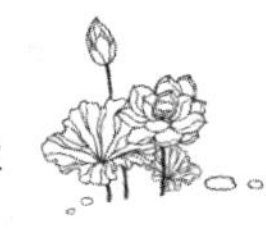

（3）电针法：主穴中极、关元、血海、三阴交，配穴足三里、地机、太冲、商丘、合谷。针刺后接通6805治疗机或双频针麻治疗仪，电频率控制在200/分钟，每日1次，每次30分钟，每次经前治疗3～4次。

（4）养子时刻开穴法：按日时干支推算出本日所开穴位，适时开穴。如甲日己巳时（10时）取太溪，返本还原开太白穴；乙日甲辛巳时（10时）取太冲，返本还原开太溪穴。配合以地机、三阴交等穴，每次选用1～2穴。采用1.5寸毫针，辨明虚实，主穴施以捻转补泻，得气后留针24分钟，期间行针2次；配穴施以补泻后即可起针。以上操作每日1次，10次为1个疗程。

8. 穴位埋线　于月经前数天或经期用“00”号肠线长1～1.5厘米，埋入双侧三阴交穴位内。一般埋入后痛即减轻或缓解，若下次来潮时仍痛，可再埋1次。

9. 皮肤针叩刺　胸背、腰背、骶部、腹股沟、气海、三阴交。中度或重度刺激，痛经前1周开始，隔天1次，7大为1个疗程。

10. 刺血加拔罐　次髎、关元。次髎用三棱针挑刺后拔罐10分钟，令其出血2～5毫升。关元穴向下斜刺1.5～2寸，使针感达少腹及阴部为宜。实证用毫针泻法，虚证用补法，留针20分钟。于每次月经来潮前3～5天开始治疗，每天1次，至开始行经为止，每1个月经周期为1个疗程。

（三）诊疗体会

子宫内膜异位症是由于异位子宫内膜出现在身体不同部位所致，大多数异位内膜主要在盆腔，以侵犯卵巢者最常见，子宫内膜异位症患者的不孕是由于在卵子的排出、摄取、受精卵的运行以及胚胎着床的各个过程中存在异常所致，是多种因素相互影响的结果。中医学认为本病系离经之血瘀阻体内，不能及时消散和吸收，而成蓄血或瘀血，即为“血瘀症”，一般活血药难以轻易消散，因此，笔者在临床上治疗本病时以破瘀消癥为主，常用桂枝茯苓丸为主方，加血竭末散瘀止痛。同时根据造成瘀血的原因，气滞者加乳香、没药、延胡索以理气行滞；寒凝者加吴茱萸、香附、肉桂以温经散寒止痛；湿热者加败酱草、红藤、薏苡仁以清热利湿；病程日久者酌情佐以益气、养血、补肾之品，培补其损。在口服药物治疗本病的同时，笔者多以中药灌肠配合治疗，以增强治疗效果。

四、生活起居

1. 起居

（1）保持外阴清洁干燥，经期避免盆浴或游泳，勤换卫生巾及内裤。

（2）保持良好的生活作息，不熬夜，保证足够的睡眠。

（3）讲究经期卫生，尤其是在月经期不要进行房事。

（4）尽量避免在月经期进行子宫检查、扩宫术、输卵管造影术等，以免导致医源性子宫内膜异位。

2. 饮食　饮食要清淡，多吃蔬菜水果，不能吃辛辣刺激性的食物。经期不吃生冷寒凉食物，尤其是夏天不能贪图一时之快，避免过量进食冰镇冷饮、冰激凌、西瓜、绿豆汤等寒凉之品。

（1）生姜花椒红枣汤：生姜20克，花椒9克，红枣10个，水煎取汁，加适量红糖，温热服用，经前连服3天，每天1次。适用于寒凝胞宫之痛经。

（2）当归黄芪羊肉汤：羊肉500克，当归60克，黄芪30克，生姜5片，炖汤，放少许盐调味，吃肉喝汤。适用于气血虚弱之痛经。

（3）马齿苋粥：干马齿苋30克，与大米共煮成粥，可加适量盐，治疗湿热型痛经。

3. 活动、运动　避免在经期进行剧烈运动，尤其避免倒立、跳跃、骑车等动作。非经期可进行慢跑、游泳、散步等有氧运动，增强体质。

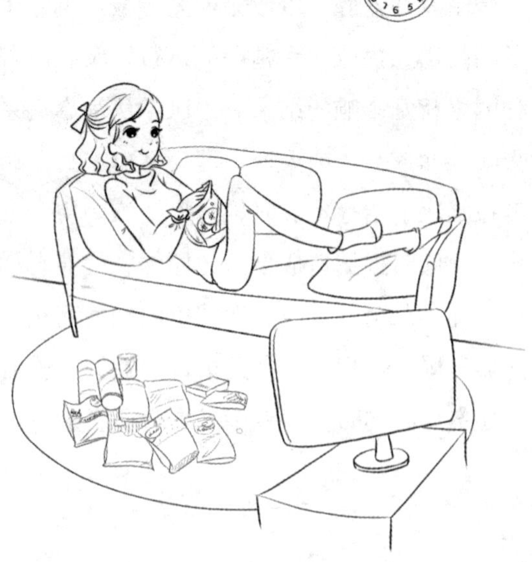

4. 服药及饮食忌口

（1）避免过食寒凉，忌肥甘厚味、辛辣、油炸食品。

（2）经期前后忌食生冷冰凉肥腻食品，以免寒凝而致血瘀加重。

（3）经期月经量多时应少食辛辣香燥之品，以防出血过多。

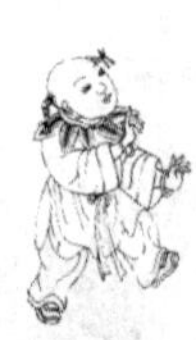

第4章

慢性输卵管炎所致不孕

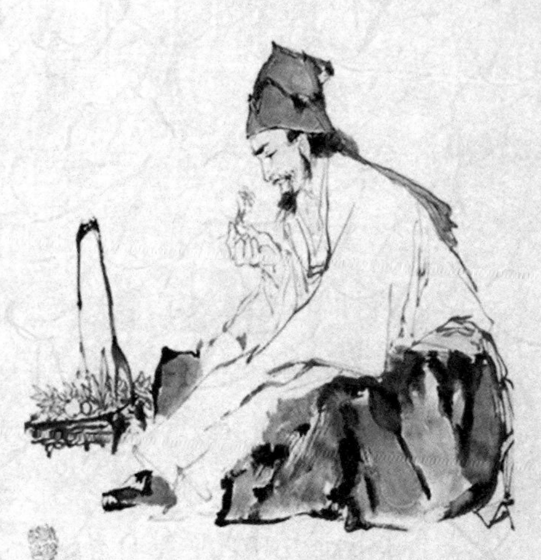

徐某，女，30岁，2009年4月25日初诊。主诉：自然流产后未避孕未孕2年。患者2006年结婚，2007年自然流产1胎，后未避孕亦未受孕。月经规则7/28天，量中等，色紫红，有血块，末次月经2009年4月16日。经前乳房胀痛，经期胸闷心烦，少腹胀痛。舌尖有少量瘀点，苔薄白，脉沉。妇科检查：外阴已婚式，阴道通畅，宫颈光滑，子宫前位，正常大小，质中，无压痛，双侧附件区增厚，左侧有压痛。子宫输卵管造影示：双侧输卵管增粗、扭曲，通而不畅。

[诊断]①继发性不孕；②双侧输卵管炎。

[辨证]气滞血瘀。

[治法]行气活血通络。

[方药]牡丹皮10克，栀子10克，柴胡10克，当归10克，赤芍15克，王不留行15克，皂角刺10克，香附10克，路路通10克，丹参15克，红藤20克，蒲公英30克，麦芽20克。20剂，每日1剂。

2009年6月23日二诊：末次月经6月14日，行经7天，量中等，色红块少，经期无不适，脉沉弦。原方去蒲公英、麦芽，加三棱10克，土鳖虫10克，续服15剂。后以上方加减，每月服15~20剂，至同年9月，因患者长期口服上方，已觉胃中不适，故将中药改用灌肠，每月15~20次。2010年1月17日复诊：停经44天，查尿妊娠试验阳性。

第一节　诊断与鉴别诊断

一、概述

慢性输卵管炎多由急性炎症治疗不及时、不彻底，或者患者体质差迁延演变而成。慢性输卵管炎所致不孕，主要是输卵管管壁僵硬、管腔堵塞，或输卵管单侧或双侧阻塞不通，或通而不畅，影响精子和卵子的通过和结合，或结合后不能移植于子宫内，从而导致不孕。据报道本病占女性不孕症中的23.7%~35.7%。目前我国运用中西医结合办法治疗慢性输卵管炎引起的不孕取得了较好的疗效，展现了中西医结合治疗的优越性。

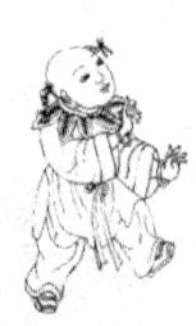

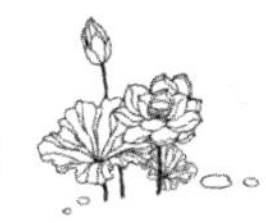

中医学虽然没有慢性输卵管炎的记载，但根据其下腹痛、带下增多、盆腔包块及不孕等临床表现，可散见于中医妇科学“妇人腹痛”“带下”“月经不调”“癥瘕”“不孕”中。

二、诊断

1. 病史　有流产或分娩感染史，宫腔手术或经期性交史，有腹痛发热及阴道分泌物增多史。

2. 临床表现

（1）不孕症：婚后数年或流产后不孕不育。

（2）腹痛：下腹疼痛或一侧有牵拉疼痛，有部分患者无此症状。

（3）其他：部分患者可出现带下增多，色黄或白及月经失调、痛经等症状。

3. 检查

（1）全身检查：下腹部两侧可有轻度压痛。

（2）妇科检查：双合诊见子宫压痛，活动度差，附件可触及增厚或触及包块，伴有压痛，如形成积水可摸到壁薄的囊性肿物可有活动性无明显压痛。

（3）辅助检查

①子宫输卵管碘剂造影术，输卵管通液、通气检查，了解输卵管是否通畅。

②B超检查，了解两侧输卵管有否炎性病变及积水。

③腹腔镜检查，了解输卵管形态与周围有否粘连，及输卵管通畅程度等。

三、鉴别诊断

1. 盆腔肿瘤　输卵管积水和输卵管卵巢囊肿需与卵巢囊肿鉴别。输卵管积水有盆腔炎史，肿块呈腊肠型与周围组织粘连，常不甚活动，且包块囊性度大，囊壁薄；而卵巢囊肿常无盆腔炎病史，但有盆腔肿物史。输卵管卵巢囊肿多由于急性盆腔炎治疗不彻底，输卵管卵巢脓肿吸收液化而形成，与卵巢囊肿的鉴别更加困难，主要依靠详细地询问病史，腹腔镜检查可帮助确诊。另外，久治不愈的输卵管积水还应警惕输卵管癌的可能，输卵管癌具有阴道间歇性排液、痉挛性腹痛、附件囊性包块的“三联征”，血清CA125值升高有利于输卵管癌的诊断。

2. 陈旧性宫外孕　陈旧性宫外孕与输卵管炎一样可有下腹痛及不规则阴道

流血，但陈旧性宫外孕多有停经史，妇科检查时其包块多为单侧，形状不规则，实质有弹性，轻压痛，而输卵管炎多为双侧。陈旧性宫外孕时后穹窿穿刺可抽出陈旧性血液或小血块，亦可通过腹腔镜及检测血、尿β－hCG等进行鉴别。

3. 慢性阑尾炎　应与慢性附件炎区别。本病可有急性阑尾炎病史，其症状为下腹部间歇性疼痛或持续性隐痛。腹部检查右下腹麦氏点有压痛或不适感。直肠指诊可发现直肠前壁右侧有轻压痛。腹腔镜下可见阑尾及回盲部粘连，阑尾增粗、纡曲、固定。

第二节　病因病理与治疗原则

一、病因病理

1. 中医病因病机　慢性输卵管炎主要导致输卵管阻塞、积水或通而不畅，即中医“胞脉阻塞”，胞脉阻塞可引起腹痛、癥瘕、漏下等病症，尤其影响精卵相遇导致不孕。其病因可分内外两方面：内因之一是由于患者的抑郁寡欢、肝郁气滞导致血行不畅，瘀滞胞脉，胞脉阻塞而致不孕，或因阴虚血热迫血妄行，血溢脉外久而瘀阻胞脉而成病；外因是由于经期产后受寒、寒则血凝胞脉而致胞脉通道受阻，或为人流、妇科手术后摄生不慎，湿热邪毒侵袭，下注胞脉湿热壅遏，气血运行不畅，久而胞脉阻塞导致不孕。

（1）湿热瘀结：肝郁化火或湿热下注，湿热之邪浸淫胞脉胞络，胞脉壅滞而致不孕。

（2）气滞血瘀：情志内伤，气机不畅，血随气结，癥瘕积聚于胞中，阻滞胞脉，难于受孕。

（3）寒凝瘀滞：寒凝瘀阻，凝结成瘀，阻碍气血，胞脉闭塞不通而致不孕。

（4）痰浊瘀阻：痰湿阻滞，气机不畅，冲任不通，壅塞胞脉胞宫而致不孕。

总而言之，慢性输卵管炎形成主要是瘀血阻滞，瘀滞脉络，胞脉闭塞不通，则使两精不能相搏而致不孕。

2. 西医病因病理　慢性输卵管炎是由于产褥期、流产后感染，或因宫腔、

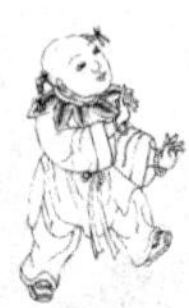

盆腔手术等原因，影响生殖道自然防御机制，致病菌从外阴、阴道、子宫颈、子宫体的创伤处，经淋巴系统、血液循环系统，或沿生殖器黏膜上行蔓延，或由邻近器官感染后，直接蔓延生殖道所致。引起盆腔生殖系统炎症的病原体种类复杂，常见有葡萄球菌、链球菌、大肠埃希菌、厌氧菌、结核菌，还有衣原体、支原体以及性传播性病原体如淋菌等。人工流产后、放环后、产后、流产后、经期盆浴、经期性交、手术操作等为高危因素，都为上行感染所致。

二、治疗原则

1. 中医学治疗原则　中医学认为本病由湿热、湿毒之邪乘虚入侵，与气血互结，蕴积胞脉、胞络，气血瘀滞，或肝经积郁，气滞血瘀，不通为痛，久则内结成癥。本病缠绵难愈，重伤正气，故临床常见寒热错综、虚实夹杂之证，以湿热瘀阻、寒凝瘀滞、气滞血瘀、肝郁脾虚、肝肾不足等证型多见。治疗除内服药物外，还可以结合保留灌肠、中药热敷、理疗等方法，以提高疗效。

2. 西医学治疗原则　慢性输卵管炎需根据不同情况选择治疗方案。轻度粘连或阻塞不孕患者，可行输卵管通液术。输卵管积水或粘连严重者，行手术治疗，可行输卵管伞端周围粘连分离术、输卵管造口术、输卵管阻塞部位切除及端–端吻合术和输卵管子宫植入术等。手术治疗无效时多需要辅助生殖技术协助受孕。

第三节　治疗方法

一、内治法

（一）经典古方

1. 湿热瘀结证

［临床证候］不孕，身热不甚或低热起伏，少腹或两侧疼痛，腰痛，经行先期，量多色红，带多色黄，纳差便溏，舌暗红苔黄腻，脉濡数。

［治法］清热利湿，化瘀祛带。

［方药］止带汤。

［组成］猪苓、茯苓、车前子、泽泻、茵陈、赤芍、牡丹皮、黄柏、炒栀子、川牛膝。

［加减］经量过多者加失笑散、大小蓟、茜草炭；经量偏少、行而不畅者加泽兰叶、制香附、益母草。

2. 气滞血瘀证

［临床证候］不孕，经期先后不定，行经不畅，下腹胀痛色紫，挟块，伴乳房胀痛，性躁易怒，苔薄白，脉弦。

［方药］血府逐瘀汤。

［组成］生地黄、大黄、芍药、牡丹皮、当归尾、枳壳、桃仁、龟甲。

［加减］腹痛较甚者加蒲黄、五灵脂；胸胁乳房胀痛者加青皮、郁金、川楝子。

3. 寒凝瘀滞证

［临床证候］不孕，经行后期，量少色紫黯，下腹冷痛，或痛而喜熨，便溏尿清，苔薄白，舌质青紫，脉沉细。

［治法］活血散寒通管。

［方药］桂枝茯苓丸加减。

［组成］桂枝、茯苓、赤芍、牡丹皮、荔枝核、山楂、肉桂、川续断、丝瓜络、紫苏木。

［加减］经行量少加丹参、红花、泽兰叶、益母草；经行量多加炒五灵脂、蒲黄炭、血余炭。

4. 痰浊瘀阻证

［临床证候］形体肥胖，经期延后或闭经，带多色白，伴头晕胸闷，痰多便溏，苔白腻，脉弦滑。

［治法］理气化痰，破瘀散结。

［方药］开郁二陈汤。

［组成］半夏、陈皮、茯苓、川芎、莪术、木香、槟榔、苍术、甘草、生姜。

［加减］胸闷心烦、经前乳房胀痛，加青皮、玫瑰花、广郁金。

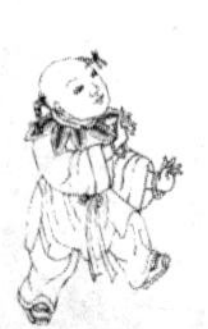

（二）名家名方

1. 蔡小荪诊治经验（上海市第一人民医院中医妇科主任医师，上海蔡氏女科第七代传人） 蔡氏指出本病的病机乃湿热瘀阻及肾虚络道不通，乃输卵管阻塞不孕症病机所在。每相互交织，虚实夹杂。以活血清热、理气通络为治疗大法，促进输卵管的血液循环，使炎性渗出尽快吸收，以散瘀结，通卵管。常用皂角刺、穿山甲、川芎、败酱草、赤芍等。同时他还认为本病与正气不足也有很大关系，肾虚失于温运，瘀血停留，从而导致络道受阻，影响受孕。临床上常见虚实夹杂之证，湿瘀交阻易滞留冲任、胞宫而转为慢性炎症，每正气虚弱则会死灰复燃，反复发作。故蔡氏更重视扶正祛邪，培补肾阳，鼓动阳气而温运血行，助气化而蒸腾津液，既可消积散结，又可防止瘀血痰浊再阻塞胞络，促进输卵管纤毛摆动，进而加强输卵管蠕动功能，使粘连得松解，闭阻可疏通。临症选用滋肾填精，育肾培元药物，并根据月经周期的生理特点进行周期调治。由于临床上患者症状表现较为多样，需要辨证论治，灵活加减，白带偏多者常加椿根皮、鸭跖草、薏苡仁等清热祛湿；兼腰酸疲惫加川续断、杜仲，严重者加用狗脊以强腰膝；兼有胃反酸不适，常加煅瓦楞、薏苡仁等以燥湿和中健脾，对于兼症颇多，病情复杂的患者，还当辨证辨病相参，明审轻重缓急，不可拘泥于一法一方，做到知常达变。

2. 胥受天诊治经验（南京市秦淮区中医院主任医师，名老中医） 胥氏在治疗输卵管性不孕症中分型论治，①痰瘀阻滞型：症见日久不孕，体型肥胖，痰涎壅盛，或可见白带质如涕，时感体倦乏力，嗜睡，口黏，苔白滑或腻，脉滑，输卵管碘油造影示输卵管有积水、扩张等炎症征象，自拟导痰疏通汤治疗。药用茯苓、苍术、陈皮、薏苡仁、路路通、香附、枳壳、丹参、白芥子、川牛膝，除湿化痰，开其窍而通歧，痰湿散除，自可受种。②气滞血瘀型：症见月经后期，经行量少夹有血块，经行腹痛，或平时少腹作痛，痛时拒按，甚至可无月经异常表现，仅子宫输卵管碘油造影示双侧输卵管有炎症，如粘连、扩张，更严重者完全阻塞。胥氏自创“行气流通汤”治疗，药用当归、赤芍、白芍、丹参、枳壳、香附、路路通、茯苓、桃仁、红花、三棱、莪术。此方中一派行气活血化瘀之品，取气行则血行之理，配以茯苓、路路通渗透，使药力能达到细长的输卵管而起疗效。③湿热瘀阻型：症见经行色黯，质黏，或有秽味，少腹疼痛，带下量多、色黄、质黏如脓样，或浑浊如米泔，舌苔薄白腻或黄腻，脉濡数。子宫输卵管碘油造影示输卵管积水、扩张、甚则不通。胥氏自拟清利疏通汤，药用茯苓、赤芍、黄柏、薏苡仁、蒲公英、牡丹皮、路路通、枳壳、丹参、马鞭草、川牛膝。清热解毒，活血通络，消除炎症，改善输卵管蠕动情况，以利孕卵运行、着床。

3. 李丽芸诊治经验（广州省中医院妇科主任医师、教授） 李氏治疗输卵管炎性不孕症采用内服清热解毒、健脾利湿、活血化瘀中药，外敷温经活血化瘀、散结通络助孕中药，结合踢毽子运动疗法综合治疗。中药内服基本方：路路通15克，当归10克，牛膝15克，威灵仙10克，银花藤20克，络石藤15克，丹参15克，茯苓15 克，泽泻15克，郁金15克，毛冬青15克。

偏湿明显者，症见胸闷，脘腹痞闷，恶心，口淡、口黏乏味，不思饮食，渴而不欲饮，白带秽浊不清，尿少，便溏，苔厚腻，脉滑数，则在基本方的基础上加祛湿药如霍香、佩兰、苍术、猪苓、薏苡仁等。

偏热明显者，症见身热烦躁，面目红赤，唇红而干，大便秘结，小便短赤，舌红苔黄，脉数等。则在基本方的基础上加强清热解毒功效，加白花蛇舌草、蒲公英、败酱草、黄柏等。

偏瘀明显者，症见下腹两侧固定性刺痛，痛处不移，面色晦暗，舌有瘀点，脉沉涩等，则在基本方的基础上加强活血化瘀功效，加赤芍、桃仁、红花、川芎、牡丹皮等。

中药包外敷药物基本组成：桂枝20克，山栀子30克，当归30克，吴茱萸30克，丹参30克。先用纱布或棉布裁剪成约12厘米×15厘米大小的方形小布包，把上述中药放入小布包内，用冷水泡湿后，然后放入锅内蒸热透（约30分钟），以皮肤耐受的温度敷在下腹两侧，每天1次，每次敷20分钟。敷药时间：月经干净至排卵前，7天为1个疗程。瘀证明显者，加强活血化瘀之力，方药加红花、赤芍、川芎等。同时结合“踢毽子”的运动疗法，嘱咐患者坚持踢毽子，带动盆腔各肌肉、组织的运动，可松解盆腔粘连。同时踢毽子时，盆腔动静脉各分支大量开放，使盆腔血流量增加，有利于炎症的吸收，输卵管炎症及粘连的松解。运动时间：月经干净至排卵前，每天运动2次，每次15分钟。

4. 郭志强诊治经验（北京中医药大学东直门医院妇科主任医师、教授，

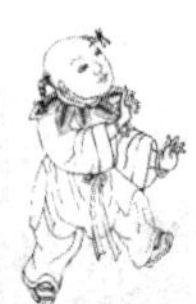

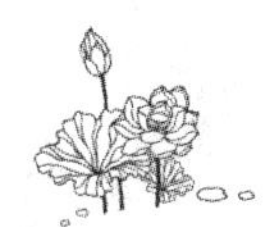

享受国务院特殊津贴专家）　郭氏认为输卵管阻塞性不孕的主要病机是寒凝、阳虚及血瘀，郭氏提出以温通活血、化瘀除湿为法治疗，采用中药口服及中药保留灌肠。口服方以桂枝、仙灵脾、三棱、莪术、当归、川芎、赤芍、川牛膝、水蛭等为基本方，配合月经周期及患者兼症适当加味。

（1）月经期加肉桂、益母草、刘寄奴等以温经活血、祛瘀生新。

（2）月经后期（卵泡期）加紫河车、党参、炒白术等以益气养阴、促进卵泡发育。

（3）经前期（黄体期）加巴戟天、锁阳、覆盆子、白术等以温补肾脾、改善黄体功能；兼有经前少腹及乳房胀痛、心烦易怒、精神抑郁等症状者加炒枳壳、炙香附、荔枝核、橘叶以疏肝理气、行气止痛；兼有神疲乏力、心悸气短、纳食不香、便溏、带下较多、色白质稀者，加党参、炙黄芪、炒白术以补气健脾；伴有输卵管积水的加车前子、猪苓、芫花以利湿行水。

（4）灌肠方采用自制药化瘀宁坤液治疗，方药以附子、桂枝、三棱、莪术、昆布、槟榔、没药等为主，每晚化瘀宁坤液100毫升保留灌肠，月经期停用，3个月为1个疗程。

（三）秘、验、单、偏方

1. 单方验方

（1）穿山甲12克，皂角刺10克，王不留行10克，柴胡10克，当归10克，赤白芍各10克，莪术10克，路路通10克，甘草6克，三棱10克，黄芪15克，红藤15克，丹参10克。

（2）五色茶：紫花地丁20克，黄芩叶10克，败酱草20克，蒲公英20克，玄参12克，绿茶15克。加水煮沸即可饮用。每日3～4次。

（3）煨白果10克，淮山药15克，水煎早、晚分服，每日1剂。

（4）月季花根15克（最好是鲜的），洗净切碎，煎汤口服，每日1次。

（5）石榴皮30克，水煎服。

（6）紫花地丁、蒲公英、三白草各30克，七叶一枝花15克。加水煮沸即可饮用。每日3～4次。适用于热毒壅盛型。

（7）白花蛇舌草45克，入地金牛10克，穿破石10克，加水煮沸当水饮用。适用于下焦湿热型。

（8）败酱草、红藤各12克。水煎早、晚分服，每日1剂。

2. 内服效验方

（1）通管1号方

［处方］三棱12克，莪术12克，当归10克，丹参15克，赤芍12克，炙乳、没各8克，地龙12克，红藤30克，炮穿山甲12克，川楝子10克，香附12克，水蛭3克，皂角刺10克，路路通10克。

［加减］气虚者加党参15克，黄芪15克，白术10克；血虚者加鸡血藤15克，首乌15克；肾阳虚者加鹿角片12克，肉桂3克；湿热内阻者（急性感染）加蒲公英30克，败酱草20克，白花蛇舌草30克；寒凝气滞者加桂枝9克，乌药9克，茴香6克；输卵管积水加木通5克，薏苡仁15克，猪苓10克，白芥子8克。

［用法］煎服，隔日1剂，分2次服。15天为1个疗程，月经期间停服。

（2）清毒利水汤

［处方］忍冬藤、赤豆各30克，败酱草、白英各15克，蒲公英30克，牡丹皮、赤芍、茜草、延胡索各10克，广木香8克。

［加减］对热毒内盛、阳衰阴竭型药加用人参、五味子各6克，黄芪、生地黄、赤豆各30克，大蓟10克，沙参15克。

［用法］每日1剂，水煎服，15天为1个疗程。

（3）盆腔Ⅰ号方

［处方］红藤15克，薏苡仁12克，虎杖15克，贯众15克，败酱草15克，蛇舌草30克，苍术10克，黄柏8克，川楝子10克，红木香10克。

［加减］若发热高时加银翘各10克，炒栀子10克；下腹剧痛加丹参15克，延胡索8克，白芍15克，甘草6克；胃纳不佳加山楂15克，鸡内金10克，茯苓10克。

［用法］每日1剂，水煎服，15天为1个疗程。

（4）活血消癥汤

［处方］红藤、败酱草、夏枯草各30克，牡丹皮10克，炒黄柏、乳香、没药各6克，延胡索、川楝子各15克，生黄芪30克，炙鳖甲15克，陈皮10克，生甘草6克。

［加减］白带色黄等湿热者加连翘、山栀子、龙胆草；带白湿困加茯苓、山药、薏苡仁；月经期加赤芍、丹参、红花、三棱，去黄芪、鳖甲。

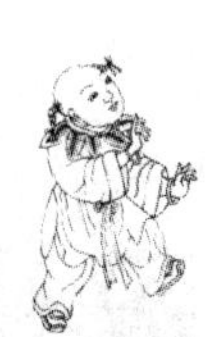

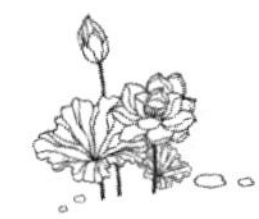

［用法］水煎服，每日1剂，分2次服。

（5）散瘀汤

［处方］红藤30克，败酱草30克，夏枯草15克，赤芍12克，丹参20克，当归15克，桃仁12克，延胡索 12克，茯苓12克，茜草15克。

［加减］下腹冷痛者加小茴香、肉桂； 腰酸痛者加续断、桑寄生；气血虚弱者加党参、黄芪。

［用法］上药煎汁口服，每日1剂，每日2次。

（6）棱甲红坤化瘀汤

［处方］三棱15克，炮山甲10克，红花10克，茜草10克，皂角刺10克，川牛膝 12克，赤芍12克，当归12克，丹参12克，香附12克，醋延胡索12克，炙甘草5克。

［加减］气滞明显者加乌药、炒柴胡；寒凝明显者加桂枝、小茴香、炒艾叶；湿瘀互结者加天仙藤、茯苓、泽兰、泽泻；热蕴较盛者加败酱草、蒲公英、紫花地丁；虚实夹杂、气虚明显者加黄芪、党参；脾虚者加山药、白术；血虚者加熟地黄、女贞子、墨旱莲；阴虚者加生地黄、枸杞子；阳虚者加附子、仙茅。

［用法］水煎，每日1 剂，3次分服。15 天为1个疗程，连续治疗1～3个疗程。

3. 秘方、偏方

（1）消炎汤：红藤20克，蒲公英30克，紫花地丁10克，败酱草20克，香附12克，丹参12克，红花6克，三棱6克，赤芍12克，甘草15克。水煎服，每日1剂，每日2次，早、晚分服。

（2）盆炎丸

［处方］当归30克，党参45克，赤芍30克，大血藤90克，丹参45克，黄芪15克，香附子30克，败酱草10克，三棱30克，益母草36克，甘草9克，川楝子30克。

［用法］上药制成丸剂，口服，每次15克，每日2次。在月经来潮第5天开始服用药物，至下次月经来潮停药。

（3）丹芍活血行气汤

［处方］丹参15克，当归10克，赤芍15克，川芎10克，牡丹皮10克，桃仁

10克，台乌药15克，香附10克，枳壳10克，川楝子15克，延胡索10克，蒲公英15克，败酱草15克，车前子15克。

［用法］每日1剂，水煎服，早、晚分2次服。

（4）清宫解毒汤

［处方］丹参15克，忍冬藤20克，鸡血藤20克，土茯苓30克，薏苡仁15克，车前子15克，益母草15克，生甘草6克。

［方法］每日1剂，水煎服，早、晚分2次服。

（5）消癥饮

［处方］当归12克，川芎6克，金银花9克，连翘10克，丹参12克，茯苓6克，炮穿山甲12克，薏苡仁30克，海藻15克，橘核12克，青皮6克，延胡索9克。

［用法］每日1剂，水煎服，分2次早晚温服。

（6）金铃子散

［处方］延胡索15克，川楝子15克，三棱15克，土茯苓25克，莪术15克，当归20克，丹参25克，香附10克，山药30克，芡实25克。

［用法］每日1剂，水煎服，早、晚分2次服，2周为1个疗程。

（7）当归芍药散

［处方］当归、泽泻各10克，芍药50克，茯苓、白术各12克，川芎30克，酒制大黄6克，水蛭、守宫各2克（另包）。

［用法］每日1剂，水煎服，分2次服。水蛭、守宫另研细末吞服，每日2次。10天为1个疗程。

（四）中成药

1. 金刚藤糖浆　15毫升，冲服，每日3次。

2. 妇乐冲剂　一次2包，冲服，每日2次。

3. 妇科千金片　每次6片，温水口服，每日3次。

4. 龙胆泻肝丸　每次6～9克，口服，每日3次。

5. 金鸡冲剂　每次6克，冲服，每日3次。

6. 少腹逐瘀丸　每次1丸，口服，每日2次。

（五）西药治疗

1. 输卵管轻度粘连或闭塞者，可行输卵管通液术，注射药物可用地塞米松、

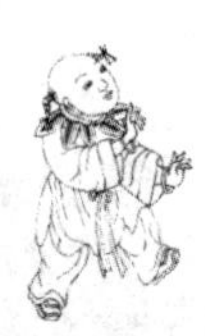

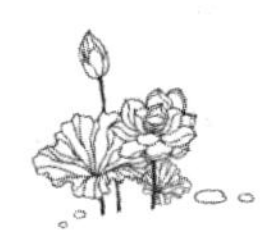

糜蛋白酶及抗生素，溶于20毫升生理盐水中，有适当压力缓慢注入。在月经干净后第3日起，每2～3日注射1次，直至排卵期前。可以连续应用2～3个周期。

2. 对局部压痛明显、急性或亚急性发作者，可采用全身抗生素药物治疗。抗生素的治疗原则为经验性、广谱、及时及个体化，根据药敏试验选用抗生素较合理。常用方案：①头孢曲松钠250毫克，单次肌内注射，或头孢西丁钠2克单次肌内注射，同时口服丙磺舒1克，然后改为多西环素100毫克，每日2次，连用14日；可同时口服甲硝唑400毫克，每日2次，连用14日；或选用其他第三代头孢菌素与多西环素、甲硝唑合用。②氧氟沙星400毫克口服，每日2次；或左氧氟沙星500毫克口服，每日1次；同时加服甲硝唑400毫克，每日2～3次，连用14日：或莫西沙星400毫克。每日1次，连用14日。

二、外治法

（一）理疗

1. 综合理疗　冲门、气海、肾俞、白环俞、血海、三阴交、足三里。用氦-氖激光照射器，光斑直径1.5～2毫米，照射距离2～5厘米，每穴照射5分钟，1次治疗一般不超过20分钟，每日或隔日1次。

2. 耳穴理疗　子宫、内分泌、盆腔、卵巢穴。用医用氦-氖激光治疗仪照射双侧耳穴，输出功率为6毫瓦，光斑直径2毫米，波长为6328埃，使光束导光纤维直接接触皮肤，每穴照射3～5分钟，每日1次，10次为1个疗程，疗程间隔5天。

3. 腰腹理疗　子宫、血海、三阴交、肾俞、气海。采用输出功率3～5毫瓦，光斑直径1～2毫米，照射距离1～3厘米。每穴照射5分钟，每日或隔日1次，每个疗程10次，疗程间隔7～10天。

4. 激光照射　主穴取中极、气海、子宫、关元。肾俞、关元俞为配穴，每次取4穴。用氦-氖激光照射5分钟，波长6328埃，光斑直径0.3厘米，距离5～10厘米。于经期第6天开始治疗，每日1次，15次为1个疗程。

（二）推拿按摩

1. 穴位按摩　气海、关元、中极、水道、子宫、带脉、三阴交、八髎。摩法、揉法、一指禅推法。

2. 小腹部按摩　取仰卧位，用摩法按顺时针方向进行，手法要求深沉、缓慢、同时配合按、揉气海、关元约10分钟，10天1个疗程。

3. 腰腹按摩　仰卧位，用拇指指腹缓慢按揉气海、关元、中极穴，捏拿该处腹肌。坐位或仰卧位，用手掌沿顺时针方向按揉腹部。以腹内有热感为宜。再横摩小腹部，痛点处多施手法，最后两手分置于两侧胁肋部反复搓擦。用两拇指指腹按揉两侧肾俞穴，然后双手掌反复横擦腰骶部。用拇指指腹按揉阴陵泉、三阴交、血海，然后用大鱼际擦小腿内侧，以透热为度，两侧交替进行。

4.手足按摩　按摩手部反应区生殖区、卵巢区、输卵管、子宫、肝区、肾区；点手掌侧面盆腔点、子宫点、手背侧全息穴下腹点。按摩足部反应区生殖区、卵巢区、子宫、肝区、肾区、淋巴腺等区，擦涌泉穴。

（三）艾灸

1. 处方一　关元、气海、大肠俞、归来、次髎。用0.2厘米厚鲜姜片，刺数孔，放置在施灸的穴位上，然后放上中艾炷点燃，每穴每次施灸5～7壮，每日1次，10次为1个疗程。

2. 处方二　百会、关元、气海、归来、提托、肾俞。取0.2厘米厚的鲜姜片3～4片，用针穿刺数孔，置于穴位上，然后置小艾炷或中等艾炷于姜片上点燃施灸，每次每穴灸3～4壮，每次选3～4穴，每日或隔日1次，10次为1个疗程，疗程间隔4～5天。

3. 处方三　主穴取气海、中极、归来，配穴取大肠俞、次髎。用艾绒做成直径1.5厘米，高1.8厘米，重约800毫克的圆柱置于0.4厘米厚的鲜姜片上（姜片置于穴位上）点燃灸之，每穴灸3壮，每壮6～7分钟。

4. 处方四　关元、气海、大肠俞、归来、次髎。用0.2厘米厚鲜姜片，刺数孔，放置在施灸的穴位上，然后放上中艾炷点燃，每穴每次施灸5～7壮，每日1次，10次为1个疗程。

5. 处方五　神阙。取适量食盐，炒后研细，撒在神阙穴上，以填平脐窝为度，然后放上1壮黄豆粒大小的艾炷点燃，每次施灸7～10壮，隔日1次，7次为1个疗程。

6. 处方六　气海、关元、三阴交、百会。麦粒灸，每穴5～7壮，隔日1次，10次为1个疗程。

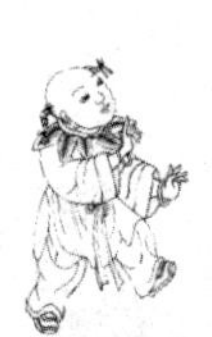

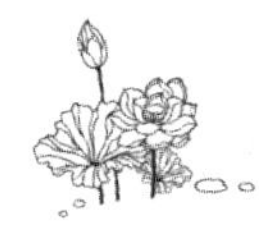

（四）贴敷

1. 热敷法

处方一：独活20克，防风20克，干漆20克，羌活30克，乳香30克，没药30克，川牛膝30克，地鳖虫30克，千年健30克，三棱60克，莪术60克，当归尾60克，艾叶60克，血竭15克。共研细末，将药粉250克，置于布袋内，蒸后热熨小腹或两侧，每日1～2次，每次20～30分钟，每袋药可连续使用10天。

处方二：金黄膏外敷下腹部，用热水袋加热20分钟，每日1次。

处方三：双柏散200克，水蜜调敷于下腹部，每日1～2次。

处方四：大黄9克，芒硝9克，冰片3克。将以上中药研末，醋调匀，敷于盆腔炎性包块相应的皮肤处，外罩塑料袋，袋外置热水袋，水凉后更换，敷1小时即可。每日1剂，10日为1个疗程。

处方五：透骨草200克，红藤15克，赤芍15克，三棱10克，莪术10克，牡丹皮10克，水蛭10克，虻虫10克，昆布15克，海藻10克，槟榔12克，路路通15克，皂角刺10克。以上药物用温水拌匀后装纱布袋内，洒白酒约30毫升放于蒸锅内蒸20分钟后取出，待温度适宜时敷于下腹部，若温度下降可在药袋上加热水袋保温，温度维持在40℃左右为宜，敷30分钟左右，每晚1次，每付药可用3日，3周为1个疗程。经期停用。

处方六：芒硝150克，干水蛭50克，路路通75克，夏枯草75克。以上诸药碾成颗粒，放入蒸锅隔水蒸至热透，取出药包敷于下腹部，可外盖棉被防止热力散失。每日治疗1～2次，半个月更换1次药物，1个月经周期为1个疗程，经期停用。

2. 穴位敷贴

处方一：下腹部疼痛为主，取归来、水道；腰痛为主，取命门、肾俞、气海俞、腰阳关；腰骶坠痛为主，取关元俞、膀胱俞、上髎、次髎；炎性包块，贴阿是穴。以消化膏（干姜30克，红花24克，肉桂15克，白芥子18克，麻黄21克，胆南星18克，生半夏、生附子各21克，红娘子、红芽大戟各3克制膏，加入麝香4克，藤黄面30克）贴敷上穴，冬季2日换药1次，夏季12小时，12次为1个疗程，逢经期停用。

处方二：气海、白环俞、神阙、阴陵泉、三阴交。硫黄18克，母丁香15克，麝香3克。共研细末，以独头蒜2枚捣如膏，与上药末混合制丸，大小如黑豆即可，外以朱砂3克为衣，再将川花椒50克，韭菜子20克，附片20克，肉桂20克，蛇床子20克，独头蒜300克。放入500ml芝麻油内，入锅加热，过滤去渣，再将油熬至滴水成珠为度，徐徐加入广丹250克，搅拌收膏，密贮备用。每次选2～3个穴，取熬制的黑膏适量，摊于牛皮纸或油纸上，再将药丸1粒研末后放在膏药中间，贴于穴位上，以胶布固定，3日换1次药，10次为1个疗程，疗程间隔3～5日。

处方三：神阙、关元、归来。将制乳香、没药、炮山甲各6份，蟾酥1份研极细粉末，装瓶待用。敷贴时用水把药粉调成硬币大小药饼，再用鲜姜汁或蒜汁滴于穴位，然后把药饼置于穴位上，盖一层不透水纸，用敷料、胶布固定，早、晚用热水装在所敷部位上热敷30分钟，2日换1次贴药，10次为1个疗程。

（五）中药灌肠

1. *消炎5号* 红藤15克，薏苡仁15克，红木香10克，败酱草12克，槐米15克，花麦肾15克，丹参15克。浓煎取汁100毫升，保留灌肠，一天一次，10天为1个疗程。

2. *消炎汤保留灌肠* 红藤30克，蒲公英30克，紫花地丁30克，败酱草30克，香附12克，丹参12克，红花6克，三棱6克。上药浓煎，过滤取汁100～120毫升，待药温热，每晚睡前用1次性尿管插入肛门14厘米，缓慢注入100毫升，于月经干净后开始治，每个疗程7天，共3个疗程。

3. *活血解毒汤保留灌肠* 紫丹参、牡丹皮、红藤、败酱草、白花蛇舌草、红花、黄柏、三棱、蒲公英、紫花地丁、七叶一枝花、川牛膝各10克。浓煎取汁100毫升左右备用，嘱病人排空大便后，侧卧床上，待药液降温至37℃左右时，倒入一次性灌肠药袋，将导管用肥皂液润滑后插入肛门15～20厘米，缓慢放入药液，拔出导管，嘱病人俯卧位，抬高臀部，1小时后下床，药液保留直肠。月经干净5天开始治疗，每日 1次，10天为1个疗程。1个疗程不愈者可在下个月经干净后再次治疗。

4. *活血消炎方* 鱼腥草30克，黄芪25克，败酱草、益母草、茯苓、蒲公英各20克，桃仁15克，丹参、赤芍、香附、半夏、胆南星、海藻各10克。水煎100毫升，待药液温度降至50℃左右时做保留灌肠。每日1次，1个月为1个疗程。

5. *败毒通管汤* 赤芍10克，蒲公英15克，败酱草20克，肝郁气滞加柴胡或郁金；下腹冷痛加乌药及肉桂；有硬条块加乳香、没药、莪术。两次煎水100～150毫升，作为1次灌肠用，每日1次，15次为1个疗程。治疗慢性盆腔炎。

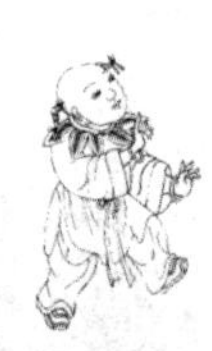

6. 活血止痛方　丹参30克，赤芍、制乳香、制没药、川楝子、桃仁、䗪虫、莪术各15克。煎取100～150毫升作保留灌肠，每晚1次，7次为1个疗程。

（六）刮痧

1. 刮拭背部膀胱经　腹部任脉、胆经俞穴。用面刮法自上而下刮拭背部双侧脾俞至肾俞、次髎至下髎、白环俞；用面刮法自上而下刮拭腹部任脉气海至关元，双侧带脉。

2. 刮拭下肢胃经、脾经、肾经俞穴　以面刮法刮拭阴陵泉至三阴交；用平面按揉法按揉足三里和复溜穴。

3.首先刮拭穴　大椎、大杼、膏肓俞、神堂。配合拭刮穴冲门、章门、阴陵泉、涌泉、归来、大巨、三阴交、神阙、气海、关元、足三里、肾俞。

（七）针刺

1. 毫针法

处方一．主穴取气海、带脉、中极、阴陵泉、行间。热毒内蕴加大椎、曲池、合谷；瘀血内阻加膈俞、肝俞、血海、太冲；热毒伤阴加太溪、复溜、三阴交、肾俞；气血不足加足三里、三阴交、大赫、气穴。实证用泻法，下腹部穴位注意针刺的深度，同时不可刺入发炎组织，可以加用电针，下腹部穴位可以加灸。留针30～40分钟。急性盆腔炎每日治疗2次，慢性盆腔炎每日或隔日治疗1次。

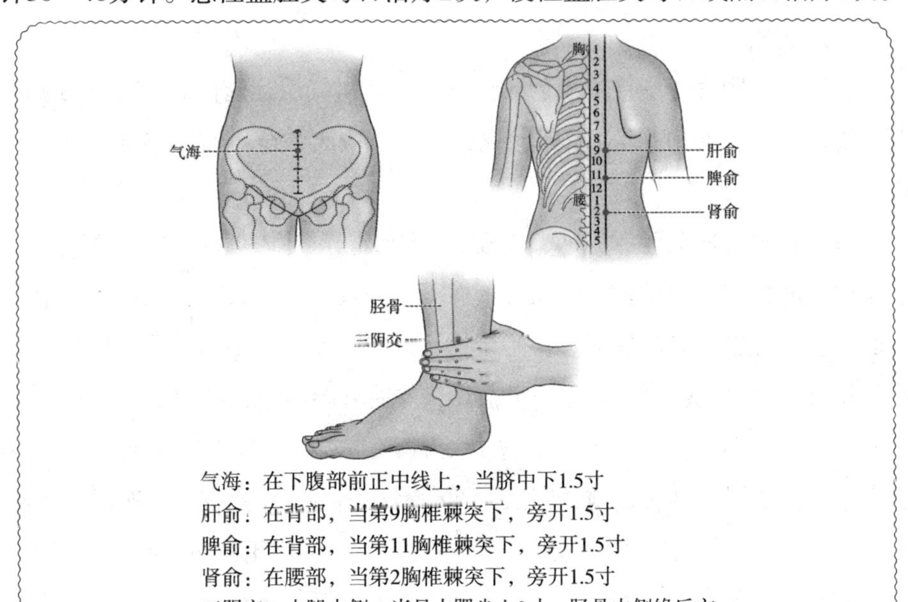

气海：在下腹部前正中线上，当脐中下1.5寸
肝俞：在背部，当第9胸椎棘突下，旁开1.5寸
脾俞：在背部，当第11胸椎棘突下，旁开1.5寸
肾俞：在腰部，当第2胸椎棘突下，旁开1.5寸
三阴交：小腿内侧，当足内踝尖上3寸，胫骨内侧缘后方

处方二：带脉、中极、次髎、阴陵泉、丰隆、血海、行间。带脉针尖向中极方向斜刺，进针1~2寸，施捻转泻法。丰隆直刺，进针1~1.5寸，施提插泻法。行间直刺或稍向上斜刺，进针约0.5寸，施捻转泻法。阴陵泉向阳陵泉方向进针，深1~1.5寸，用捻转平补平泻法。中极、次髎、血海操作同前。适用于肝郁化火型。

处方三：主穴取带脉、气海、行间、阴陵泉、中极、足三里、次髎。热重加曲池、大椎、合谷、复溜、大肠俞；血瘀加膈俞、太冲、蠡沟、血海、肾俞。中等刺激，实热证宜用泻法，血瘀证可加电针。留针20分钟。每日或隔日1次，10次为1个疗程。带脉可向下透五枢，中极可透曲骨。也可加用电针，每次选择腹部腧穴或下肢穴位各1对，中等频率通电5~10分钟。

处方四：主穴取上髎、次髎、秩边、维道、子宫穴、中极、三阴交、血海。高热恶寒加刺十二井放血，泻曲池、行间。上髎、次髎分别刺入第1、2骶孔中，进针1.5~3寸，施提插泻法，患者觉整个骶部均出现酸麻胀为佳。秩边用芒针刺法，对准水道穴，进针3~5寸，施捻转泻法，令针感传至会阴部或小腹部，施术1~2分钟，不留针。骶部穴位起针时若有出血勿止，任其自然流出。维道、子宫穴均呈45°角向中极方向针刺，进针1~1.5寸，施捻转泻法。中极直刺，深1~1.5寸，施提插泻法。三阴交、血海均直刺，进针1~1.5寸，施提插泻法。适用于热毒炽盛型。

处方五：三阴交、中极、次髎、气海。进针得气后，施提插捻转补泻手法，中等强度刺激。月经过后4~5日开始治疗，每日1次，至经前2~3日停止。适用于血瘀型。

处方六：主穴取关元、气冲、中极、三阴交。湿热内蕴加上髎、阴陵泉、归来、蠡沟；肝肾阴亏加肝俞、肾俞；气血不足加足三里、公孙。穴位常规消毒，针刺肝俞、足三里、肾俞用补法，不留针，余穴均用平补平泻手法，留针20分钟左右。每日1次，15次为1个疗程，经前10日左右开始治疗，经期不停。

处方七：合谷、曲池、行间、中封、冲门、次髎。合谷、曲池、行间、中封、次髎可反复提插捻转，施行泻法。冲门因在病变部位附近，针刺时注意不要刺中发炎组织。留针时间可适当延长至1小时左右。适用于湿热壅盛型。

处方八：阴陵泉、行间、中极、维胞。常规针刺，进针得气后，施提插捻转

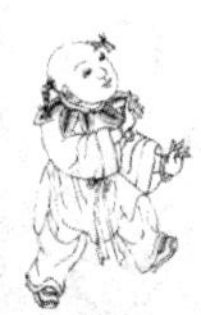

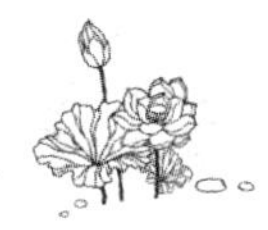

补泻法。每日1次，10次为1个疗程。适用于湿热蕴盛型。

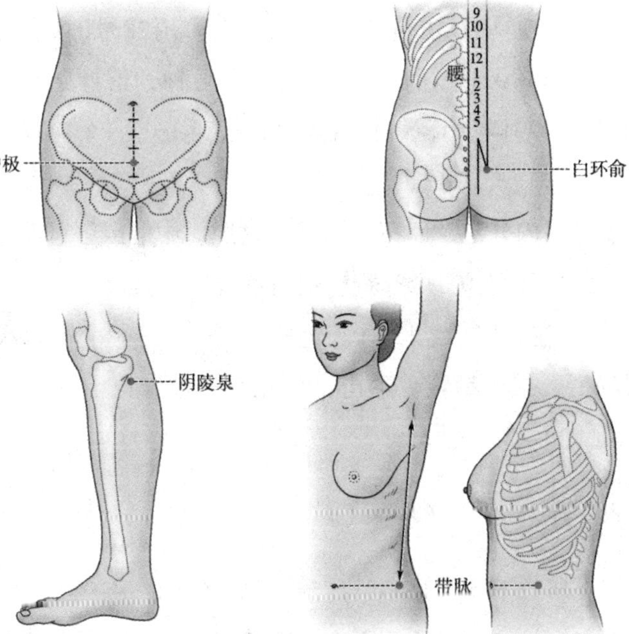

中极：在下腹部前正中线上，当脐中下4寸
白环俞：在骶部，当骶正中嵴旁1.5寸，平第4骶后孔
阴陵泉：在小腿内侧，当胫骨内侧髁后下方凹陷处
带脉：在侧腹部，当第11肋骨游离端下方垂线与脐水平线的交点上

处方九：中极、关元、归来、子宫、三阴交。输卵管近端粘连取归来；伞端粘连取子宫；肝郁者加行间；肾虚者加肾俞；气虚者加足三里。进针时要大幅度捻转，边捻转边进针，腹部诸穴，针刺时针尖稍向下倾斜，进针后不提插，留针10～30分钟，深为2～4寸，隔日针1次。

2. 耳针耳穴

处方一：子宫、卵巢、内分泌、肾上腺。中等刺激，留针20分钟，每日1次，或耳穴埋针。

处方二：盆腔、子宫、肾上腺、卵巢、三焦、内分泌、肝、脾、肾。每次选用3～4穴，急性盆腔炎用针刺法或加用电针，或用埋针法，也可耳背寻找瘀血络脉放血。每日治疗1次，慢性盆腔炎用针刺法，也可用埋针、埋丸法。

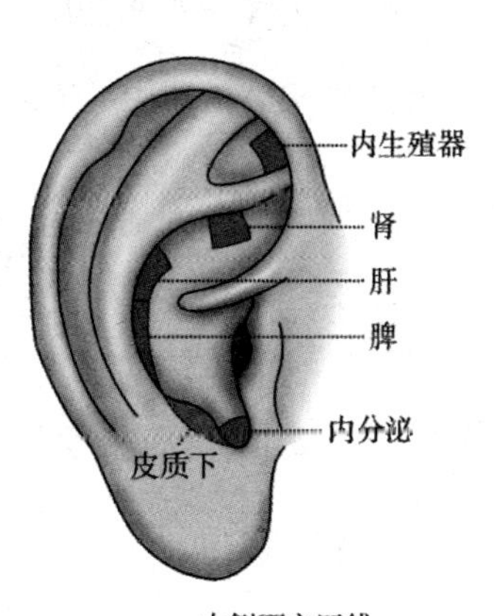

----- 内侧面穴区线

处方三：脾、肾上腺、子宫、盆腔、三焦。取单侧穴，用0.5寸毫针，刺入软骨，留针30～60分钟。每日或隔日1次，亦可用锨针埋针法，两耳交替使用。

处方四：子宫、卵巢、内分泌、交感、腹。用28号0.5寸毫针垂直皮肤轻轻捻入穴内，深度可达0.1寸左右，留针15～20分钟，留针期间可捻针刺激1～2次，每次只用1耳，双耳轮用，每日或隔日1次，10次为1个疗程。也可用耳内埋针的方法治疗。

处方五：子宫、内分泌、卵巢、膀胱、盆腔。中等或强刺激，留针20～30分钟，隔日或每日1次，10次为1个疗程。也可埋针3～7天。

3. **电针法**　子宫、肾俞、归来、气海、中极、三阴交。每次取3～4个穴，中等刺激，得气后，接电针仪，通电，使用疏密波，电流强度以患者能耐受为宜，每次通电留针20～30分钟。

三、诊疗体会

慢性输卵管炎所致不孕，是不孕症最常见的病因，临床上主要有输卵管阻塞或通而不畅、输卵管粘连及输卵管积水。究其病机，主要是由于各种因素导致瘀血阻滞，胞脉闭塞不通，精卵不能相遇，导致不孕。因此，在治疗上化瘀是解决问题的关键，笔者在临床治疗中常用活血化瘀之品如丹参、桃仁、红花、三棱、莪术，然后根据不同兼证用药，兼湿热者清热利湿，多用猪苓、茯苓、泽泻、黄柏等；兼寒凝者温经散寒，多用肉桂、巴戟天等；兼痰浊者化痰解郁，常用陈皮、半夏、藿香等；兼气滞者理气行滞，多用木香、香附、郁金等。久病气虚者需先扶助正气，方能祛瘀。同时，在服用中药时，联合活血化瘀中药保留灌肠及腹部热敷，以及加用针灸理疗效果更为显著。

第四节　生活起居

一、起居

1. 情志调和，气血流畅，冲任蓄溢有时，胎孕易成。若情志不遂，或恚怒伤肝，肝郁气滞，疏泄失常可影响冲任以致不孕，因此调情志是治疗不孕症的第一

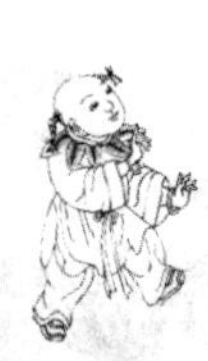

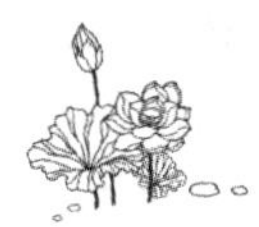

要素。

2. 经期胞脉空虚，邪毒易乘虚而入，故应保持外阴清洁，勤洗勤换，注意经期、产褥期及流产后卫生，避免在此期性交、盆浴及不必要的妇科检查。如有急性感染应抓紧及时治疗以防迁延不愈影响妊娠。

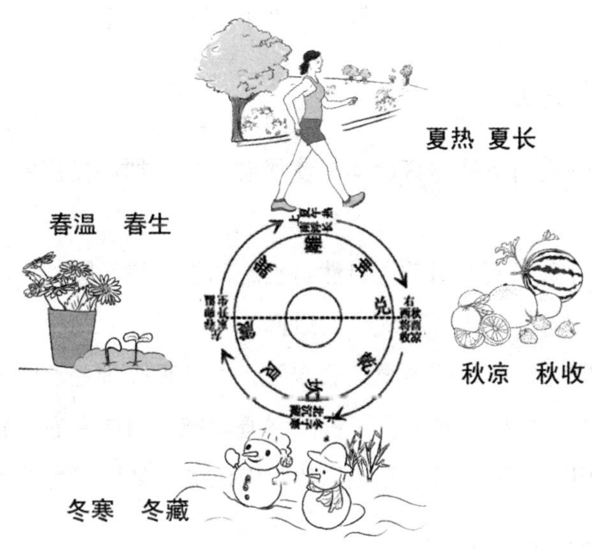

3. 做好计划生育，避免计划外妊娠进行人工流产。

4. 生活要有规律，注意劳逸结合，尽量避免冒雨涉水，接触寒凉，提倡淋浴。

二、饮食

血之运行，贵在流通，若恣食生冷，寒邪内伤，血寒则凝，影响月经失调导致不孕，因此常食营养丰富而又清淡之品。多饮水，多吃新鲜瓜果蔬菜。胸闷纳差者，应采取少食多餐的办法。

1. 皂角刺30克，煎水后去渣与50克粳米共煮成粥，可长期服用，能消肿散结止痛。

2. 薏苡桃仁粥：牡丹皮、桃仁、冬瓜仁各15克，水煎去渣取汁加薏苡仁50克，粳米100克，共煮粥食用。有清热解毒，活血化瘀之功。

3. 马齿苋公英粥：马齿苋15克，蒲公英15克，大米100克，冰糖10克。先将马齿苋、蒲公英加入适量冷水煎煮，去渣将汁放入大米煮粥熟，放入冰糖煮沸服食。分2次服，每日1料，连服7～10天为1个疗程。

4. 桃仁赤芍粥：桃仁10克，赤芍15克，薏苡仁50克，红糖适量。共煮成粥，每日1次。

5. 槐花苡米粥：槐花10克，薏苡仁30克，冬瓜仁20克，大米适量。将槐花、冬瓜仁水煎成浓汤，去渣后再放薏苡仁及大米同煮成粥服食。

三、活动、运动

炎症缓解期应适当坚持体育运动，使气血运行，加快炎症的吸收，提高机体抵抗力。

气功导引：活血止痛导引功。自然盘坐，两手自然叉腰，以腰为轴，上身左右旋转，共36次。向前探胸时呼气，向后仰扩胸时吸气。两手按在耻骨联合上的小腹部，向两侧同时转摩，按揉至腹股沟处，再自腹股沟处转摩。按揉至小腹部16～36次。再以两手相叠（右手在下），掌心对准丹田向左右旋转按揉50次。自然呼吸，意守丹田。最后将两手互相搓热，以两热手掌搓腰骶部，以热为度。

四、服药及饮食忌口

1. 口服中药宜温热为度。

2. 灌肠中药40℃为宜，不可过烫，管径前端以食用油或液体石蜡润滑，以免损伤肠黏膜，经期不能灌肠。

3. 少食鱼腥、辛辣、肥肉、糯米、芋艿等黏滞之品。

第5章

免疫性不孕

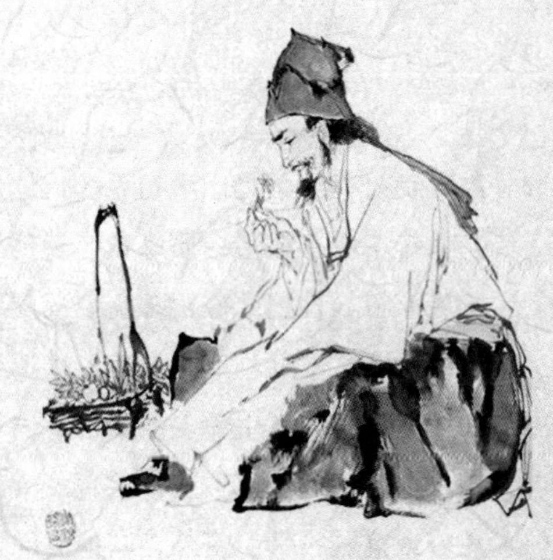

王某，女，25岁，已婚。主诉：婚后未避孕未孕2年。平素月经规则6/28，量中，无痛经。带下较多色黄有臭味，大便干结。子宫输卵管碘油造影未见异常。既往曾患滴虫性阴道炎，经治痊愈，一直未复发。苔薄微黄，脉细小弦。妇科检查：外阴已婚式，阴道通畅，宫颈轻度糜烂，子宫前位，正常大小，质中，无压痛，双侧附件区未触及异常。血抗精子抗体阳性。基础体温双相，高温相正常。

［诊断］免疫性不孕。

［辨证］湿热蕴结。

［治法］清热利湿，调冲助孕。

［方剂］化湿消抗体汤加减。

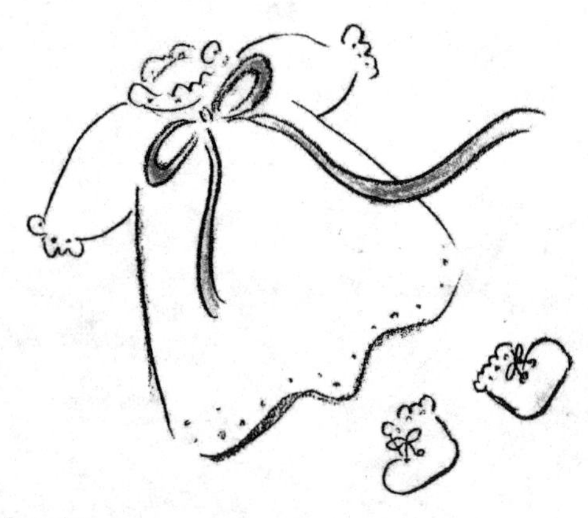

［组成］红藤30克，赤芍9克，牡丹皮、丹参、萆薢各12克，忍冬藤15克，生甘草9克，薏苡仁12克，当归9克，生大黄（后下）6克，仙灵脾15克，莪术9克，椿根皮15克。排卵期加用枳壳、苁蓉各9克。

嘱平时用安全套避孕，治疗3个月，检查抗精子抗体已转为阴性。嘱仅在排卵期行房事。2个月后患者妊娠，孕期正常。

第一节　诊断与鉴别诊断

一、概述

免疫性不孕是因生殖系统抗原的自身免疫或同种免疫引起的不孕症。人类生殖系统中的很多蛋白质都具有免疫原性，在发育早期阶段的配子和受精后的合子均带有特异性抗原。很多免疫反应可阻断生殖过程而导致不孕。免疫性不孕症有广义与狭义之分。广义的免疫性不孕症是指机体对下丘脑–垂体–卵巢（睾丸）轴任一组织抗原产生免疫，女性可表现为无排卵、闭经，男性可表现为精子减少或精子活力降低。通常所指的免疫性不孕症是指狭义的，即不孕夫妇除存在抗精子免疫或抗透明带免疫外，其他方面均正常。

据世界卫生组织（WHO）报道，约有3%的不孕患者为免疫因素所引起，而

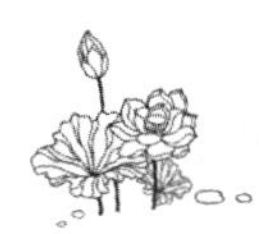

国内报道在以往不明原因的不孕患者中，其免疫性不孕占40%～50%，在整个不孕症中占20%。免疫性不孕大致可分为精子免疫引起的不孕和卵透明带免疫引起的不孕。临床研究表明，在原发性不孕症中，血清抗精子抗体（AsAb）阳性率为39.81%，抗子宫内膜抗体（EmAb）阳性率为31.9%，在继发性不孕症中AsAb阳性率为41.53%，抗子宫内膜抗体阳性率为36.54%。

中医文献中没有免疫性不孕的病名记载，但中医强调天人合一，中医药可在不同的环节发挥不同的作用，既可提高低下的免疫功能，又可消除有害的超效反应与自身免疫反应，因此，中医药治疗免疫性不孕症有着独特的优势。

二、诊断

（一）病史

主要表现为婚久不孕或曾有多次人工流产史而继发不孕，可有生殖道感染病史。不孕原因除外免疫因素，无其他致病因素可寻。

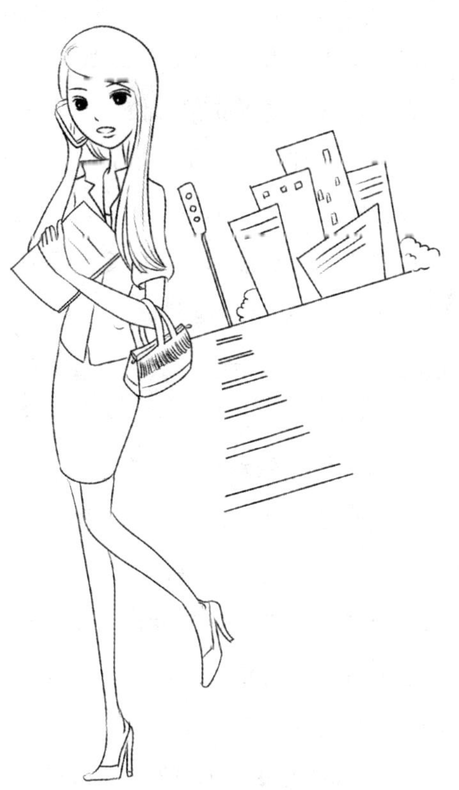

（二）临床表现

1. 月经失调　可表现为月经推后或先后不定，及相应伴随症状等。

2. 生殖道炎症　生殖道炎症如外阴炎、阴道炎、盆腔炎，可有白带异常，下腹坠痛不适、腰酸低热等症状，病情经常反复。

3. 不孕　婚后久不受孕及怀孕后容易流产。

（三）检查

1. 血清或宫颈黏液抗精子抗体阳性，或抗卵透明带抗体阳性，或抗子宫内膜抗体阳性等。

2. 性交后试验：排卵前期性交后2小时内，每高倍镜视野下宫颈黏液中有力前进的精子<5个。

3. 精子宫颈黏液接触试验排卵前试验，镜下出现纤维状或细丝样物，精子不能向前运动，仅在原地摆动，特别是与宫颈黏液接触面的精子“颤抖”，不活动或活动迟缓。

4. 精子宫颈黏液穿透试验：排卵前期的宫颈黏液吸入毛细管内，置于精液中，在37℃下放置1小时，精子穿透的最远距离＜5毫米为无穿透力，6～19毫米为中等穿透力，超过20毫米为穿透力良好。

5. 精子凝集试验（SAT）是基于抗体和抗原之间相互凝集的原理。有明胶凝集试验、试管玻片凝集试验、盘凝集试验等。

（1）明胶凝集试验（GAT）：以生理盐水将正常人的精液稀释到每毫升含4千万精子，取此精子悬液与10%明胶于37℃下等量混合，然后再取0.3毫升的精子——明胶混合液与灭活补体的病人血清或稀释血清等量混合，并置于小试管中，37℃下培育2小时后肉眼观察，如有明显的白色簇状物出现，则为阳性。本试验不能观察精子凝集部位，对于一般的妇女中发现的头对头的凝集不太敏感。

（2）盘凝集试验（TAT）：该试验优点是所用精液量少，用一份可检测许多血清样品，操作迅速，同时可测定大量样品，可观察精子凝聚部位。其缺点是可出现假阳性结果，还不能完全替代GAT试验。

（3）试管玻片凝集试验（TSTA）：本试验中精液质量选择要求同GAT。通过实验可以观察凝集类型，最容易检出的是头对头凝集素。

6. 精子制动试验（SIT）：一种较简易可确定有无抗精子抗体存在的方法。精子制动作用依赖于补体的存在。抗体分子和精子抗原相互作用，激活补体系统，损伤精子细胞通透性和完整性，导致精子活动力的丧失（制动作用），或精子能被某些染料染上颜色（称细胞素作用）。亦即精子表面结合了能固定补体的精子抗体后，在补体协同作用下，精子制动或死亡，显微镜下表现为精子制动或染色阳性。本法仅能测出精子尾干的精子抗体，而抗精子头部的抗体仅能干扰精卵结合，并不影响精子活力。

7. 酶联免疫吸附试验（ELISA）：为间接定量测定不孕患者血清中抗精子抗体的灵敏度高、特异性强的测定方法。

8. 荧光标记，放射性核素标记等试验方法：以上检查中凝集试验和制动试验比较简单，操作方法亦已通过世界卫生组织标准化。荧光标记、放射性核素标记

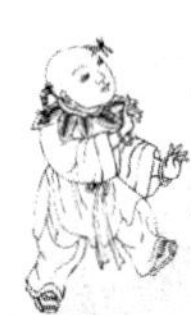

等方法要求较高的设备和技术条件，一般用于科研。对阳性反应的临床意义的评估应持谨慎态度，特别是滴定度较低者，更应注意鉴别，常可见于有生育史的妇女。有人主张只有当抗体滴度超过1：16或1：32时才有临床意义。

在下面四项标准中，满足前三项，可作出临床诊断；若同时满足四项标准则可作出肯定临床诊断。

1. 不孕期超过1年。

2. 除外致不孕的其他原因与男方原因。

3. 可靠的检测方法证明体内存在抗生育免疫。

4. 体外试验证实抗生育免疫干扰人精卵结合。

三、鉴别诊断

临床上需与其他类型的不孕症鉴别。往往需要测量基础体温，观察基础体温的温相变化，做阴道脱落细胞检查，B超监测排卵，测定排卵期血、尿促黄体生成激素峰值，测定黄体中期血尿孕酮水平，测定血催乳素，诊断性刮宫，子宫腹腔镜检查，子宫输卵管造影检查等，以排除输卵管炎症、排卵功能障碍、子宫内膜异位症、子宫腺肌症、宫腔粘连等因素所导致的不孕。

第二节　病因病理与治疗原则

一、病因病理

（一）中医病因病机

中医学认为免疫性疾病可因为免疫缺陷、功能紊乱所致，这与中医的“邪之所凑，其气必虚”的观点相吻合。中医认为产生免疫性不孕的原因首先是机体正气虚弱，其中尤以肝肾阴虚或脾肾阳虚为主，因肾主生殖而藏精，为孕育之本，

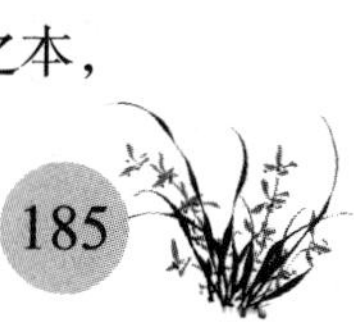

肝藏血，肝肾同源，肝阴与肾阴关系密切，精血充盛，故肝肾两虚是导致本病的主要病机。部分病人亦有湿热、瘀血、痰浊等病机，往往与肝肾两虚并见，成为虚实夹杂证。

1. 脾肾阳虚　先天禀赋不足或后天房劳伤肾，或素体阳虚，命门火衰，或久病及肾，终致肾阳不足而致不孕。

2. 肾阴不足　素体阴虚，或久病伤阴。肾阴不足，虚火内生，火灼伤精，精血凝结，冲任不能相资而致不孕。

3. 肝肾阴虚　房劳内伤，久病及肾，或温病热极伤阴，以致肝肾阴亏损，精血不足，阴虚日久生内热，虚火妄动，扰动胞宫以致不孕。

4. 瘀血内阻　素体气血亏虚，复因经行、产后血室正开，血行不循常道瘀阻胞脉，冲任不调而致不孕。

5. 湿热蕴结　肝郁化火或痰湿热蕴，湿热之邪浸淫胞宫，胞脉壅滞而致不孕。

（二）西医病因病理

西医学认为免疫性不孕的发生机制复杂，存在自身免疫或同种免疫两种原因。同种免疫是精子、精液或受精后的受精卵作为抗原物质，被阴道及子宫上皮吸收后，通过免疫反应产生抗体物质，使精卵不能结合或受精卵不能种植。自身免疫包括不孕妇女血清中存在的透明带自身抗体，与透明带起反应后，防止精子穿透卵子，从而阻止受精。另外，女性生殖道反复接触精子，可产生抗精子抗体（AsAb），抗精子抗体可引起精子凝集，降低精子的活动能力，阻止精子穿透宫颈黏液，阻止精子在女性生殖道的运行，影响精子穿透透明带及精卵结合等过程而导致不孕。女性不孕与卵巢免疫也有关。卵巢具有特异性抗原，卵巢产生的自身抗体也可引起不孕。

二、治疗原则

1. 中医学治疗原则　中医学认为该病系机体正气虚弱，其中尤以肝肾两虚是导致本病的主要病机，正虚则邪入，故又可形成湿热、瘀血、痰浊等虚实夹杂之证。治疗上以扶正祛邪为原则，重在调补肝肾，佐以清热、祛湿、活血化瘀。

2. 西医学治疗原则　西医学认为该病系自身免疫和同种免疫原因导致，故多采用减少抗体的产生，阻断或抑制自身免疫和同种免疫反应的方法治疗。如避

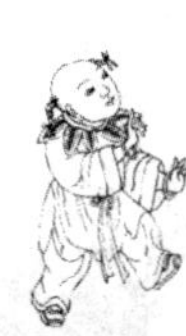

孕套隔绝疗法，肾上腺皮质激素药物免疫抑制疗法。还有针对男方或是女方的、血清的或局部免疫抗体，采用精液处理去除抗精子抗体、宫腔内人工授精和IVF-ET和GIFT等方法进行治疗。

第三节　治疗方法

一、内治法

（一）经典古方

1. 脾肾阳虚

［临床证候］婚后不孕，月经后期或正常，经血色淡，量中或少，形寒肢冷，小腹有凉感，腰膝酸软，神疲乏力，大便溏泄，小便清长或频数。舌质淡有齿痕，苔白，脉沉细。

［治法］温肾健脾化湿。

［方药］右归丸合健固汤。

［组成］肉桂、炮附子、山药、枸杞子、熟地黄、杜仲、山茱萸、鹿角胶、菟丝子、当归、党参、炒白术、茯苓、薏苡仁、巴戟天。

［加减］若下焦湿热者加败酱草、红藤，兼有瘀血者加三七粉、五灵脂。

2. 肾阴不足

［临床证候］婚后多年不孕，或有多次流产史而继发不孕，月经正常或先期，量或多或少，色红或有小血块，头晕耳鸣，腰膝酸痛，五心烦热，口干咽燥。舌质红，苔少，脉细数。

［治法］滋阴降火，活血助孕。

［方药］六味地黄丸。

［组成］生地黄、山茱萸、怀山药、牡丹皮、茯苓、泽泻。

［加减］若有五心烦热、口渴者，加女贞子、龟甲胶、黄柏；兼瘀血者加丹参、赤芍、红花；心烦失眠、易怒者，加合欢皮、夜交藤、柴胡；兼有湿热者加败酱草、车前子、六一散；兼有心肝郁火者加醋柴胡、黑山栀、合欢皮、夜交藤。

3. 肝肾阴虚

［临床证候］婚久不孕，经乱无期，出血量少淋漓累月不止，经色鲜红，质稍稠；头晕耳鸣，腰膝酸软，五心烦热，夜寐不宁；舌红，少苔或有裂纹，脉细数。

［治法］滋补肝肾。

［方药］左归丸合二至丸。

［组成］熟地黄、山药、枸杞子、山茱萸、菟丝子、鹿角胶、龟甲胶、川牛膝。

［加减］兼肝血不足者可加夏枯草、牡蛎；兼心阴血不足者，症见心烦、心悸、失眠者，加五味子、夜交藤、合欢皮、生地黄等。

4. 湿热蕴结

［临床证候］婚后不孕，经量偏多，经血色红质黏腻，带下多，色黄白或臭，头晕腰酸，小腹胀痛，经期加剧。舌质红，苔黄白而腻，脉濡数或细数。

［治法］清热利湿，养血助孕。

［方药］红藤败酱散加减。

［组成］红藤、败酱草、怀山药、山茱萸、赤芍、白芍、牡丹皮、茯苓、泽泻、炒黄柏、薏苡仁、广木香、白花蛇舌草。

［加减］湿热偏甚，黄白带多有腥臭者加马鞭草、黄连、土茯苓；脾胃虚弱、大便偏溏者去炒黄柏，加黄芪、党参、炒白术、炮生姜。

5. 血瘀阻滞

［临床证候］婚久不孕，月经多推后或周期正常，经来腹痛，甚或呈进行性加剧，经量多少不一，经色紫黯，有血块，块下痛减；经行不畅、淋漓难尽，或经间出血；或肛门坠胀不适，性交痛；舌质紫黯或舌边有瘀点，苔薄白，脉弦或弦细涩。

［治法］活血化瘀。

［方药］少腹逐瘀汤加减。

［组成］当归、赤芍、延胡索、五灵脂、制香附、丹参、桃仁、红花、泽兰、制大黄、黄芪、莪术、淫羊藿、茺蔚子、炙甘草。

［加减］形体肥胖，胸闷痰多者，加苍术、茯苓、制胆南星；经前乳房、胸

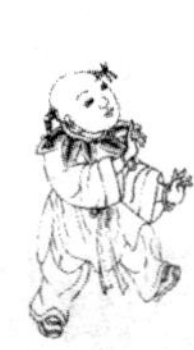

胁胀痛者，加柴胡、郁金。

（二）名家名方

1. 夏桂成诊治经验（江苏省中医院妇科主任医师、教授，享受国务院特殊津贴专家）　夏老认为免疫性不孕的治疗应侧重在调阴阳，去湿热，消瘀血。如属阴虚火旺，选用滋阴抑抗汤，可用当归、赤芍、白芍、山药、山茱萸、甘草、苎麻根、柴胡、山楂、泽泻治疗；属于阳虚瘀结证，可选助阳抑抗汤，用丹参、赤芍、白芍、山药、黄芪、川续断、鹿角片、仙灵脾等治疗；如果抗子宫内膜抗体阳性，在调整阴阳基础上，加用清热化瘀药的用量。

2. 陈慧侬诊治经验（广西中医药大学附属第一医院妇产科主任医师、教授，全国名老中医）　陈教授根据多年的临床经验，采用清热除湿。活血化瘀法治疗AsAb阳性的女性免疫性不孕症，药用穿心莲15克，山药15克，黄柏10克，苍术10克，薏苡仁20克，赤芍10克，丹参10克，桃仁10 克，三七末（冲服）1克，茯苓12克，甘草5克。每日1剂，水煎服，15天为1个疗程。以湿热为主者，重在清热除湿，上方去桃仁，加黄芩；以血瘀为主者，重在活血化瘀，去茯苓、苍术，加鸡血藤、三棱；肾虚者加怀牛膝、菟丝子、女贞子；气血虚弱者加当归、黄芪；肝郁化热者加栀子、牡丹皮。同时采用隔绝疗法，在服上药的同时，每次性生活时使用避孕套避孕，以免精子抗原对女方的进一步刺激。待女方抗精子抗体转阴后，鼓励患者在排卵期去避孕套进行性生活。

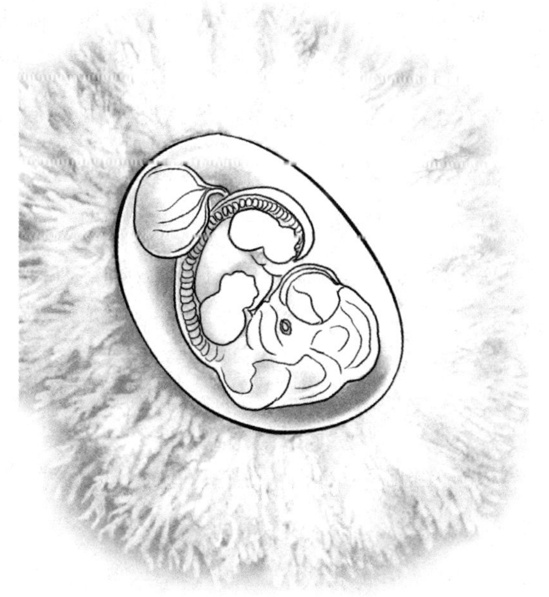

3. 侯玲玲诊治经验（宁夏医学院中医妇科主任医师）　侯氏认为精血得结，胞宫冲任功能失常是女子免疫性不孕的主要病机，根据此病机，活血是首当其冲之要法。只有活血，才能祛瘀排毒生新血，使血复如常，冲任血海调畅，气机有序，且随之冲任之邪毒去除，损伤可修复，则男精可循常道，抗精子抗体可

望消失。以三七、丹参、当归、桃仁、红花、荆芥、益母草之类效果较佳。对那些生殖系统有邪毒的患者，还应注重清解内毒。因邪毒一旦引起感染，则一方面生殖道局部渗出增多，将增强其对精子抗原的吸引。另一方面细菌毒素等感染因子，又可增强精子抗原的免疫反应而促进精子抗体的产生。由于其感染多处于慢性阶段，药物采用作用较缓和，不甚苦寒者，既有抗菌消炎作用，又有一定的活血散结功能。常用穿心莲、夏枯草、鱼腥草、苦参等。这些药物有的还同时具有抑制或调节免疫的功能。精血既已搏结于体内，如何驱邪外出，亦是一个治疗侧面。因此，在辨证论治的前提下，使用轻缓的泻、利、透散之品，如大黄、茯苓、泽泻、柴胡、桂枝等。利用大黄的泻热荡邪，抗菌活血，茯苓、泽泻的利尿，柴胡的疏透、利尿、抗炎，桂枝的温散、活血等作用以祛邪，且它们都有抗变态反应或调节免疫的功能。但此类药均易耗阴，因此要同时适当配用补阴滋阴药，如沙参、麦冬、知母等。治疗的目的最终是要达到受孕，因此适当补益冲任是必要的，尤其是抗精子抗体转阴受孕后更为重要。因此类患者一旦受孕后，常易发生流产，因此受孕后不要即刻中断治疗，要加强补益冲任，养血固胎。常选用菟丝子、川续断、杜仲、熟地黄、枸杞子、女贞子等药物。此外，还要配用局部冲洗方法。男方配合治疗，将增强女方的受孕成功率。因此，在主要治疗女方的同时，要适当地对男方进行治疗。

4. 胥京生诊治经验（南京市秦淮区中医医院主任医师，江苏省名中医） 胥氏认为本病除与肾虚关系密切外，经行、产后房事不节、感染湿热瘟毒病邪，也可导致本病发生。机体肾虚，湿热之邪乘虚内侵胞宫冲任，毒留而血络受损，致瘀血湿热内阻，影响冲任、胞脉之通畅调达，失其纳精之力而致不孕；或因湿热病邪久留，使气血失调，精血亏虚，胞脉失养而致不孕。治疗本病应以补肾为主，且补肾应遵循阴中求阳、阳中求阴的配伍原则，忌一味阴柔滋腻或纯用辛热温燥之品。常用益智仁、菟丝子、枸杞子、女贞子、仙灵脾、熟地黄、锁阳、鹿角霜等。由于本病乃虚实夹杂为患，治疗中应遵循“标本兼治”的原则，在运用补肾法的同时，注意配合使用活血清热药物，如当归、赤芍、桃仁、红花、丹参、香附等。

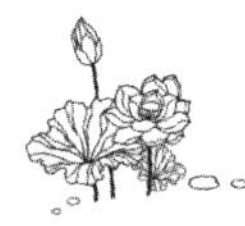

（三）秘、验、单、偏方

1. 单方验方

（1）金银花甘草汤：金银花30克，生甘草9克，水煎，长期服用。

（2）忍冬藤汤：忍冬藤15～30克水煎，长期服用。

2. 内服效验方

（1）利湿化瘀抑抗汤

［处方］知母12克，黄柏12克，土茯苓30克，马鞭草30克，红藤30克，败酱草30克，白花蛇舌草30克，炒当归12克，牡丹皮12克，柴胡8克，黄芩12克，茵陈15克，徐长卿15克，僵蚕12克，生甘草12克。

［用法］水煎服，每日1剂，分2次服，在排卵期及黄体期服用。3个月为1个疗程。

（2）茵芩汤

［处方］茵陈、黄芩、川续断、菟丝子、桑寄生、熟地黄、丹参、赤芍。湿热重者加黄柏、萆薢、苍术；肝气郁结者加郁金、青皮；肾阴虚者加二至丸；肾阳虚者加巴戟天。

［用法］水煎服，每日1剂，分2次服。3个月为1个疗程。

（3）抗阳助孕方

［处方］黄柏、知母各15克，贯众、青皮、山茱萸、当归、露蜂房各12克，黄芪、菟丝子各30克，水蛭8克。湿热下注者加败酱草；阴虚者加女贞子、墨旱莲；阳虚者加鹿角霜；肝气郁结者加台乌药。

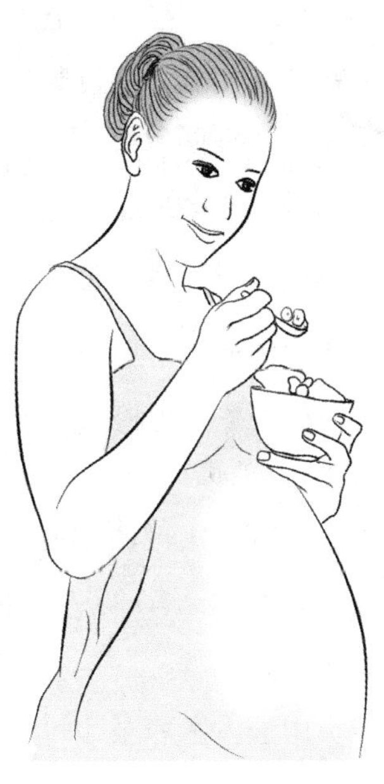

［用法］水煎服，每日1剂，分2次服。1个月为1个疗程。

（4）化湿消抗体汤

［处方］萆薢12克，赤芍12克，牡丹皮12克，红藤30克，土茯苓30克，车前子（包）10克，忍冬藤15克，生甘草15克，薏苡仁30克，金银花12克，连翘12克。

［用法］水煎服，每天1剂。3个月为1个疗程。治疗期间采用避孕套暂时避孕，待AsAb转阴后在指导下排卵期进行性生活。

（5）固本活血汤

［处方］黄芪30克，黄精15克，仙灵脾12克，菟丝子15克，鹿角片12克，丹参15克，桃仁10克，三棱10克，虎杖12克，大黄6克，金银花12克，鱼腥草30克。

［用法］每天1剂，早、晚分2次煎服，20日为1个疗程。经期停服。本方适用于抗子宫内膜抗体免疫性不孕患者。

3. 秘方、偏方

（1）温养脾肾消抗汤

［处方］党参15克，生黄芪12克，炒白芍10克，炒白术10克，广木香6克，山药12克，菟丝子10克，鹿角片10克，仙灵脾15克，紫河车粉（吞服）5克，当归12克，丹参15克，僵蚕10克，徐长卿15克，炙甘草15克。

［用法］每天1剂，早、晚分2次煎服，在排卵期及黄体期服用。

（2）滋养肝肾抑抗汤

［处方］知母10克，黄柏10克，生地黄12克，山茱萸9克，枸杞子15克，山药12克，女贞子15克，制黄精15克，炒当归10克，玄参10克，僵蚕15克，徐长卿30克，生甘草12克。

［用法］经净后开始服药，每天1剂，水煎2次分服，至排卵前加入桑寄生12克，菟丝子10克，仙灵脾12克。

（3）养肝滋肾汤

［处方］紫河车30克，党参30克，当归15克，白术20克，熟地黄15克，山药20克，菟丝子15克，生地黄15克，龟甲15克，黄柏10克，徐长卿15克，紫石英30克，淫羊藿20克。

［用法］水煎服，每天1剂，每次月经过后连服10剂为1个疗程。

（4）消抗汤

［处方］炙黄芪30克，炒白术20克，防风10克，熟地黄20克，当归20克，黄芩10克，菟丝子10 克，徐长卿10克，丹参30克，三七粉（冲）4克，甘草6克，大枣10枚。

［用法］水煎服，每天1剂，分早、晚2次服。

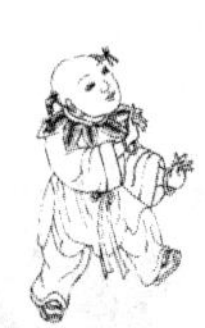

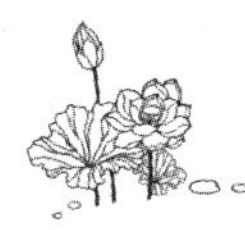

（5）贞芪转阴汤

［处方］女贞子15克，黄芪15克，墨旱莲15克，党参15克，炒白术12克，当归12克，白芍12克，徐长卿15克。

［用法］水煎服，每天1剂。共治疗3个月经周期。

（6）调肝汤加减

［处方］柴胡10克，当归10克，白芍10克，菟丝子30克，女贞子20克，枸杞子20克，沙苑子30克，丹参20克，生黄芪20克，制香附10克，益母草10克。

［用法］水煎服，每天1剂，分早、晚2次服。本方适用于肝郁肾虚为主的免疫性不孕患者。

（7）消抗体汤

［处方］桃仁、当归尾各15克，黄芪、枸杞子、丹参、菟丝子各20克，鹿角胶10克，虎杖、徐长卿、女贞子各12克，生甘草6克。

［用法］水煎服，每天1剂，分早、晚2次服。

（8）转阴丹

［处方］生地黄15克，地骨皮15克，白芍15克，女贞子15克，墨旱莲15克，麦冬15克，山茱萸12克，玄参15克，砂仁9克。

［用法］每天1剂，水煎服，经期停用。抗精子抗体阳性者同时用避孕套避孕。1个月为1个疗程。疗程结束后复查血清抗体，若受孕投以寿胎丸加减以保胎。

（9）消抗助孕汤

［处方］黄柏10克，土茯苓30克，生地黄10克，丹参15克，赤芍10克，泽泻10克，茺蔚子10克，黄芪15克，枸杞子15克，紫石英15克。气虚加党参15克，白术15克，血虚加当归10克，熟地黄15克，肾虚加桑寄生15克，杜仲10克，川续断10克。

［用法］每天1剂，水煎服。

（10）滋肾固阴煎

［处方］生晒参、炙远志各9克，熟地黄、菟丝子、五味子、炙甘草各15克，怀山药20克，山茱萸

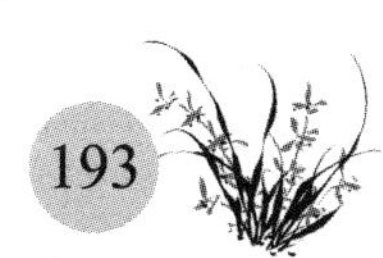

10克。

[用法] 水煎服，每日1剂。30日为1个疗程。

（四）中成药

1. 知柏地黄丸　每次6克，每日3次。适用于肾阴不足者。

2. 龙胆泻肝片　每次3片，每日2次。适用于肝经湿热者。

3. 妇科金丹　每次1丸，每日3次。适用于肝气郁结者。

4. 血府逐瘀胶囊　每次2粒，每日3次。适用于瘀血内停者。

5. 归芍地黄丸　每次6克，每日2次。空腹白开水送下，适用于肾亏阴血不足者。

6. 右归丸　每次1丸，每日3次。饭前淡盐汤或温开水送服。适用于肾阳不足者。

7. 龙胆泻肝丸　每次6～9克，每日3次，宜饭后服用。适用于肝经湿热、机体免疫系统功能亢进者。

8. 四妙丸　每次9克，每日3次。适用于湿热下注者。

（五）西药治疗

1. 避孕套疗法　用于携带抗精子抗体不孕妇女的治疗方法。性生活用避孕套6～12个月。妇女长时间的避免与精液接触，隔绝精子抗原的刺激，抑制新的抗体产生。

2. 免疫抑制疗法　通过肾上腺皮质激素抑制机体免疫功能的作用，抑制抗精子抗体产生，降低血清和生殖道分泌物的抗体效价。

（1）局部治疗：氢化可的松栓剂放置阴道内，治疗宫颈黏液存在有抗精子抗体患者。

（2）小剂量疗法：泼尼松（强的松）5毫克，口服，每天3次，3～12个月。地塞米松每日2～3毫克，连用10周，以后逐渐减量后停药。

（3）短期大剂量疗法：甲泼尼龙（甲基强的松龙）每日96毫克，在月经周期第21天开始，连用7日。

二、外治法

1. 推拿按摩　命门、肾俞、脾俞、肝俞、心俞、足三里、三阴交、阴陵

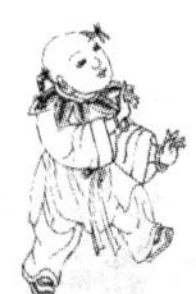

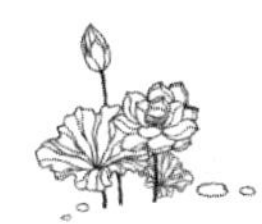

泉、关元、气海等。先俯卧，推背部俞穴至发热，采用点压，按揉法或用一指弹法。再仰卧，用同样手法推拿腹部和下肢穴位。

2. 艾灸　关元、气海、肾俞、足三里、太溪。各穴均可采用艾条温和灸，或小艾炷直接灸。

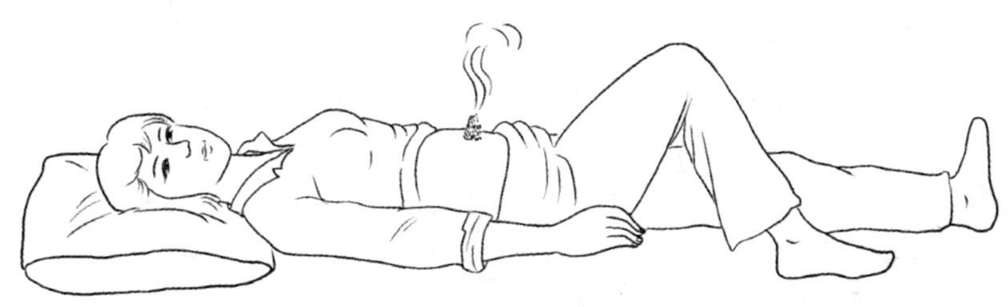

3. 贴敷

处方1：延胡索12克，菟丝子20克，五加皮12克，乳香、川芎各10克，青木香、蝉衣、地龙各10克，白芍12克。将药物研成细末，无灰酒调拌成膏状，外敷贴关元；肾虚加敷肾俞、涌泉；肝郁加敷三阴交、期门；痰湿阻滞加敷八髎、委中。

处方2：透骨草、寻骨风、红藤、虎杖、当归、艾叶、千年健、皂角刺、王不留行、乳香、没药、血竭、桂枝、川芎、小茴香、大黄、川椒、山慈菇、细辛等。将上药加工成粗末，装布袋内。用时浸湿药包，隔水蒸15分钟，趁热外敷少腹，每日1～2次，每次30～40 分钟，每月10～15次，行经期停用。药包可反复使用5日更换（夏日可每2日更换），有皮肤过敏者停用。

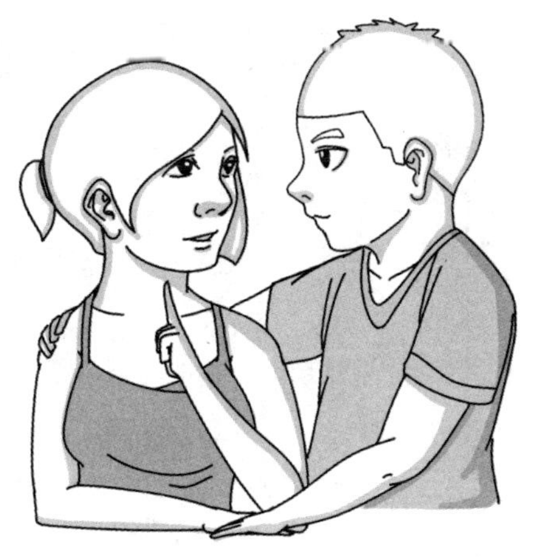

处方3：透骨草、败酱草各20克，赤芍15克，三棱、莪术、牡丹皮、水蛭、虻虫、海藻各10克，路路通15克，皂角刺10克，白花蛇舌草20克，润湿后装入布袋，淋洒白酒30毫升，蒸20分钟后取出敷于腹部，每日一次，每4日换药包。

4. 中药灌肠　金银花30克，丹参30克，败酱草15克，红藤15克，虎杖15克，白花蛇舌草15克，延胡索15克，三棱15克，莪术15克，生甘草10克。上药加水浓煎，去渣滤液100毫升，每晚保留灌肠1次，经期停用，每月15～20次。

5. 中药坐浴　苦参30克，秦艽15克，苍术15克，徐长卿20克，黄柏20克，黄连10克，龙胆草20克，玄参20克。上药煎后取液，每天坐浴1次，每次坐浴30分钟，每次经期后3日坐浴，坐浴10次为1个疗程。

6. 针刺

（1）毫针法：中脘、天枢、脾俞、足三里、阴陵泉、曲池、三阴交等穴。每次取3～4穴，交替使用，采用平补平泻法。

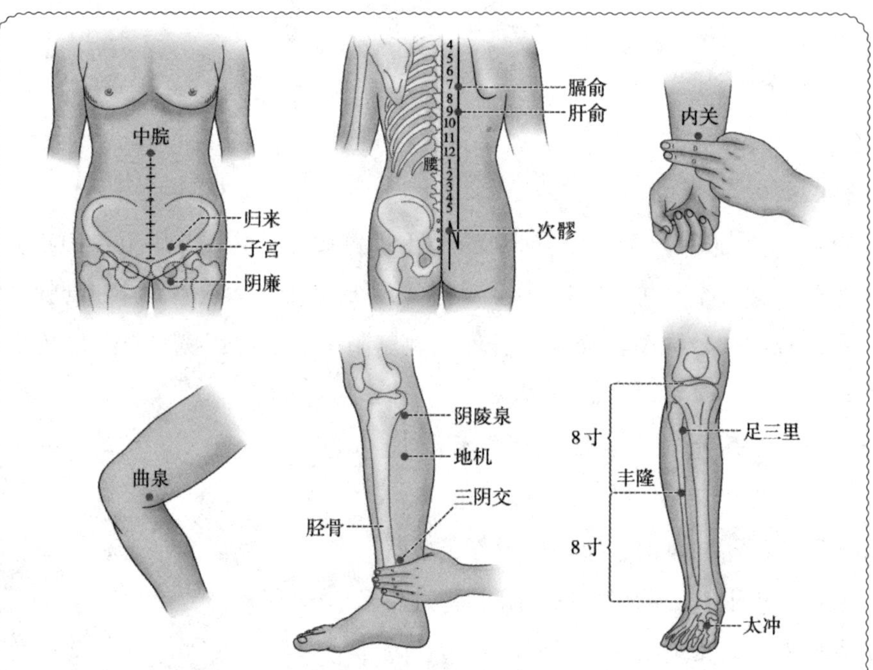

中脘：在上腹部，前正中线上，当脐中上4寸
归来：在下腹部，当脐中下4寸，距前正中线2寸
子宫：在下腹部，当脐中下4寸，距前正中线3寸
阴廉：在大腿内侧根部，归来穴直下3寸，耻骨结节的下方
膈俞：在背部，当第7胸椎棘突下，旁开1.5寸
肝俞：在背部，当第9胸椎棘突下，旁开1.5寸
次髎：在骶部，当髂后上棘内下方，适对第2骶后孔内
内关：在前臂掌侧，腕横纹上2寸，掌长肌腱与桡侧腕屈肌腱之间
曲泉：屈膝，当膝关节内侧面横纹内侧端，股骨内侧髁的后缘
阴陵泉：在小腿内侧，当胫骨内侧髁后下方凹陷处
地机：在小腿内侧，内髁尖与阴陵泉的连线上，阴陵泉下3寸
三阴交：小腿内侧，当足内踝尖上3寸，胫骨内侧缘后方
足三里：小腿外侧，当外膝眼下3寸，距胫骨前缘一横指（中指）处
丰隆：在小腿前外侧，当外踝尖上8寸，距胫骨前缘二横指
太冲：在足背侧，当第1、2跖骨结合部之前凹陷处

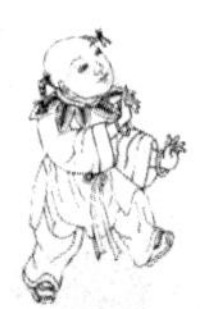

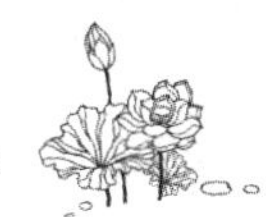

（2）耳针耳穴：神门、交感、皮质下、内分泌、肝、肾。毫针用平补平泻法，或用王不留行子贴于穴位上，每次选4～5个穴位为宜。

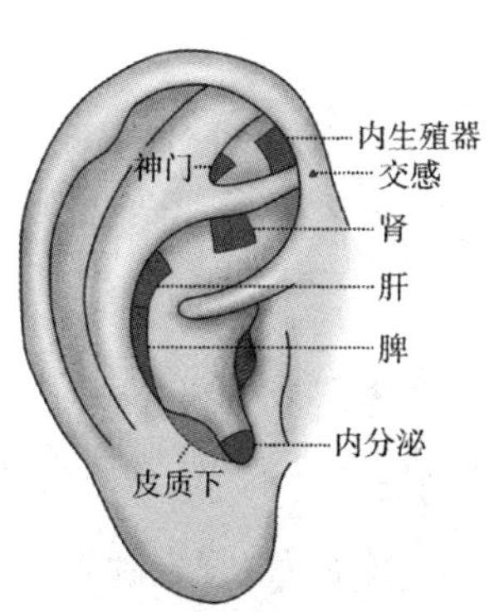

三、诊疗体会

免疫性不孕是因生殖系统抗原的自身免疫或同种免疫引起的不孕症，免疫性不孕的诊断需排除其他原因所导致的不孕。中医学认为免疫性不孕是正气虚弱所致，尤以肝肾阴虚或脾肾阳虚为主，正虚邪入，部分病人亦有湿热、瘀血、痰浊等病机，成为虚实夹杂证。因此，笔者在临床治疗中以滋补肝肾为根本，多以六味地黄丸为主方加减，同时根据兼证加减。瘀血者加用丹参、赤芍、鸡血藤以活血祛瘀；湿热者加用茯苓、泽泻、黄芩以清热利湿；痰浊者加苍术、制胆南星化痰利湿。治疗时注意嘱患者暂时用避孕套避孕，待检查抗体结果转阴后，B超监测卵泡发育，在排卵期指导性生活。在药物治疗时，加用艾灸关元、气海、肾俞、足三里可提高治疗效果。

第四节　生活起居

1. 起居

（1）增强体质，劳逸结合，避免精神刺激。

（2）积极治疗生殖道炎症疾病，避免生殖道炎性期同房。

（3）注意经期卫生，避免经期同房。

（4）性生活不要过频，使用避孕套。

（5）保持良好的情绪和平静

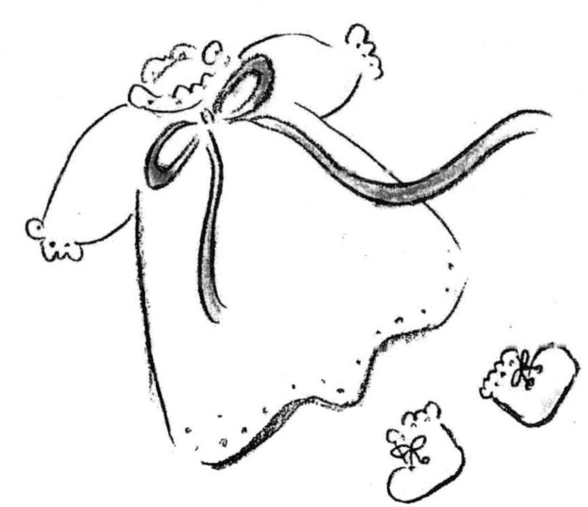

的心态。

2. 饮食　饮食上要注意节制，宜食清淡，不宜暴饮暴食及过食肥甘厚腻，以免损伤脾胃。

（1）糯米阿胶粥：阿胶、糯米、红糖各30克。阿胶捣碎，置锅内炒至嫩黄，再研成细末至七成熟时，加入阿胶、红糖，再熬至粥熟。早、晚各1次，当餐服食。

（2）归脾麦片粥：党参、黄芪各15克，当归、枣仁各10克，丹参12克，桂枝6克，熟地黄30克，桂圆肉20克，大枣10克，麦片60克。将前7味加水浓煎取汁，加入麦片、大枣、桂圆肉共煮成粥。当餐服食，每日1剂。

3. 活动、运动　适度运动有助于增强体质，多进行盆底锻炼、有氧操，有助于受孕。

4. 服药及饮食忌口　避免辛辣刺激及烧烤、油炸等燥热食品。

附录A 不孕症中成药自选对照表

常见疾病	中成药	成分	功效	主治	用量用法
多囊卵巢综合征	右归丸	熟地黄、附子（炮附片）、肉桂、山药、山茱萸（酒炙）、菟丝子、鹿角胶、枸杞子、当归、杜仲（盐炒）	温补肾阳，填精止遗	肾阳不足，命门火衰，腰膝酸冷，精神不振，怯寒畏冷，阳痿遗精，大便溏薄，尿频而清	每次口服6克，每日2次
	艾附暖宫丸	艾叶（炭）、香附（醋炙）、吴茱萸（制）、肉桂、当归、川芎、白芍（酒炒）、地黄、黄芪（蜜炙）、续断	理气补血，暖宫调经	子宫虚寒，月经量少、后错，经期腹痛，腰酸带下	每次口服6克，每日2次
	二陈丸	半夏、橘红、白茯苓、甘草（炙）、生姜、乌梅	燥湿化痰，理气和胃	痰湿阻滞型多囊卵巢综合征	每次口服6克，每日3次
	启宫丸	制半夏、苍术、香附（童便浸炒）、茯苓、神曲（炒）、陈皮、川芎	燥湿化痰，理气调经	子宫脂满，不能孕育	每次口服6克，每日3次
	龙胆泻肝丸	龙胆、柴胡、黄芩、栀子（炒）、泽泻、木通、车前子（盐炒）、当归（酒炒）、地黄、炙甘草	清肝胆，利湿热	肝经湿热型多囊卵巢综合征	每次口服6克，每日2次
	丹栀逍遥丸	柴胡、当归、白术、白芍、茯苓、煨姜、薄荷、甘草	舒肝解郁，清热调经	肝经湿热型多囊卵巢综合征	每次口服6克，每日2次
卵巢早衰	左归丸	熟地黄、菟丝子、牛膝、龟甲胶、鹿角胶、山药、山茱萸、枸杞子	滋肾补阴	真阴不足，腰酸膝软，盗汗，神疲口燥	每次口服9克，每日2～3次，宜饭前服用
	右归丸	熟地黄、附子（炮附片）、肉桂、山药、山茱萸（酒炙）、菟丝子、鹿角胶、枸杞子、当归、杜仲（盐炒）	温补肾阳	肾阳不足卵巢早衰	每次口服9克，每日2～3次，淡盐水送服
	更年安片	地黄、泽泻、麦冬、熟地黄、玄参、茯苓、仙茅、磁石、牡丹皮、珍珠母、五味子、首乌藤、制何首乌、浮小麦、钩藤	滋阴清热，安神	更年期出现的潮热汗出，眩晕，耳鸣，失眠，烦躁不安	每次6片，每日3次

（续　表）

常见疾病	中成药	成分	功效	主治	用量用法
卵巢早衰	更年康片	刺五加浸膏、五味子流浸膏、鹿茸精（10%）、甘油磷酸钠；辅料为淀粉、蔗糖、硬脂酸镁，薄膜包衣预混剂	补肾健脾，养心安神	脾肾两虚，心神失养引起的心悸失眠，食欲缺乏，神疲乏力，尿频，神经衰弱	每次3片，每日2～3次，温开水送服
高泌乳素血症	逍遥丸	柴胡、当归、白芍、炒白术、茯苓、炙甘草、薄荷、生姜	疏肝健脾，养血调经	肝郁脾虚所致的郁闷不舒、胸胁胀痛、头晕目眩、食欲减退、月经不调	每次6克，每日3次
	左归丸	熟地黄、菟丝子、牛膝、龟甲胶、鹿角胶、山药、山茱萸、枸杞子	滋肾补阴	真阴不足，腰酸膝软，盗汗，神疲口燥	每次9克，每日3次
	补中益气丸	黄芪（蜜炙）、党参、甘草（蜜炙）、白术（炒）、当归、升麻、柴胡、陈皮、生姜、大枣	补中益气	脾虚痰阻型高催乳素血症	每次6克，每日3次
	香砂六君子丸	木香、砂仁、陈皮、制半夏、党参、白术、茯苓、炙甘草	益气健脾，化痰和胃	脾虚痰阻型高催乳素血症	每次6克，每日3次
	苍附导痰丸	苍术（制）、香附（童便浸）、陈皮（去白）、天南星（炮，另制）、枳壳（麸炒）、半夏、川芎、滑石（飞）、白茯苓、神曲（炒）	燥湿化痰，调理冲任	脾虚痰阻型高催乳素血症	每次6克，每日3次
黄体功能不全	调经益母丸	熟地黄、当归、炒白芍、川芎、延胡索、制香附、桃仁、炒蒲黄、干姜、益母膏	行血通经	月经愆期，量少腹痛	每次20～30粒，每日3次，温水或黄酒送服
	归芍地黄丸	当归、白芍（酒炒）、熟地黄、山茱萸（制）、牡丹皮、山药、茯苓、泽泻	滋肝肾，补阴血，清虚热	肝肾两亏型黄体功能不全	每次1丸，每日3次，口服
	固经丸	黄柏（盐炒）、黄芩（酒炒）、椿皮（炒）、香附（醋制）、白芍（炒）、龟甲（制）	滋阴清热，固经止带	阴虚血热型黄体功能不全	每次6克，每日2次，口服
	金匮肾气丸	地黄、山药、山茱萸（酒炙）、茯苓、牡丹皮、泽泻、桂枝、附子（制）、牛膝（去头）、车前子（盐炙）	温补肾阳，化气行水	肾虚证黄体功能不全	每次1丸，每日2次，口服

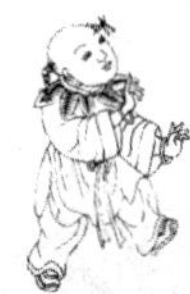

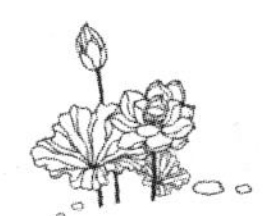

（续 表）

常见疾病	中成药	成分	功效	主治	用量用法
黄体功能不全	加味逍遥丸	柴胡、当归、白芍、白术（麸炒）、茯苓、甘草、牡丹皮、栀子（姜炙）、薄荷、辅料为生姜	舒肝清热，健脾养血	肝郁血虚，肝脾不和，月经不调	每次9克，每日2次，口服
卵泡未破裂黄素化综合征	定坤丸	西洋参、白术、茯苓、熟地黄、当归、白芍、川芎、黄芪、阿胶、五味子（醋炙）、鹿茸（去毛）、肉桂、艾叶（炒炭）、杜仲（炒炭）、续断、佛手、陈皮、厚朴（姜炙）、柴胡、香附（醋炙）、延胡索（醋炙）、牡丹皮、琥珀、龟甲（沙烫醋淬）、地黄、麦冬、黄芩	补气养血，舒郁调经	冲任虚损，气血两亏，身体瘦弱，月经不调，经期紊乱，行经腹痛，崩漏不止，腰酸腿软	每丸12克，每次1丸，每日1～2次，温开水送服
	女宝胶囊	人参、川芎、鹿胎粉、银柴胡、牡丹皮、沉香、吴茱萸（制）、肉桂、延胡索（醋制）、木香、香附（醋制）、当归、海螵蛸、青皮、荆芥穗（炭）、炮姜、丹参、阿胶、泽泻（盐炒）、附子（制）、甘草（炭）、桃仁（炒）、杜仲（炭）、牛膝、红花、豆蔻、鹿茸（去毛）、茯苓、乳鹿粉、砂仁、白术（炒）、陈皮、龟甲（醋制）、干漆（炭）、焦槟榔、鳖甲（醋制）、熟地黄、莪术、姜厚朴、小茴香（盐炒）、白芍（酒制）、蒲黄炭、赤芍、棕榈炭、三棱	调经止血，温宫止带，逐淤生新	月经不调，行经腰腹疼痛	每粒0.3克，每瓶30粒。每次4粒，每日3次，饭前温开水送服
	参茸鹿胎膏	人参、鹿茸、鹿胎、益母草、红花、当归、川芎、白芍、延胡索（醋制）、肉桂、吴茱萸（盐制）、海螵蛸等	调经活血，温宫止带，逐瘀生新	月经不调，行经腹痛，四肢无力，子宫寒冷，赤白带下，久不受孕	每次10～15克，每日2次，温开水或黄酒冲服

（续 表）

常见疾病	中成药	成分	功效	主治	用量用法
子宫发育不良	鹿茸大补丸	仙茅、山茱萸、首乌（制）、萆薢、麦冬、天冬、云苓、五味子、小茴香、巴戟天、锁阳、生山药、补骨脂（炒）、覆盆子（炒）、杜仲、牛膝、柏子仁（去油）、远志、苁蓉、川椒、菟丝子、巨胜子、鹿茸（炙）、青盐、丽参、当归、生地黄、熟地黄、玉竹（制）、枸杞		先天不足，精窍不固，肾虚宫寒证	每次1丸，每日2次，黄酒或温开水送服
	金匮肾气丸	地黄、山药、山茱萸（酒炙）、茯苓、牡丹皮、泽泻、桂枝、附子（制）、牛膝（去头）、车前子（盐炙）	温补肾阳，化气行水	肾虚证	每次1丸，每日2次
	全鹿丸	全鹿干、锁阳（酒炒）、菟丝子、枸杞子（盐水炒）、肉苁蓉、党参、白术（炒）、当归（酒炒）、麦冬、沉香、甘草（炙）、地黄、牛膝、熟地黄、楮实子、山药、补骨脂（盐水炒）、川芎（酒炒）、巴戟天、天冬、五味子（蒸）、覆盆子、杜仲（盐水炒）、芡实、花椒、茯苓、陈皮、黄芪（炙）、小茴香（酒炒）、续断（盐水炒）、大青盐、胡芦巴（酒炒）	补肾填精，益气培元	脾肾两虚证	每次1丸，每日2次，淡盐水送下
	五子衍宗丸	枸杞子、菟丝子（炒）、覆盆子、五味子（蒸）、车前子（盐炒）	补肾益精	肾虚证	每次5克，每日2次
	麒麟丸	制何首乌、墨旱莲、淫羊藿、菟丝子、锁阳、党参、郁金、枸杞子、覆盆子、山药、丹参、黄芪、白芍、青皮、桑椹	补肾填精，益气养血	肾虚偏阳证	每次5克，每日2次
	安坤赞育丸	香附（醋制）、鹿茸、阿胶、紫河车、白芍、当归、牛膝、川牛膝、北沙参、没药（醋制）、天冬、补骨脂（盐制）、龙眼肉、茯苓、黄柏、龟甲、锁阳、杜仲（盐制）、秦艽、鳖甲（醋制）、艾叶（炭）、	益气养血，调补肝肾	肾虚证	每次1丸，每日2次

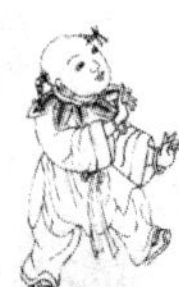

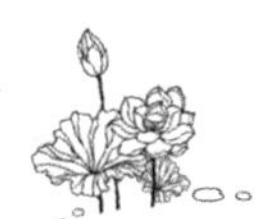

（续　表）

常见疾病	中成药	成分	功效	主治	用量用法
子宫发育不良	安坤赞育丸	白薇、延胡索（醋制）、山茱萸（酒制）、鹿尾、枸杞子、鸡冠花、黄芪、乳香（醋制）、赤石脂（煅）、鹿角胶、菟丝子、肉苁蓉（酒制）、鸡血藤、桑寄生、琥珀、甘草、人参、乌药、丝棉（炭）、血余炭、白术（麸炒）、西红花、地黄、砂仁、沉香、酸枣仁（炒）、续断、陈皮、橘红、川芎、泽泻、黄芩、青蒿、远志（制）、肉豆蔻（煨）、藁本、红花、柴胡、木香、紫苏叶、熟地黄、丹参			
子宫肌瘤	桂枝茯苓胶囊	桂枝、茯苓、牡丹皮、白芍、桃仁	活血化瘀消癥	血瘀证	每次2～3粒，每日2次
	百消丹	大豆异黄酮、制何首乌、枸杞子、当归、白芷、川芎、白芍、熟地黄等	滋补精血、化瘀通络、改善循环、全面调节内分泌，补充雌激素，清除体内瘀积	气滞血瘀痰结证	每次3粒，每日3次
	大黄䗪虫丸	熟大黄、土鳖虫（炒）、水蛭（制）、虻虫（去翅足，炒）、蛴螬（炒）、干漆（煅）、桃仁、苦杏仁（炒）、黄芩、地黄、白芍、甘草	活血破瘀，通经消癥	血瘀证	每次6克，每日2次
	蓬莪术丸	莪术根茎	行气破血，消积止痛	气滞证	每次20粒，每日2次
	宫瘤清胶囊	熟大黄、土鳖虫、水蛭	活血逐瘀、消癥破积、养血清热	瘀血内结证	每次3粒，每日3次
子宫内膜异位症	桂枝茯苓胶囊	桂枝、茯苓、牡丹皮、白芍、桃仁	活血化瘀消癥	血瘀证	每次2粒，每日2～3次
	右归丸合桂枝茯苓丸加减	熟地黄、附子（炮附片）、肉桂、山药、山茱萸（酒炙）、菟丝子、鹿角胶、枸杞子、当归、杜仲（盐炒）、桂枝、茯苓、牡丹皮、白芍、桃仁	温肾活血化瘀	肾虚血瘀型	每次各3克，每日2～3次

（续　表）

常见疾病	中成药	成分	功效	主治	用量用法
子宫内膜异位症	大黄䗪虫丸	熟大黄、土鳖虫（炒）、水蛭（制）、虻虫（去翅足，炒）、蛴螬（炒）、干漆（煅）、桃仁、苦杏仁（炒）、黄芩、地黄、白芍、甘草	活血破瘀，通经消癥	血瘀证	每次1丸，每日1～2次
	七味新消丸	麝香、蟾酥、牛黄、丁香、乳香（制）、没药（制）、雄黄	清热解毒，消肿止痛	适用于瘀热互结、伴经行发热者	每次2克，每日2次
	四物益母丸	熟地黄、白芍药、川芎、益母草膏	补血调经，祛瘀生新	适用于血虚血滞，月经不调者	每次3克，每日2～3次
	嫦娥加丽丸	人参、当归、川芎、丹参、赤芍、淫羊藿、韭菜子、蛇床子、薏苡仁、蟾酥	补肾益气，养血活血，调经赞育	适用于肾阳虚衰，温煦失职，冲任失调不孕者	每次3克，每日2～3次
慢性输卵管炎	金刚藤糖浆	金刚藤	清热解毒，消肿散结	用于附件炎和附件炎性包块及妇科多种炎症	每次15毫升，冲服，每日3次
	妇乐冲剂	忍冬藤、大血藤、大青叶、大黄（制）、蒲公英、赤芍、牡丹皮、川楝子、延胡索（制）、甘草	清热凉血，消肿止痛	用于盆腔炎、附件炎、子宫内膜炎等引起的带下、腹痛	每次2包，冲服，每日2次

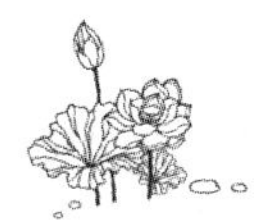

（续　表）

常见疾病	中成药	成分	功效	主治	用量用法
慢性输卵管炎	妇科千金片	千斤拔、金樱根、穿心莲、功劳木、单面针、当归、鸡血藤、党参	清热除湿，益气化瘀	湿热瘀阻所致的带下病、腹痛，症见带下量多、色黄质稠、臭秽，小腹疼痛，腰骶酸痛，神疲乏力；慢性盆腔炎、子宫内膜炎、慢性宫颈炎	每次6片，温水口服，每日3次
	龙胆泻肝丸	龙胆、柴胡、黄芩、栀子（炒）、泽泻、木通、车前子（盐炒）、当归（酒炒）、地黄、炙甘草	清肝胆，利湿热	湿热带下	每次6～9克，口服，每日3次
	金鸡冲剂	金樱根、鸡血藤、千斤拔、功劳木、两面针、穿心莲	清热解毒、健脾除湿、通络活血	附件炎、子宫内膜炎、盆腔炎属湿热下注证者	每次6克，冲服，每日3次
	少腹逐瘀丸	当归、蒲黄、五灵脂（醋炒）、赤芍、小茴香（盐炒）、延胡索（醋制）、没药（炒）、川芎、肉桂、炮姜	温经活血，散寒止痛	血瘀有寒引起的月经不调，小腹胀痛，腰痛，白带	每次1丸口服，每日2次
免疫性不孕	知柏地黄丸	知母、黄柏、熟地黄、山茱萸（制）、牡丹皮、山药、茯苓、泽泻	滋阴降火	肾阴不足者	每次6克，每日3次
	龙胆泻肝片	龙胆、柴胡、黄芩、栀子（炒）、泽泻、木通、车前子（盐炒）、当归（酒炒）、地黄、炙甘草	清肝胆，利湿热	肝经湿热者	每次3片，每日2次
	妇科金丹	延胡索、生黄芪、人参、生阿胶、白薇、生白芍、甘草、茯苓、制没药、当归、黄柏、生鹿角、制松香、制乳香、杜仲炭、补骨脂、益母膏、锁阳、小茴香、菟丝子、血余炭、艾炭、红白鸡冠花、生山药、川芎、牡丹皮、熟地黄、白芷、白术、藁本、黄芩、红花、陈皮、砂仁、广木香、续断、青蒿、肉桂、苏叶、益母草	调经活血	肝气郁结者	每次1丸，每日3次

（续　表）

常见疾病	中成药	成分	功效	主治	用量用法
免疫性不孕	血府逐瘀胶囊	活血祛瘀，行气止痛	活血祛瘀，行气止痛	瘀血内停者	每次2粒，每日3次
	归芍地黄丸	当归、白芍（酒炒）、熟地黄、山茱萸（制）、牡丹皮、山药、茯苓、泽泻	滋肝肾，补阴血，清虚热	肾亏阴血不足者	每次6克，每日2次。空腹白开水送下
	右归丸	熟地黄、附子（炮附片）、肉桂、山药、山茱萸（酒炙）、菟丝子、鹿角胶、枸杞子、当归、杜仲（盐炒）	温补肾阳，填精止遗	肾阳不足者	每次1丸，每日3次。饭前淡盐汤或温开水送服
	龙胆泻肝丸	龙胆、柴胡、黄芩、栀子（炒）、泽泻、木通、车前子（盐炒）、当归（酒炒）、地黄、炙甘草	清肝胆，利湿热	肝经湿热、机体免疫系统功能亢进者	每次6～9克，每日3次，宜饭后服用
	四妙丸	苍术、牛膝、黄柏（盐炒）、薏苡仁	清热利湿	湿热下注者	每次9克，每日3次

附录B 不孕症保健穴位对照表

	穴位	所属经络	定位	简便取法	功效作用	主治病症	备注
胸腹部穴位	关元	任脉	在下腹部，前正中线上，当脐中下3寸	取穴时，可采用仰卧的姿势，关元穴位于下腹部，前正中线上，从肚脐到耻骨上方画一线，将此线五等分，从肚脐往下3/5处，即是此穴	补肾培元，清热利湿	月经不调、痛经、闭经、崩漏、带下、阴挺	直刺1～1.5寸，多用灸法；孕妇慎用
	中极	任脉	在下腹部，前正中线上，当脐中下4寸	同上法从肚脐往下五分之四处，即是此穴	益肾兴阳，调经止带	月经不调、崩漏、阴挺、不孕	直刺1～1.5寸；孕妇慎用
	气海	任脉	于下腹部，前正中线上，当脐中下1.5寸	取穴时，可采用仰卧的姿势，该穴位于人体的下腹部，直线连结肚脐与耻骨上方，将其分为十等分，从肚脐3/10的位置，即为此穴	补肾培元，益气和血	月经不调、崩漏、带下、阴挺、产后恶露不止	直刺1～1.5寸，多用灸法，孕妇慎用
	水道	足阳明胃经	在下腹部，当脐中下3寸，距前正中线2寸	关元穴旁开2寸	利水通淋消肿，调经止痛	痛经，不孕，盆腔炎，子宫病，卵巢病	配三阴交、中极治痛经、不孕，直刺1～1.5寸
	带脉	奇穴	在侧腹部，当第11肋骨游离端下方垂线与脐水平线的交点上，肝经章门穴下1.8寸处	侧卧位，当第11肋骨游离端直下，与脐相平处取穴	通调气血，温补肝肾	经闭，月经不调，赤白带下，腹痛，疝气，腰胁痛。子宫内膜炎，附件炎，盆腔炎	直刺1～1.5寸；可灸
	子宫	奇经	下腹部，当脐中下4寸，中极旁开3寸	肚脐直下4寸，旁开3寸处取穴	调经种子，理气止痛	妇女不孕，月经不调，痛经，阴挺，及盆腔炎等	直刺1.5～2寸，孕妇禁针。艾炷灸3～5壮；或艾条灸5～15分钟

（续　表）

背腰部穴位	命门	督脉	后正中线上，第2腰椎棘突下凹陷	正坐直腰，以两手中指按住脐心，左右平行移向背后，两指会合处为此穴	温肾壮阳，利腰膝	月经不调、赤白带下、痛经、闭经、不孕等妇科病证	直刺0.5～1寸；可灸
	肾俞	足太阳膀胱经	在腰部，当第2腰椎棘突下旁开1.5寸	通常采用俯卧姿势，肾俞穴位于人体的腰部，当第2腰椎棘突下，左右2指宽处	补益肾气	月经不调、带下、不孕等妇科病症	直刺0.5～1寸
四肢部穴位	三阴交	足太阴脾经	内踝尖上3寸，胫骨内侧面后缘	先找到内踝尖，再用四指并拢，来确定内踝尖上3寸这一点，再找到胫骨后缘，即是三阴交穴	健脾补血，活血化瘀	月经不调、带下、阴挺、不孕、滞产等妇科疾病	直刺1～1.5寸，孕妇禁针
	足三里	足阳明胃经	犊鼻穴下3寸，胫骨前嵴外1横指处	取穴可以用一只手的掌心按准膝盖的顶部，中指下伸的顶端，向外一横指即是	调理脾胃、补中益气、通经活络、疏风化湿、扶正祛邪	为全身强壮要穴之一，能调节改善机体免疫功能，有防病保健作用	直刺1～2寸。强壮保健常用温灸法

参考文献

[1] 王小云，黄健玲. 妇科专病中医临床诊治. 3版. 北京：人民卫生出版社，2013.

[2] 刘敏如，欧阳惠卿. 实用中医妇科学. 2版. 上海：上海科学技术出版社，2010.

[3] 谢幸，苟文丽. 妇产科学. 8版. 北京：人民卫生出版社，2013.

[4] 杜惠兰. 中西医结合妇产科学. 2版. 北京：中国中医药出版社，2012.

[5] 金维新. 不孕症的诊断与中医治疗. 北京：科学出版社，1992.

[6] 夏桂成. 不孕不育与月经周期调理. 北京：人民卫生出版社，2000：184-186.

[7] 李佺，于英奇，魏武英. 男女不孕育诊治汇萃. 北京：中国中医药出版社，1993.

[8] 曹泽毅. 中华妇产科学. 北京：人民卫生出版社，1999.

[9] 张玉珍. 中医妇科学. 北京：中国中医药出版社，2004.

[10] 韩百灵. 百灵妇科. 黑龙江：黑龙江人民出版社，1980.

[11] 姚石安，汤叔良整理. 姚寓晨女科证治选粹. 南京：南京出版社，1992.

[12] 张璐凡. 中医妇科与儿科护理. 北京：中国医药科技出版社，1998.

[13] 许丽绵，李信平. 不孕不育中医疗法. 广州：华南理工大学出版社，2004.

[14] 柯新桥，郝建新. 新编妇科秘方大全. 北京：北京医科大学中国协和医科大学联合出版社，1999.

[15] 裴林，刘亚欣. 不孕不育症. 北京：中国医药科技出版社，2005.

[16] 吴绪平，张淑蓉. 妇产科疾病针灸治疗学. 北京：中国医药科技出版社，2003.

[17] 王阿丽，陈艳. 王子瑜妇科临证经验集. 北京：人民卫生出版社，2008.

[18] 韩延华，韩延博. 百灵妇科传真. 北京：中国中医药出版社，2007：9.

[19] 毛俊同. 不孕不育中西医结合诊治. 北京：人民卫生出版社，2004.

[20] 张继华，郭琳茹，米路易. 中西医结合不孕不育诊疗学. 北京：人民军医出版社，2011.

[21] 梅乾茵. 黄绳武妇科经验集. 北京：人民卫生出版社，2004：14-15.

[22] 裴林，王渝. 不孕不育临证效典. 北京：人民军医出版社，2007.

[23] 刘云鹏. 妇科治验. 武汉：湖北人民出版社，1982.

[24] 夏桂成. 中医临床妇科学. 北京：人民卫生出版社，1994：70-22.

[25] 庞保珍，赵焕云. 不孕不育中医治疗学. 北京：人民军医出版社，2008.

[26] 尤昭玲. 中西医结合妇产科学. 北京：中国中医药出版社，2006.

[27] 罗丽兰. 不孕与不育. 北京：人民卫生出版社，1998.
[28] 张丽珠. 临床生殖内分泌与不育症. 北京：科学出版社，2001.
[29] 罗颂平，梁国珍. 中西医结合生殖免疫与内分泌学. 北京：人民军医出版社，2004.
[30] 孔立. 不孕不育症单验方大全. 北京：中国中医药出版社，1998.
[31] 程泾. 实用中西医结合不孕不育诊疗学. 北京：中国中医药出版社，2000.
[32] 夏桂成. 中医妇科理论与实践. 北京：人民卫生出版社，2004.
[33] 罗颂平，张玉珍. 罗元恺妇科经验集. 上海：上海科学技术出版社，2005.
[34] 司徒仪，杨家林. 妇科专病中医临床诊治. 北京：人民卫生出版社，2005.
[35] 吴震西，吴自强. 中医内病外治. 北京：人民卫生出版社，2007.
[36] 张寄青. 不育不孕症的中医诊治. 青岛：青岛出版社，1995.
[37] 陶静. 胥受天教授治疗多囊卵巢综合征经验浅谈. 福建中医药，2010，41（4）：17-18.
[38] 杨悦娅. 朱南孙治疗多囊卵巢综合征的思路与方法. 上海中医药杂志，2006，40（1）：43-44.
[39] 周云. 夏桂成教授治疗多囊卵巢综合征经验. 吉林中医药杂志，2010，30（10）：837-839.
[40] 王红，张玉芬. 张玉芬治疗多囊卵巢综合征经验介绍. 山西中医杂志，2011，27（3）：6-7.
[41] 张治国，沈宁，韩学杰，等. 沈绍功教授辨治多囊卵巢综合征的经验. 中华中医药杂志，2011，26（6）：1327-1329.
[42] 董焱，刘金星. 刘金星教授治疗不孕症——卵巢早衰1例，2013，36（2）：44-45.
[43] 滕秀香. 柴松岩辨证治疗卵巢早衰经验. 中国中医药信息杂志，2011，18（11）：92-93.
[44] 韩百灵. 妇科临床辨证与治疗准则. 黑龙江中医药，1981（8）：40-43.
[45] 胡向丹. 李丽芸教授治疗卵巢早衰的经验撷要. 新中医，2010，42（7）：127-128.
[46] 李长艳，尤昭玲. 尤昭玲教授治疗卵巢早衰经验. 湖南中医药，2012，28（3）：18-20.
[47] 滕秀香. 柴松岩辨证治疗高催乳素血症的经验. 北京中医药杂志，2010，30（5）：340-342.

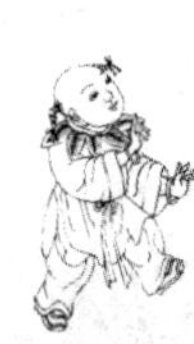

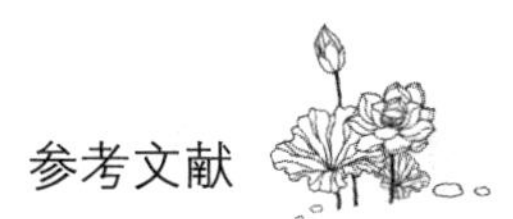

[48] 张碧霞. 林寒梅教授治疗高催乳素血症经验总结. 广西中医药杂志，2013，36（1）：39-42.

[49] 张丽欣. 刘宇新教授从肝论治高催乳激素血症. 辽宁中医药大学学报，2009，11（11）：93-94.

[50] 梁红磊，吴新华. 吴新华教授治疗高催乳素血症经验. 长春中医药大学学报，2013，29（2）：220-221.

[51] 杨红. 丛法滋教授用周期疗法治疗黄体功能不全型不孕症的临床经验. 首都医科大学学报，2008，29（4）：528-530.

[52] 李晓荣，王必勤，郭志强. 郭志强辨证治疗黄体功能不全经验. 北京中医药，2011（30）9：669-671.

[53] 梅本华. 梁文珍辨治未破裂卵泡黄素化不孕症经验. 上海中医药杂志，2009：43（5）：8-9.

[54] 仕青玲，谈勇. 未破裂卵泡黄素化综合征辨证论治初探. 江苏中医药，2004，25（12）：13-14.

[55] 徐贞淑，程泾. 未破裂卵泡黄素化不孕治疗经验探析. 亚太传统医药，2010，6（3）：59-60.

[56] 张海燕，李海英，胡秀笼，等. 补肾促排丸治疗未破裂卵泡黄素化综合征33例疗效观察. 河北中医，2012，34（5）：676-677.

[57] 曹永贺，张树萍，崔丽娟. 中药治疗未破裂卵泡黄素化综合征32例. 河南中医，2010，30（3）：275-276.

[58] 黄逸玲. 中医人工周期法治疗未破裂卵泡黄素化综合征40例. 实用中医药杂志，2003，19（1）：25.

[59] 王玖玲，朱敏华，李淑玲，等. 益肾活血法治疗未破裂卵泡黄素化综合征的临床研究. 山东大学学报（医学版），2008，46（2）：204- 206.

[60] 郭晶，夏阳. 自拟补肾疏肝汤治疗肾虚肝郁型未破裂卵泡黄素化综合征21例. 四川中医，2011，29（3）：97–98.

[61] 董兆笋，谭华. 石英四川饮加减治疗黄素化不破裂卵泡综合征30例. 山东中医杂志，2002，21（12）：719–720.

[62] 郝兰枝. 两步法治疗卵泡未破裂黄素化综合征72例. 中国医药学报，2003，18（6）：377–378.

[63] 庞保珍，赵焕云. 广嗣药枕治疗肝郁型不孕症85例. 陕西中医，1991，12（5）：224.

[64] 李辉霞. 穴位埋线治疗未破裂卵泡黄素化综合征的疗效观察. 现代中西医结合杂志，2011，20（17）：2122-2123.

[65] 施艳秋，姜薇. 中药内外结合治疗未破裂卵泡黄素化综合征临床观察. 新中医，2011，43（10）：54-55.

[66] 连方，李海仙，张建伟，等. 电针促使LUFS病人排卵的临床研究. 上海针灸杂志，2006，25（8）：3-5.

[67] 连方，刘梅，张建伟，等. 针刺联合腔内理疗治疗黄素化未破裂卵泡综合征临床观察. 上海针灸杂志，2009，28（12）：685-688.

[68] 赖毛华，马红霞，陈玉莲，等. 腹针结合穴位注射治疗未破裂卵泡黄素化综合征临床观察. 光明中医，2011，26（6）：1189-1190.

[69] 钱祖淇，陆惠娟，吴萍，等. 补肾育宫冲剂治疗子宫发育不良的机制研究. 中国中西医结合杂志，1998，18（4）：221-224.

[70] 翟凤霞，杨传标，张爱芳. 助宫胶囊治疗子宫发育不良症60例疗效观察. 新中医，2001，3（5）：22-23.

[71] 杨鉴冰，崔晓萍，蔡竞. 毓宫胶囊治疗子宫发育不良不孕症180例临床观察. 上海中医药杂志，2005，39（6）：32-33.

[72] 李颖，王士其. 41例子宫肌瘤患者治疗前后血液流变学检查分析. 中医研究，1994，7（4）：33-34.

[73] 车胜男. 肌瘤丸治疗子宫肌瘤129例临床观察及血雌二醇（E2）、睾酮（T）的变化. 天津中医，1994，11（3）：4-5.

[74] 严红，郭水池，高惠珍，等. 针灸治疗子宫肌瘤疗效观察及部分机制探讨. 中国针灸，1992（2）：15-16.

[75] 罗清华，冯清英，陈碧云，等. 橘荔散结丸治疗子宫肌瘤150例临床体会. 新中医，1990（8）：26.

[76] 陈雪芬，沈仲理. 861消瘤片治疗子宫肌瘤40例临床观察. 中医杂志，1995，36（10）：611-612.

[77] 朱宝英. 沈仲理诊治子宫肌瘤经验撷萃. 江苏中医药，2002，23（4）：11-12.

[78] 赵莉，曹琛，卢敏，等. 朱南孙治疗子宫肌瘤经验简介. 新中医，2010，42（10）：130-131.

[79] 卢慧玲. 班秀文治疗子宫肌瘤的经验. 湖北中医杂志，1994，16（2）：4-5.

[80] 李坤寅，关永格，王慧颖. 从橘荔散结丸浅析罗元恺教授治疗子宫肌瘤经验. 中

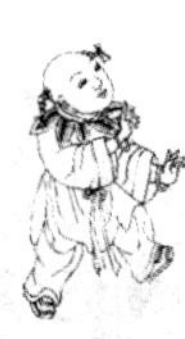

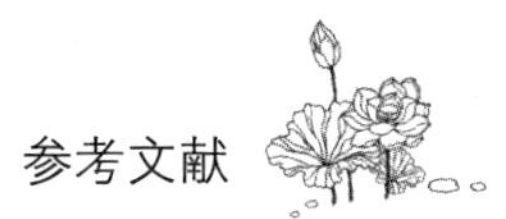

华中医药学刊，2008，26（2）：236-238.

[81] 王敏. 刘云鹏治疗不孕症经验. 光明中医，2007，22（6）：29-30.

[82] 白安宁，邓向林. 王渭川学术经验简介. 吉林中医药，1996，6：4-5.

[83] 付金荣，许华云，王芳. 蔡小荪妇科周期理论在妇科临床中的应用. 中国中医药信息杂志，2012，19（3）：88-89.

[84] 李晓平，夏桂成. 夏桂成治疗子宫肌瘤的新理论新思路. 江苏中医药，2011，43（5）：12-13.

[85] 蔡嘉兴，高勤，宋堃玲，等. 散结止痛汤灌服治疗子宫内膜异位症临床研究. 河北中医，2000，22（1）：8-9.

[86] 张丽君，姜惠中. 补肾化瘀法治疗子宫内膜异位症合并不孕症的实验及临床研究. 上海中医药杂志，1996（11）：12-14.

[87] 张春玲，宋昌红. 王子瑜教授治疗子宫内膜异位症经验. 河北中医，2006，28（6）：409-410.

[88] 景彦林. 夏桂成辨治子宫内膜异位症不孕经验. 中医杂志，2011，52（21）：1822-1823.

[89] 吴燕平. 裘笑梅教授内膜异位症性不孕症治验浅谈. 福建中医药，2008，39（2）：18-19.

[90] 章勤. 何少山治疗女性不孕的经验. 中医杂志，1999（7）：400-401.

[91] 姜卉. 蔡小荪教授治疗输卵管阻塞不孕症临床经验. 四川中医，2013，31（1）：1-2.

[92] 孙静. 胥受天辨治输卵管炎症经验. 辽宁中医杂志，2003，30（10）：787.

[93] 庞秋华，徐珉. 李丽芸教授治疗输卵管炎性不孕症的经验. 广西中医药，2012，35（5）：51-52.

[94] 李军，薛晓鸥，王必勤，等. 郭志强治疗输卵管阻塞性不孕经验. 中国中医基础医学杂志，2012，18（6）：633，638.

[95] 吴淑熙. 女性的免疫因素. 实用妇产科杂志，1989（1）：9.

[96] 胡聪. “免疫调节中药”述要. 四川中医，1998，16（1）：10-11.

[97] 莫蕙，郭慧红. 免疫性不孕（AsAb阳性）中医病机探讨. 江苏中医，1998，19（12）：8-9.

[98] 韦丽君，罗纳新，林寒梅. 陈慧侬教授治疗女性免疫性不孕症的经验总结——附105例临床观察. 广西中医药，2004，27（1）：20-21.

[99] 侯玲玲. 女性免疫性不孕的治疗. 中医杂志，1992，33（5）：14-15.

[100] 吴丽芹，王桂兰. 胥京生治疗免疫性不孕症经验. 湖北中医杂志，2002，24（11）：14 .

[101] 周文隆，周爱萍. 还精煎治疗免疫性不育的临床研究. 生殖与避孕，1991，11（1）：46-48.

考考你　答案

1. B	2. D	3. C	4. ABD	5. A
6. B	7. AC	8. ABCD	9. C	10 A